全国高等医学院校护理学思维导图丛书 ｜ 总主编：陈莉 高小玲

妇产科护理学
思维导图

FUCHANKE HULIXUE SIWEI DAOTU

主　编　马秀娟　周信平

副主编　谢　君　江　瑜　周燕知

编　者　（排名不分先后）

邓郝月　赵青青

西南大学出版社

国家一级出版社　全国百佳图书出版单位

图书在版编目（CIP）数据

妇产科护理学思维导图 / 马秀娟，周信平主编 . ——
重庆：西南大学出版社，2021.9
（全国高等医学院校护理学思维导图丛书 / 陈莉，
高小玲总主编）
ISBN 978-7-5697-0991-9

Ⅰ . ①妇… Ⅱ . ①马… ②周… Ⅲ . ①妇产科学 – 护
理学 – 医学院校 – 教材 Ⅳ . ① R473.71

中国版本图书馆 CIP 数据核字 (2021) 第 141812 号

妇产科护理学思维导图

主　　编：马秀娟　周信平
副 主 编：谢　君　江　瑜　周燕知

责任编辑：赵　洁
责任校对：杨光明
装帧设计：汤　立
排　　版：吕书田
出版发行：西南大学出版社（原西南师范大学出版社）
印　　刷：重庆市国丰印务有限责任公司
幅面尺寸：185mm×260mm
印　　张：13.25
字　　数：578 千字
版　　次：2021 年 9 月 第 1 版
印　　次：2021 年 9 月 第 1 次印刷
书　　号：ISBN 978-7-5697-0991-9

定　　价：48.00 元

前 言

　　思维导图，英文是 The Mind Map，又叫心智导图，它简单却又很有效，是一种将思维形象化的方法，通过绘图的方式，运用线条、符号、词汇和关键词，形成发散式和节点式的结构形式，是一种实用性很强的思维工具。

　　《妇产科护理学思维导图》严格根据国家卫生和计划生育委员会"十三五"规划教材《妇产科护理学（第6版）》的内容，将思维导图工具运用于其中。本书包括女性生殖系统解剖与生理概述、妊娠期妇女的护理、分娩期妇女的护理、产褥期管理、高危妊娠管理、女性生殖内分泌疾病病人的护理、妇产科诊疗及手术病人的护理等十九章内容。书中将每一种疾病的定义、病因、临床表现、辅助检查、护理诊断、护理措施等知识点均运用富有逻辑的图示整体展现，把各级主题的关系用相互隶属与相关的层级图表现出来，把关键词和重点内容进行提炼并建立记忆链接，以一种新的彩色图示方式直观地展示每一章节的知识点内容，具有层次分明、高度组织性、便于记忆理解的特点，有助于使用者有效、快速、方便地获取妇产科系统疾病的核心重点内容。同时，书中每一章附有对应知识点的练习题及参考答案，可通过扫描章首的二维码在线答题并核对答案，能及时检验学习效果，进一步巩固对知识点的掌握。本书可供临床护理工作者、护理规培生、护理实习生、护理院校学生使用和参考，也可供教学培训和职称资格以及执业资格考试使用。

　　本书的编写得到赵庆华教授（重庆医科大学附属第一医院护理部主任），肖明朝教授（重庆医科大学附属第一医院副院长、重庆护理职业学院院长），甘秀妮教授（重庆医科大学附属第二医院护理部主任）和罗羽教授（陆军军医大学护理学院院长）等护理领域专家们的学术指导，切实提高了本书的专业水准，在此一并表示真诚的感谢。全体编者本着高度负责、团体至上的理念参与编写，但书中难免有不当之处，敬请广大使用者在阅读本书的过程中，提出宝贵的意见和建议。

2021 年 8 月

第一章　女性生殖系统解剖与生理概述 ························ 002

第一节　女性生殖系统解剖 ····················002

　　女性生殖系统解剖(一) ··················002

　　女性生殖系统解剖(二) ··················004

第二节　女性生殖系统生理 ····················006

第二章　妊娠期妇女的护理 ························ 008

第一节　妊娠生理 ····························008

第二节　妊娠期母体变化 ······················010

第三节　妊娠诊断 ····························012

第四节　妊娠期管理 ··························014

第五节　分娩的准备 ··························016

第三章　分娩期妇女的护理 ························ 018

第一节　影响分娩的因素 ······················018

第二节　正常分娩妇女的护理 ··················020

　　正常分娩妇女的护理(一) ················020

　　正常分娩妇女的护理(二) ················022

第三节　分娩期焦虑与疼痛妇女的护理 ··········024

第四章　产褥期管理 ························ 026

第一节　正常产褥 ····························026

第二节　产褥期妇女的护理 ····················028

　　产褥期妇女的护理(一) ··················028

　　产褥期妇女的护理(二) ··················030

第三节　正常新生儿的护理 ····················032

第五章　高危妊娠管理 ···················· 034

第一节　高危妊娠妇女的监护 ···················034

第二节　高危妊娠妇女的护理 ···················036

第六章　妊娠期并发症妇女的护理 ·················· 038

第一节　自然流产妇女的护理 ···················038

第二节　异位妊娠妇女的护理 ···················040

第三节　早产妇女的护理 ······················042

第四节　妊娠期高血压疾病妇女的护理 ···········044

第五节　妊娠期肝内胆汁淤积症妇女的护理 ·········046

第七章　胎儿及其附属物异常 ···················· 048

第一节　双胎妊娠妇女的护理 ···················048

第二节　胎儿窘迫妇女的护理 ···················050

第三节　新生儿窒息的护理 ·····················052

第四节　胎盘早剥妇女的护理 ···················054

第五节　前置胎盘妇女的护理 ···················056

第六节　羊水过多妇女的护理 ···················058

第七节　羊水过少妇女的护理 ···················060

第八节　胎膜早破妇女的护理 ···················062

第八章　妊娠合并症妇女的护理 ·················· 064

第一节　妊娠合并心脏病妇女的护理 ·············064

第二节　妊娠合并糖尿病妇女的护理 ·············066

第三节　妊娠合并病毒性肝炎妇女的护理 ···········068

第四节　妊娠合并缺铁性贫血妇女的护理 ···········070

第九章　异常分娩妇女的护理 ···················· 072

第一节　子宫收缩乏力妇女的护理 ···············072

第二节　子宫收缩过强妇女的护理 ···············074

第三节　异常分娩妇女的护理-产道因素 ……………………076

第四节　异常分娩妇女的护理-胎儿因素 ……………………078

第十章　分娩期并发症妇女的护理 …………………… 080

第一节　产后出血妇女的护理 ………………………080

第二节　子宫破裂妇女的护理 ………………………082

第三节　羊水栓塞妇女的护理 ………………………084

第十一章　产褥期疾病妇女的护理 …………………… 086

第一节　产褥感染妇女的护理 ………………………086

第二节　产后抑郁症妇女的护理 ………………………088

第十二章　女性生殖系统炎症病人的护理 …………………… 090

第一节　女性生殖系统炎症病人的护理 ………………………090

第二节　外阴部炎症病人的护理 ………………………092

第三节　滴虫阴道炎病人的护理 ………………………094

第四节　外阴阴道假丝酵母菌病病人的护理 …………………096

第五节　萎缩性阴道炎病人的护理 ………………………098

第六节　细菌性阴道病病人的护理 ………………………100

第七节　子宫颈炎症病人的护理 ………………………102

第八节　盆腔炎性疾病病人的护理 ………………………104

第九节　性传播疾病 ………………………106

第十节　淋病病人的护理 ………………………108

第十一节　尖锐湿疣病人的护理 ………………………110

第十二节　梅毒病人的护理 ………………………112

第十三章　女性生殖内分泌疾病病人的护理 …………………… 114

第一节　排卵障碍性异常子宫出血病人的护理 ………………114

第二节　闭经病人的护理 ………………………116

第三节　痛经病人的护理 ………………………118

第四节 经前期综合征病人的护理 …………………………… 120

第五节 绝经综合征病人的护理 …………………………… 122

第十四章 妊娠滋养细胞疾病病人的护理 …………… 124

第一节 葡萄胎病人的护理 …………………………… 124

第二节 妊娠滋养细胞肿瘤病人的护理 …………………… 126

第三节 化疗病人的护理 …………………………… 128

第十五章 腹部手术病人的护理 ………………………… 130

第一节 腹部手术病人的一般护理 ………………………… 130

腹部手术病人的一般护理（一） ………………………… 130

腹部手术病人的一般护理（二） ………………………… 132

第二节 子宫颈上皮内瘤变病人的护理 …………………… 134

第三节 子宫颈癌病人的护理 …………………………… 136

第四节 子宫肌瘤病人的护理 …………………………… 138

第五节 子宫内膜癌病人的护理 …………………………… 140

第六节 卵巢肿瘤病人的护理 …………………………… 142

卵巢肿瘤病人的护理（一） …………………………… 142

卵巢肿瘤病人的护理（二） …………………………… 144

第十六章 会阴部手术病人的护理 ……………………… 146

第一节 会阴部手术病人的护理 …………………………… 146

第二节 外阴、阴道创伤病人的护理 ……………………… 148

第三节 外阴鳞状细胞癌病人的护理 ……………………… 150

第四节 处女膜闭锁病人的护理 …………………………… 152

第五节 阴道发育异常病人的护理 ………………………… 154

第六节 尿瘘病人的护理 …………………………… 156

第七节 子宫脱垂病人的护理 …………………………… 158

第十七章　不孕症妇女的护理 ································· 160

第一节　不孕症妇女的护理 ·································160

第二节　辅助生殖技术及护理 ·································162

　　辅助生殖技术及护理（一） ·································162

　　辅助生殖技术及护理（二） ·································164

第十八章　计划生育妇女的护理 ································· 166

第一节　计划生育妇女的一般护理 ·································166

第二节　常用避孕方法及护理 ·································168

　　常用避孕方法及护理（一） ·································168

　　常用避孕方法及护理（二） ·································170

第三节　女性绝育方法及护理 ·································172

第四节　避孕失败补救措施及护理 ·································174

　　避孕失败补救措施及护理（早期妊娠终止方法） ·································174

　　避孕失败补救措施及护理（中期妊娠终止方法） ·································176

第十九章　妇产科诊疗及手术病人的护理 ················· 178

第一节　生殖道细胞学检查 ·································178

第二节　宫颈活组织检查 ·································180

第三节　妇产科常用穿刺检查 ·································182

第四节　会阴切开术 ·································184

第五节　胎头吸引术 ·································186

第六节　产钳术 ·································188

第七节　剖宫产术 ·································190

第八节　人工剥离胎盘术 ·································192

第九节　诊断性刮宫术 ·································194

第十节　妇产科内镜诊疗技术 ·································196

第十一节　输卵管通畅检查 ·································198

后记 ································· 200

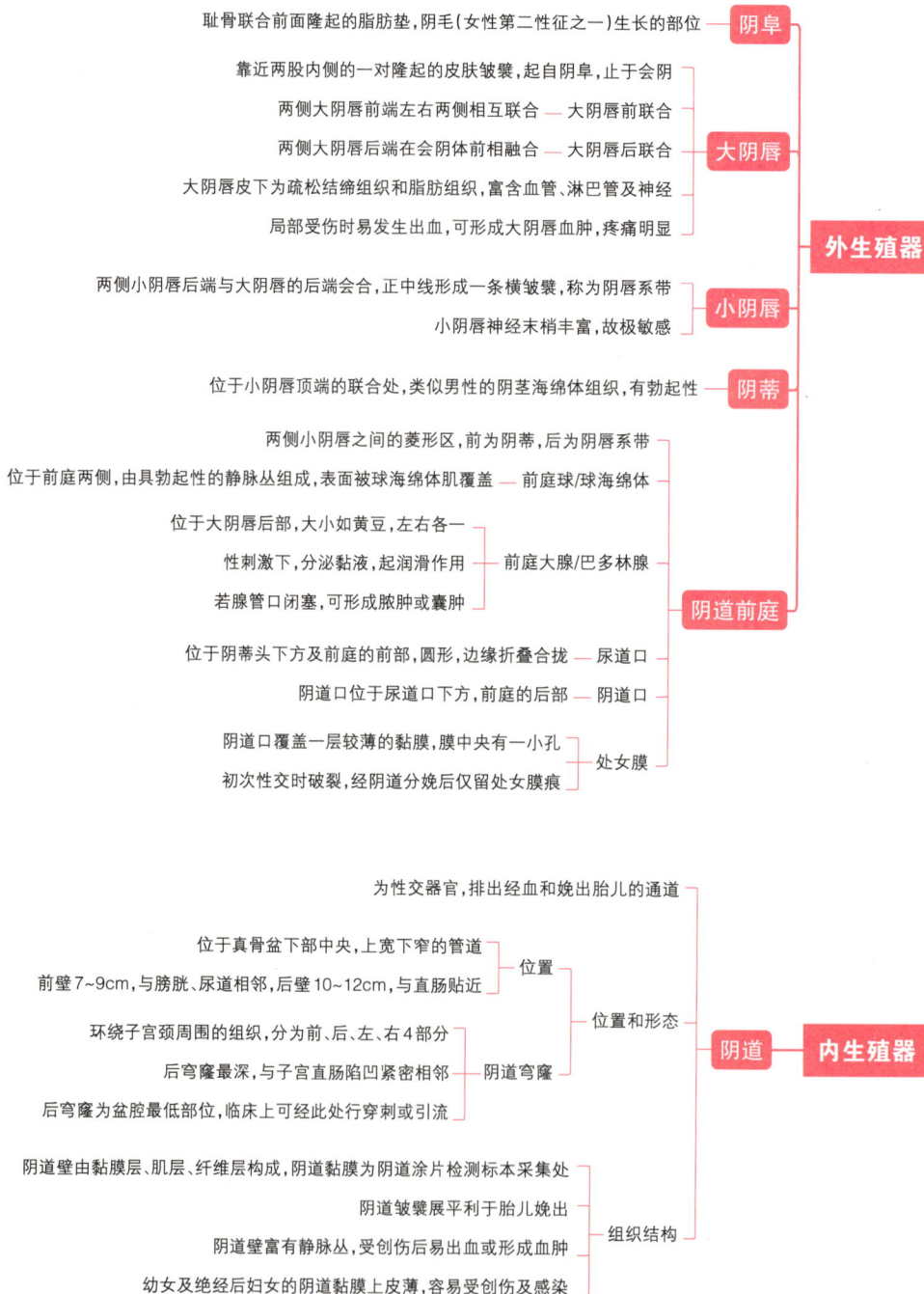

本章扫码做题

概述　女性生殖系统包括内、外生殖器及相关组织,女性外生殖器是女性生殖器官的外露部分,前为耻骨联合,后为会阴,包括阴阜、大阴唇、小阴唇、阴蒂和阴道前庭,统称为外阴;女性内生殖器包括阴道、子宫、输卵管及卵巢,后两者合称为子宫附件

外生殖器

阴阜 — 耻骨联合前面隆起的脂肪垫,阴毛(女性第二性征之一)生长的部位

大阴唇
- 靠近两股内侧的一对隆起的皮肤皱襞,起自阴阜,止于会阴
- 两侧大阴唇前端左右两侧相互联合 — 大阴唇前联合
- 两侧大阴唇后端在会阴体前相融合 — 大阴唇后联合
- 大阴唇皮下为疏松结缔组织和脂肪组织,富含血管、淋巴管及神经
- 局部受伤时易发生出血,可形成大阴唇血肿,疼痛明显

小阴唇
- 两侧小阴唇后端与大阴唇的后端会合,正中线形成一条横皱襞,称为阴唇系带
- 小阴唇神经末梢丰富,故极敏感

阴蒂 — 位于小阴唇顶端的联合处,类似男性的阴茎海绵体组织,有勃起性

阴道前庭
- 两侧小阴唇之间的菱形区,前为阴蒂,后为阴唇系带
- 位于前庭两侧,由具勃起性的静脉丛组成,表面被球海绵体肌覆盖 — 前庭球/球海绵体
- 前庭大腺/巴多林腺
  - 位于大阴唇后部,大小如黄豆,左右各一
  - 性刺激下,分泌黏液,起润滑作用
  - 若腺管口闭塞,可形成脓肿或囊肿
- 位于阴蒂头下方及前庭的前部,圆形,边缘折叠合拢 — 尿道口
- 阴道口位于尿道口下方,前庭的后部 — 阴道口
- 处女膜
  - 阴道口覆盖一层较薄的黏膜,膜中央有一小孔
  - 初次性交时破裂,经阴道分娩后仅留处女膜痕

内生殖器

阴道 — 为性交器官,排出经血和娩出胎儿的通道

位置和形态
- 位置
  - 位于真骨盆下部中央,上宽下窄的管道
  - 前壁7~9cm,与膀胱、尿道相邻,后壁10~12cm,与直肠贴近
- 阴道穹窿
  - 环绕子宫颈周围的组织,分为前、后、左、右4部分
  - 后穹窿最深,与子宫直肠陷凹紧密相邻
  - 后穹窿为盆腔最低部位,临床上可经此处行穿刺或引流

组织结构
- 阴道壁由黏膜层、肌层、纤维层构成,阴道黏膜为阴道涂片检测标本采集处
- 阴道皱襞展平利于胎儿娩出
- 阴道壁富有静脉丛,受创伤后易出血或形成血肿
- 幼女及绝经后妇女的阴道黏膜上皮薄,容易受创伤及感染

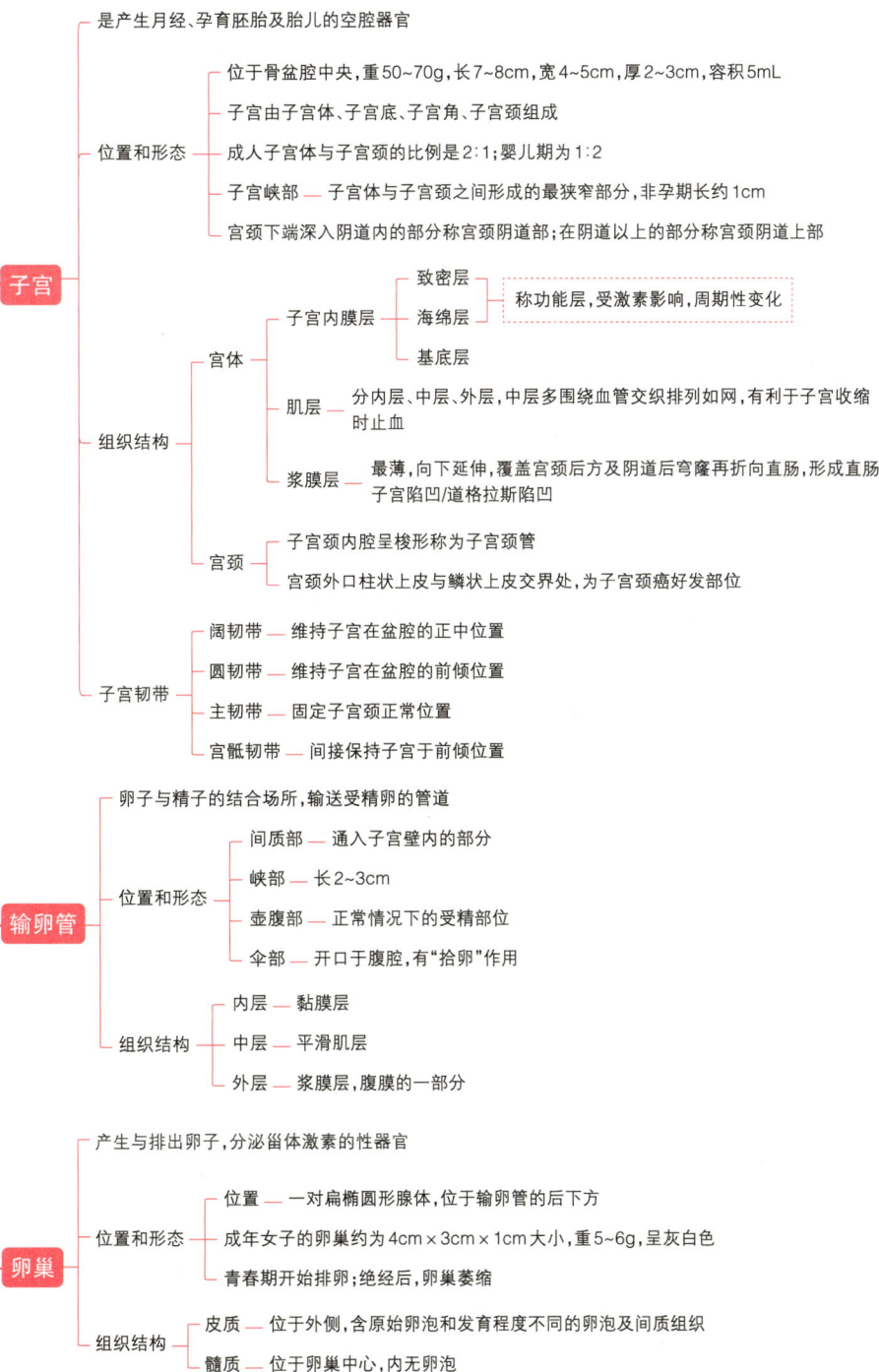

子宫
- 是产生月经、孕育胚胎及胎儿的空腔器官
- 位置和形态
  - 位于骨盆腔中央,重50~70g,长7~8cm,宽4~5cm,厚2~3cm,容积5mL
  - 子宫由子宫体、子宫底、子宫角、子宫颈组成
  - 成人子宫体与子宫颈的比例是2:1;婴儿期为1:2
  - 子宫峡部 —— 子宫体与子宫颈之间形成的最狭窄部分,非孕期长约1cm
  - 宫颈下端深入阴道内的部分称宫颈阴道部;在阴道以上的部分称宫颈阴道上部
- 组织结构
  - 宫体
    - 子宫内膜层
      - 致密层
      - 海绵层 —— 称功能层,受激素影响,周期性变化
      - 基底层
    - 肌层 —— 分内层、中层、外层,中层多围绕血管交织排列如网,有利于子宫收缩时止血
    - 浆膜层 —— 最薄,向下延伸,覆盖宫颈后方及阴道后穹窿再折向直肠,形成直肠子宫陷凹/道格拉斯陷凹
  - 宫颈
    - 子宫颈内腔呈梭形称为子宫颈管
    - 宫颈外口柱状上皮与鳞状上皮交界处,为子宫颈癌好发部位
- 子宫韧带
  - 阔韧带 —— 维持子宫在盆腔的正中位置
  - 圆韧带 —— 维持子宫在盆腔的前倾位置
  - 主韧带 —— 固定子宫颈正常位置
  - 宫骶韧带 —— 间接保持子宫于前倾位置

(续)内生殖器

输卵管
- 卵子与精子的结合场所,输送受精卵的管道
- 位置和形态
  - 间质部 —— 通入子宫壁内的部分
  - 峡部 —— 长2~3cm
  - 壶腹部 —— 正常情况下的受精部位
  - 伞部 —— 开口于腹腔,有"拾卵"作用
- 组织结构
  - 内层 —— 黏膜层
  - 中层 —— 平滑肌层
  - 外层 —— 浆膜层,腹膜的一部分

卵巢
- 产生与排出卵子,分泌甾体激素的性器官
- 位置和形态
  - 位置 —— 一对扁椭圆形腺体,位于输卵管的后下方
  - 成年女子的卵巢约为4cm×3cm×1cm大小,重5~6g,呈灰白色
  - 青春期开始排卵;绝经后,卵巢萎缩
- 组织结构
  - 皮质 —— 位于外侧,含原始卵泡和发育程度不同的卵泡及间质组织
  - 髓质 —— 位于卵巢中心,内无卵泡

各部位静脉均与同名动脉伴行
在相应器官及其周围形成静脉丛
互相吻合,盆腔感染易于蔓延 ── 卵巢动脉

子宫动脉

阴道动脉 ── **血管**

阴部内动脉

血管、淋巴及神经

内外生殖器发生感染或肿瘤时
沿各部回流的淋巴管扩散或转移
相应部位的淋巴结肿大 ── 外生殖器淋巴

盆腔淋巴 ── **淋巴**

阴部神经 ── 外生殖器 ── **神经**

交感神经、副交感神经 ── 内生殖器

为生殖器官所在,也是胎儿娩出的通道 ── **作用**

左右 2 块髋骨、1 块骶骨、1 块尾骨

坐骨后缘中点的突起,位于真骨盆腔中部 ── **坐骨棘**

分娩过程中衡量胎先露下降程度的重要标志

耻骨两降支前部相连构成耻骨弓,角度为 90°~100° ── **耻骨弓** ── **组成**

妇科腹腔手术的重要标志之一 ── **骶岬**

产科骨盆内测量对角径的指示点

妊娠期受激素影响,韧带松弛,各关节的活动略有增加
尤其是骶尾关节,分娩时尾骨后翘,有利于胎儿娩出

骨盆

骨盆入口

骨盆腔 ── 真骨盆
（胎儿娩出的骨产道）

骨盆出口 ── 假骨盆 ── 以耻骨联合上缘、髂耻缘、骶岬上缘连线为界 ── **分界**

前壁是耻骨联合,两侧壁为坐骨、坐骨棘与骶棘韧带,后壁是骶骨和尾骨 ── 骨盆腔

(续)骨盆 ── 类型
- 女性型 ── 骨盆入口呈横椭圆形,骨盆腔浅,结构薄且平滑,坐骨棘间径≥10cm有利于胎儿娩出,是女性正常骨盆
- 男性型
- 类人猿型
- 扁平型

骨盆底
- 组成 ── 由多层肌肉和筋膜组成,封闭骨盆出口,承载和支持盆腔脏器使之保持正常的位置,有尿道、阴道和直肠通过
- 外层 ── 位于外生殖器、会阴皮肤及皮下组织的下面,由会阴浅筋膜,球海绵体肌、坐骨海绵体肌、会阴浅横肌,肛门外括约肌组成
- 中层 ── 即泌尿生殖膈
- 内层
  - 即盆膈
  - 会阴/会阴体
    - 阴道口与肛门之间的楔形软组织,厚3~4cm
    - 由皮肤、皮下脂肪、筋膜、肛提肌和会阴中心腱组成
    - 伸展性很大,有利于分娩

临近器官
- 尿道 ── 位于阴道前、耻骨联合后;长4~5cm,短而直,邻近阴道,易发生泌尿系统感染
- 膀胱
  - 位于子宫与耻骨联合之间
  - 充盈的膀胱可影响子宫的位置,在手术中易遭误伤,并妨碍盆腔检查故妇科检查及手术前必须排空膀胱
- 输尿管
  - 一对肌性圆索状长管,长约30cm
  - 在施行附件切除或结扎子宫动脉时,应避免损伤输尿管
- 直肠
  - 上接乙状结肠,下接肛管,全长15~20cm
  - 妇科手术及会阴切开缝合时应注意避免损伤肛管、直肠
- 阑尾 ── 妇女患阑尾炎时可累及子宫附件

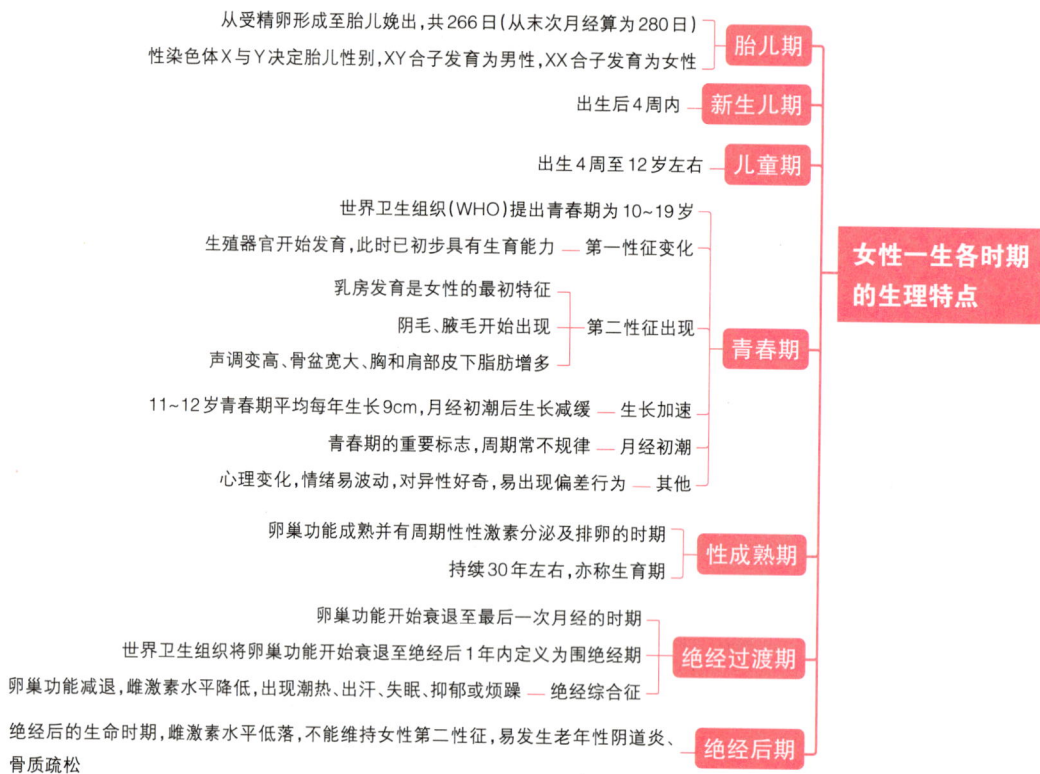

从受精卵形成至胎儿娩出,共266日(从末次月经算为280日) — **胎儿期**

性染色体X与Y决定胎儿性别,XY合子发育为男性,XX合子发育为女性

出生后4周内 — **新生儿期**

出生4周至12岁左右 — **儿童期**

世界卫生组织(WHO)提出青春期为10~19岁

生殖器官开始发育,此时已初步具有生育能力 — 第一性征变化

乳房发育是女性的最初特征

阴毛、腋毛开始出现 — 第二性征出现

声调变高、骨盆宽大、胸和肩部皮下脂肪增多 — **青春期**

11~12岁青春期平均每年生长9cm,月经初潮后生长减缓 — 生长加速

青春期的重要标志,周期常不规律 — 月经初潮

心理变化,情绪易波动,对异性好奇,易出现偏差行为 — 其他

卵巢功能成熟并有周期性性激素分泌及排卵的时期 — **性成熟期**

持续30年左右,亦称生育期

卵巢功能开始衰退至最后一次月经的时期 — **绝经过渡期**

世界卫生组织将卵巢功能开始衰退至绝经后1年内定义为围绝经期

卵巢功能减退,雌激素水平降低,出现潮热、出汗、失眠、抑郁或烦躁 — 绝经综合征

绝经后的生命时期,雌激素水平低落,不能维持女性第二性征,易发生老年性阴道炎、骨质疏松 — **绝经后期**

女性一生各时期的生理特点

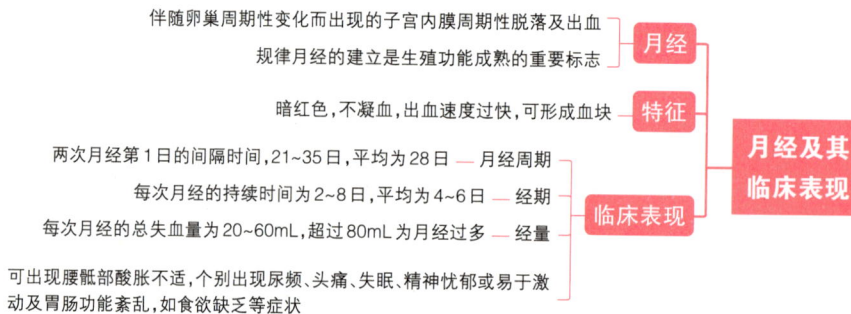

伴随卵巢周期性变化而出现的子宫内膜周期性脱落及出血 — **月经**

规律月经的建立是生殖功能成熟的重要标志

暗红色,不凝血,出血速度过快,可形成血块 — **特征**

两次月经第1日的间隔时间,21~35日,平均为28日 — 月经周期

每次月经的持续时间为2~8日,平均为4~6日 — 经期

每次月经的总失血量为20~60mL,超过80mL为月经过多 — 经量 — **临床表现**

可出现腰骶部酸胀不适,个别出现尿频、头痛、失眠、精神忧郁或易于激动及胃肠功能紊乱,如食欲缺乏等症状

月经及其临床表现

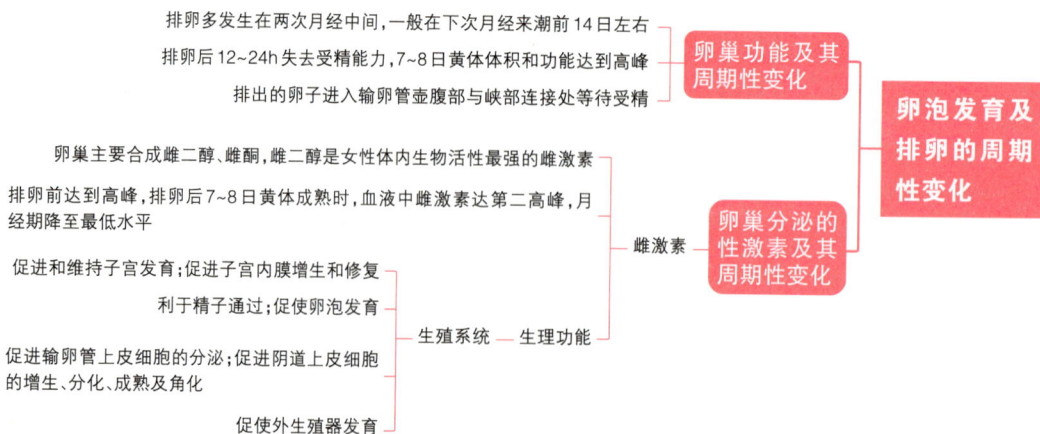

排卵多发生在两次月经中间,一般在下次月经来潮前14日左右

排卵后12~24h失去受精能力,7~8日黄体体积和功能达到高峰

排出的卵子进入输卵管壶腹部与峡部连接处等待受精 — **卵巢功能及其周期性变化**

卵巢主要合成雌二醇、雌酮,雌二醇是女性体内生物活性最强的雌激素

排卵前达到高峰,排卵后7~8日黄体成熟时,血液中雌激素达第二高峰,月经期降至最低水平

促进和维持子宫发育;促进子宫内膜增生和修复

利于精子通过;促使卵泡发育

促进输卵管上皮细胞的分泌;促进阴道上皮细胞的增生、分化、成熟及角化 — 生殖系统 — 生理功能

促使外生殖器发育 — 雌激素 — **卵巢分泌的性激素及其周期性变化**

卵泡发育及排卵的周期性变化

（续）卵泡发育及排卵的周期性变化

（续）卵巢分泌的性激素及其周期性变化

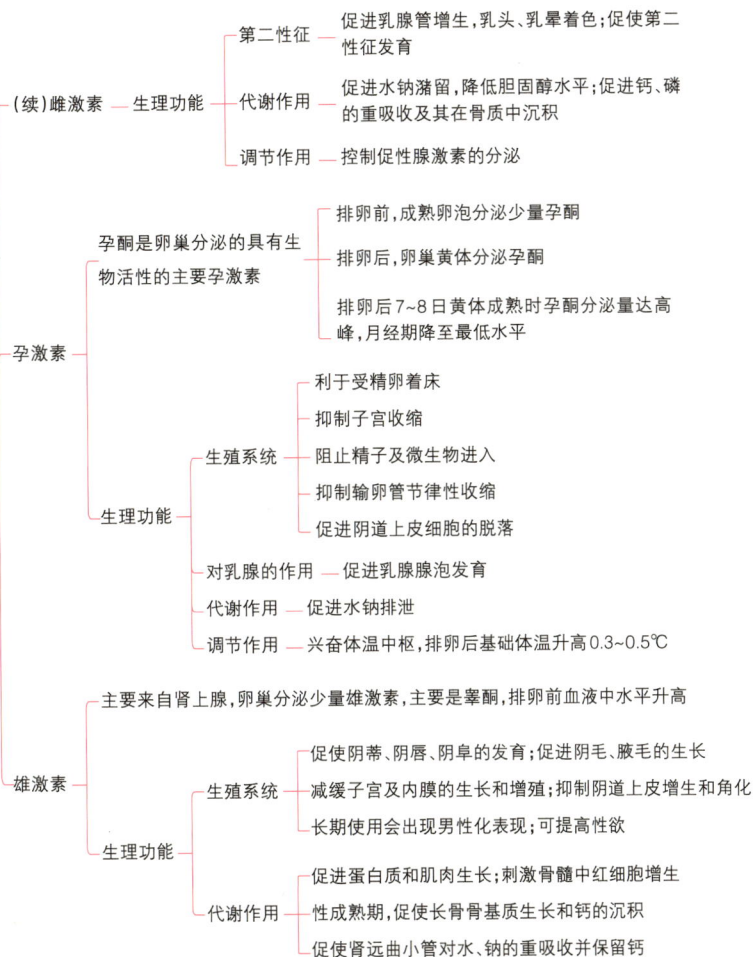

（续）雌激素 —— 生理功能
- 第二性征 —— 促进乳腺管增生,乳头、乳晕着色;促使第二性征发育
- 代谢作用 —— 促进水钠潴留,降低胆固醇水平;促进钙、磷的重吸收及其在骨质中沉积
- 调节作用 —— 控制促性腺激素的分泌

孕激素
- 孕酮是卵巢分泌的具有生物活性的主要孕激素
  - 排卵前,成熟卵泡分泌少量孕酮
  - 排卵后,卵巢黄体分泌孕酮
  - 排卵后7~8日黄体成熟时孕酮分泌量达高峰,月经期降至最低水平
- 生理功能
  - 生殖系统
    - 利于受精卵着床
    - 抑制子宫收缩
    - 阻止精子及微生物进入
    - 抑制输卵管节律性收缩
    - 促进阴道上皮细胞的脱落
  - 对乳腺的作用 —— 促进乳腺腺泡发育
  - 代谢作用 —— 促进水钠排泄
  - 调节作用 —— 兴奋体温中枢,排卵后基础体温升高0.3~0.5℃

雄激素
- 主要来自肾上腺,卵巢分泌少量雄激素,主要是睾酮,排卵前血液中水平升高
- 生理功能
  - 生殖系统
    - 促使阴蒂、阴唇、阴阜的发育;促进阴毛、腋毛的生长
    - 减缓子宫及内膜的生长和增殖;抑制阴道上皮增生和角化
    - 长期使用会出现男性化表现;可提高性欲
  - 代谢作用
    - 促进蛋白质和肌肉生长;刺激骨髓中红细胞增生
    - 性成熟期,促使长骨骨基质生长和钙的沉积
    - 促使肾远曲小管对水、钠的重吸收并保留钙

其他生殖器官的周期性变化
- 子宫内膜的周期性变化
  - 增殖期 —— 月经周期的5~14日
  - 分泌期 —— 月经周期的15~28日
  - 月经期 —— 月经周期的1~4日
- 宫颈黏液的周期性变化
  - 排卵前 —— 稀薄透明 —— 羊齿植物叶状结晶
  - 排卵后 —— 浑浊黏稠 —— 成形排列的椭圆体
- 输卵管的周期性变化
  - 雌激素增强输卵管肌层节律性收缩的振幅
  - 孕激素抑制输卵管收缩的振幅
  - 二者协同作用,使受精卵正常到达子宫腔
- 阴道黏膜的周期性变化
  - 排卵前 —— 阴道黏膜上皮增生,表层细胞角化
  - 排卵后 —— 阴道黏膜表层上皮细胞大量脱落

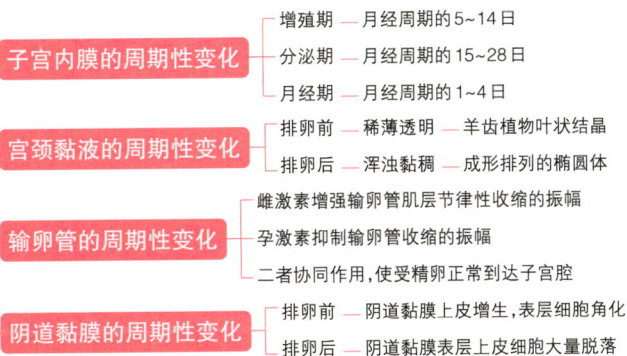

月经周期的调节
- 下丘脑分泌的调节激素及其功能 —— GnRH为下丘脑调节月经的主要激素,脉冲式释放 —— 调节垂体促性腺激素的合成和分泌
- 垂体分泌的调节激素及其功能
  - 促性腺激素
    - 促卵泡激素FSH
    - 黄体生成素LH
    共同促进卵泡发育及成熟,促进排卵、形成黄体
  - 催乳素PRL —— 促进乳汁合成
- 下丘脑–垂体–卵巢轴之间的相互调节 —— 正负反馈机制

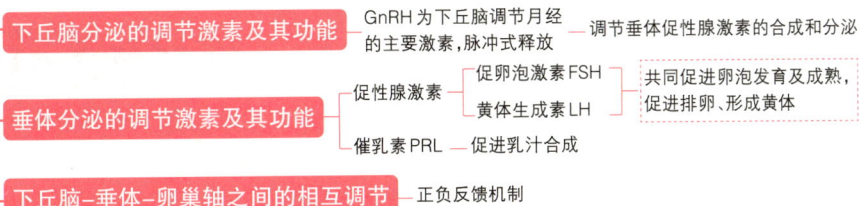

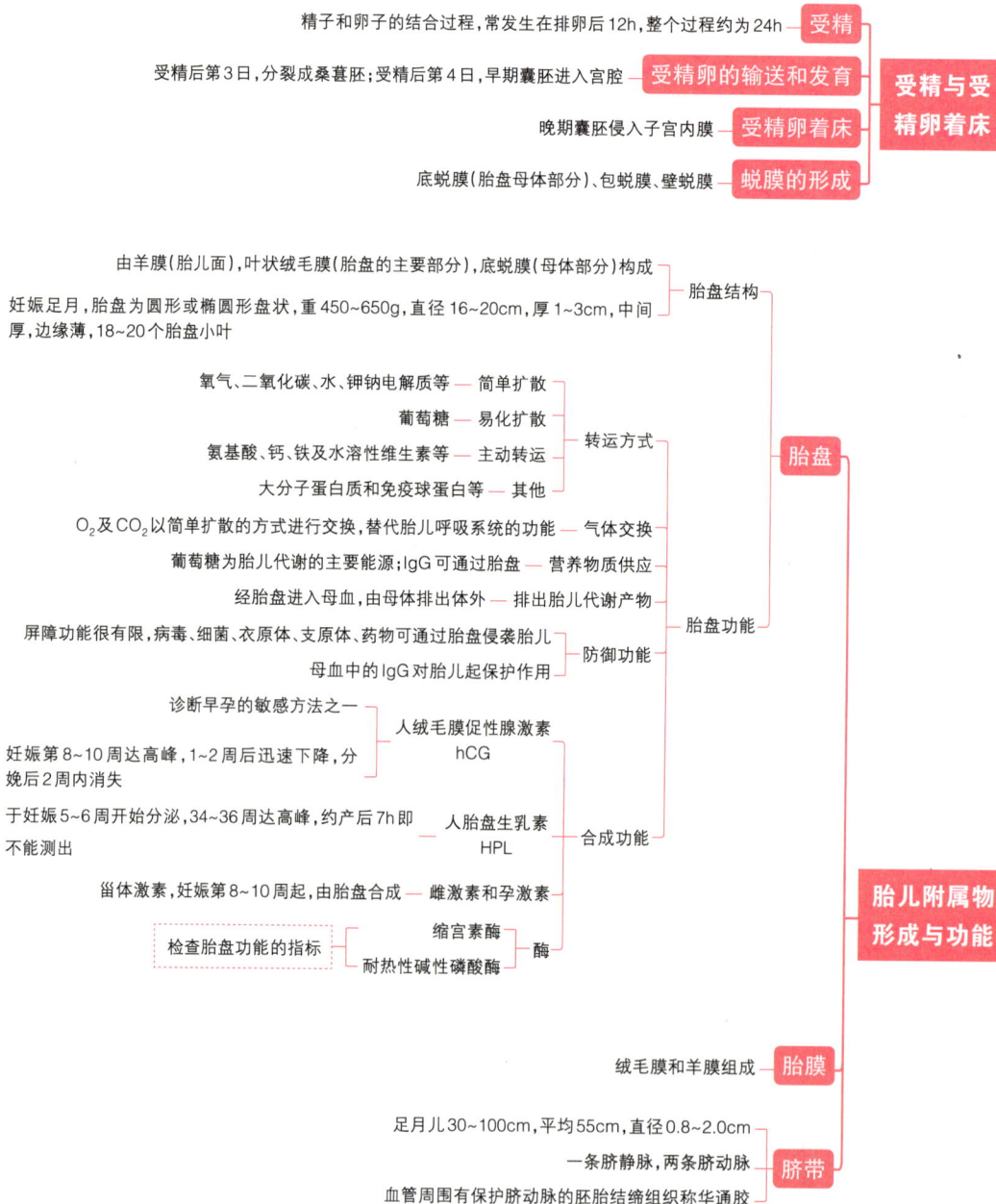

本章扫码做题

妊娠是胚胎和胎儿在母体内发育成长的过程。成熟卵子受精是妊娠的开始，胎儿及其附属物自母体排出是妊娠的终止 — **定义**

精子和卵子的结合过程，常发生在排卵后12h，整个过程约为24h — **受精**

受精后第3日，分裂成桑葚胚；受精后第4日，早期囊胚进入宫腔 — **受精卵的输送和发育**

晚期囊胚侵入子宫内膜 — **受精卵着床**

底蜕膜(胎盘母体部分)、包蜕膜、壁蜕膜 — **蜕膜的形成**

受精与受精卵着床

由羊膜(胎儿面)，叶状绒毛膜(胎盘的主要部分)，底蜕膜(母体部分)构成

妊娠足月，胎盘为圆形或椭圆形盘状，重450~650g，直径16~20cm，厚1~3cm，中间厚，边缘薄，18~20个胎盘小叶 — 胎盘结构

氧气、二氧化碳、水、钾钠电解质等 — 简单扩散

葡萄糖 — 易化扩散

氨基酸、钙、铁及水溶性维生素等 — 主动转运 — 转运方式

大分子蛋白质和免疫球蛋白等 — 其他

O_2及CO_2以简单扩散的方式进行交换，替代胎儿呼吸系统的功能 — 气体交换

葡萄糖为胎儿代谢的主要能源；IgG可通过胎盘 — 营养物质供应

经胎盘进入母血，由母体排出体外 — 排出胎儿代谢产物 — 胎盘功能

屏障功能很有限，病毒、细菌、衣原体、支原体、药物可通过胎盘侵袭胎儿

母血中的IgG对胎儿起保护作用 — 防御功能

胎盘

诊断早孕的敏感方法之一

妊娠第8~10周达高峰，1~2周后迅速下降，分娩后2周内消失 — 人绒毛膜促性腺激素 hCG

于妊娠5~6周开始分泌，34~36周达高峰，约产后7h即不能测出 — 人胎盘生乳素 HPL — 合成功能

甾体激素，妊娠第8~10周起，由胎盘合成 — 雌激素和孕激素

检查胎盘功能的指标 — 缩宫素酶 / 耐热性碱性磷酸酶 — 酶

胎儿附属物形成与功能

绒毛膜和羊膜组成 — **胎膜**

足月儿30~100cm，平均55cm，直径0.8~2.0cm

一条脐静脉，两条脐动脉 — **脐带**

血管周围有保护脐动脉的胚胎结缔组织称华通胶

（续）胎儿附属物形成与功能

羊水
- 妊娠早期为母体血清经胎膜进入羊膜腔的透析液，妊娠中期以后，胎儿尿液为羊水的重要来源
- 正常足月羊水为800~1000mL，羊水比重为1.007~1.025，pH为7.20
- 作用
  - 胚胎在羊水中自由活动，减少胎动给母体带来的不适
  - 防止胎体粘连，防止胎儿直接受损
  - 保持羊膜腔内恒温
  - 有利于胎儿体液平衡
  - 临产时，避免胎儿局部受压
  - 临产后，前羊水囊扩张子宫颈口及阴道，破膜后羊水冲洗和润滑阴道可减少感染发生

胎儿发育及生理特点

胎儿发育

胎儿发育			
胚胎：受精后8周，妊娠第10周			
胎儿：受精第9周，妊娠第11周			
8周末：早期心脏已形成有搏动			
孕周	胎儿身长	体重	其他
12周末	约9cm	约14g	部分可辨男女
16周末	约16cm	约110g	可确定性别，部分孕妇自觉有胎动
20周末	约25cm	约320g	可听到胎心
24周末	约30cm	约630g	/
28周末	约35cm	约1000g	出生易患特发性呼吸窘迫综合征
32周末	约40cm	约1700g	生活力尚可
36周末	约45cm	约2500g	出生后能啼哭及吸吮，生活力良好
40周末	约50cm	约3400g	能很好存活

- 妊娠20周前，胎儿身长=妊娠月数^2；妊娠20周后，胎儿身长=妊娠月数×5

胎儿生理特点
- 循环系统
  - 解剖学特点
    - 动脉导管于出生后闭锁成动脉韧带
    - 卵圆孔于出生后6个月完全闭锁
  - 血液循环特点
    - 胎儿体内无纯动脉血，而是动静脉混合血
    - 出生后开始自主呼吸，肺循环建立，胎盘循环停止
- 血液
  - 红细胞约为6.0×10^{12}/L
  - 血红蛋白
  - 白细胞为(15~20)×10^9/L
- 呼吸系统——妊娠16周可见胎儿呼吸运动，30~70次/分
- 消化系统——妊娠16周胃肠功能即已基本建立
- 泌尿系统——妊娠11~14周时有排泄功能
- 内分泌系统
  - 胎儿甲状腺是胎儿期发育的第一个内分泌腺，妊娠12周甲状腺能合成甲状腺素
  - 胎儿肾上腺发育最为突出
  - 孕妇测定血、尿雌三醇值是了解胎儿、胎盘功能最常见的有效方法

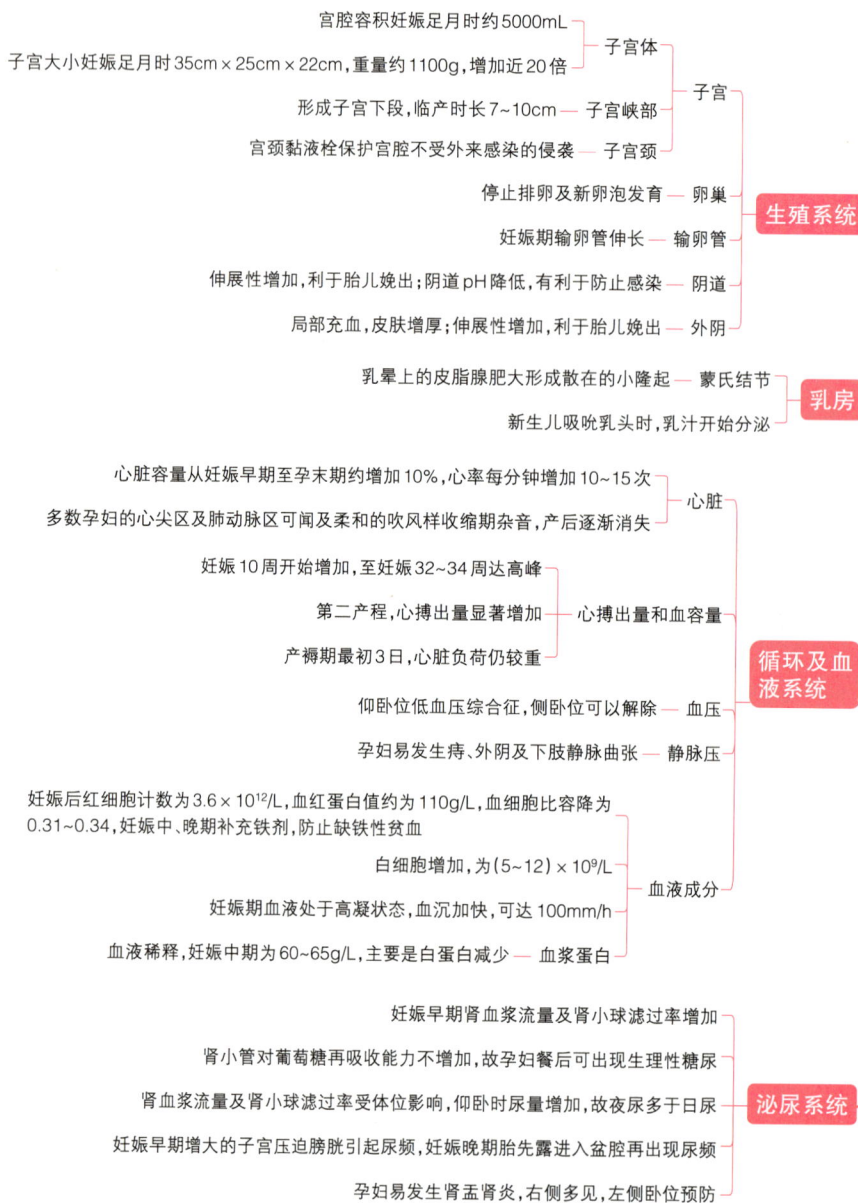

宫腔容积妊娠足月时约5000mL ┐
　　　　　　　　　　　　　　　├ 子宫体
子宫大小妊娠足月时35cm×25cm×22cm,重量约1100g,增加近20倍 ┘
　　　　　　　　　　　　　　　　　　　　　　　　　　　　├ 子宫
形成子宫下段,临产时长7~10cm —— 子宫峡部
宫颈黏液栓保护宫腔不受外来感染的侵袭 —— 子宫颈

停止排卵及新卵泡发育 —— 卵巢
妊娠期输卵管伸长 —— 输卵管　　　　├ 生殖系统
伸展性增加,利于胎儿娩出;阴道pH降低,有利于防止感染 —— 阴道
局部充血,皮肤增厚;伸展性增加,利于胎儿娩出 —— 外阴

乳晕上的皮脂腺肥大形成散在的小隆起 —— 蒙氏结节
　　　　　　　　　　　　　　　　　　　　　├ 乳房
新生儿吸吮乳头时,乳汁开始分泌

心脏容量从妊娠早期至孕末期约增加10%,心率每分钟增加10~15次 —— 心脏
多数孕妇的心尖区及肺动脉区可闻及柔和的吹风样收缩期杂音,产后逐渐消失

妊娠10周开始增加,至妊娠32~34周达高峰
第二产程,心搏出量显著增加 —— 心搏出量和血容量
产褥期最初3日,心脏负荷仍较重　　　　　　├ 循环及血液系统　├ 生理变化
仰卧位低血压综合征,侧卧位可以解除 —— 血压
孕妇易发生痔、外阴及下肢静脉曲张 —— 静脉压

妊娠后红细胞计数为$3.6×10^{12}$/L,血红蛋白值约为110g/L,血细胞比容降为0.31~0.34,妊娠中、晚期补充铁剂,防止缺铁性贫血
白细胞增加,为$(5~12)×10^{9}$/L —— 血液成分
妊娠期血液处于高凝状态,血沉加快,可达100mm/h
血液稀释,妊娠中期为60~65g/L,主要是白蛋白减少 —— 血浆蛋白

妊娠早期肾血浆流量及肾小球滤过率增加
肾小管对葡萄糖再吸收能力不增加,故孕妇餐后可出现生理性糖尿
肾血浆流量及肾小球滤过率受体位影响,仰卧时尿量增加,故夜尿多于日尿 —— 泌尿系统
妊娠早期增大的子宫压迫膀胱引起尿频,妊娠晚期胎先露进入盆腔再出现尿频
孕妇易发生肾盂肾炎,右侧多见,左侧卧位预防

（续）生理变化

- 呼吸系统
  - 妊娠早期呼吸时膈肌活动度增加
  - 妊娠中期有过度通气现象
  - 妊娠后期胸式呼吸为主，平卧时有呼吸困难感，稍抬高头部可缓解
- 消化系统
  - 妊娠早期的早孕反应，妊娠12周左右自行消失
  - 妊娠中晚期肠蠕动减弱，易便秘；直肠静脉压增高，易发生痔疮
- 内分泌系统
  - 产后有出血性休克者，可使增生、肥大的垂体缺血坏死，导致希恩综合征
  - 孕期无卵泡发育成熟，也无排卵
- 皮肤 — 色素沉着、妊娠斑、妊娠纹
- 新陈代谢
  - 基础代谢率妊娠晚期可增高15%~20%
  - 妊娠12周后体重每周增加350g，正常不应超过500g，足月时平均增加12.5kg
  - 糖类代谢 — 可导致妊娠期糖尿病的发生
  - 脂肪代谢 — 能量消耗过多，容易出现酮血症；妊娠剧吐或产程过长，孕妇尿中可出现酮体
  - 蛋白质代谢 — 妊娠期对蛋白质需求增加，呈正氮平衡
  - 水代谢 — 于妊娠末期可导致水肿发生
  - 矿物质代谢 — 妊娠后3个月补充维生素及钙，以提高血钙含量，妊娠中晚期开始补充铁剂
- 骨骼、关节及韧带 — 骨质通常无变化；孕妇自觉腰骶部、肢体疼痛不适

心理-社会调适

- 孕妇常见的心理反应
  - 惊讶和震惊
  - 爱恨交加的矛盾心理
  - 接受
  - 情绪波动
  - 内省
- 孕妇的心理发展任务
  - 确保自己及胎儿能安全顺利地渡过妊娠期、分娩期
  - 促使家庭重要成员接受新生儿
  - 学习对孩子贡献自己
  - 情绪上与胎儿连成一体

妊娠13周末以前称为早期妊娠；第14~27周末称为中期妊娠；第28周及其后称为晚期妊娠 ── **概述**

最早的症状 ── 停经

恶心、呕吐、食欲减退、喜食酸物或偏食

妊娠12周左右自然消失 ── 早孕反应 ── **健康史**

妊娠12周左右自然消失 ── 尿频

蒙氏结节出现 ── 乳房

子宫增大变软，妊娠6~8周时，阴道黏膜及子宫颈充血，呈紫蓝色

子宫随停经月份而逐渐增大，子宫峡部极软，子宫体与子宫颈似不相连 ── 黑加征 ── **临床表现**

妊娠12周子宫在耻骨联合上方可以触及 ── 妇科检查

血、尿hCG含量 ── 妊娠试验

B型超声测量胎儿颈项透明层和胎儿鼻骨等指标可作为孕早期染色体疾病筛查的指标

快速准确 ── 超声检查

彩色多普勒超声可见胎儿心脏区彩色血流可以确诊为早期妊娠、活胎 ── 辅助检查

排列成行的椭圆体 ── 宫颈黏液检查

起床后未进食谈话之前测量5分钟口腔体温，对有双相型体温的妇女，作为协助诊断妊娠的参考 ── 基础体温测定

早期妊娠诊断

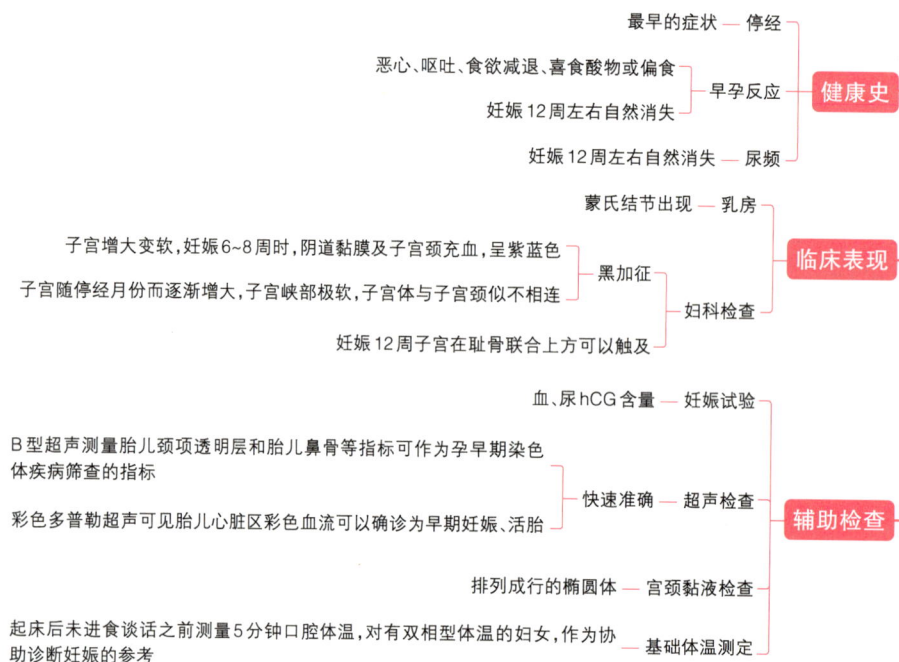

有早期妊娠的经过，子宫明显增大，孕妇自觉腹部逐渐增大

初产妇于妊娠20周感到胎动，经产妇感觉略早于初产妇

可触及胎体，听诊有胎心音，容易确诊 ── **病史**

中、晚期妊娠诊断

不同妊娠周数的子宫底高度及子宫长度			
妊娠周数	妊娠月份	手测子宫底高度	尺测耻上子宫底高度(cm)
满12周	3个月末	耻骨联合上2~3横指	/
满16周	4个月末	脐耻之间	/
满20周	5个月末	脐下1横指	18(15.3~21.4)
满24周	6个月末	脐上1横指	24(22.0~25.1)
满28周	7个月末	脐上3横指	26(22.4~29.0)
满32周	8个月末	脐与剑突之间	29(25.3~32.0)
满36周	9个月末	剑突下2横指	32(29.3~35.3)
满40周	10个月末	脐与剑突之间或略高	33(30.0~35.3)

子宫增大 ── **临床表现**

（续）中、晚期妊娠诊断

- （续）临床表现
  - 胎动 —— 18~20周自觉胎动；32~34周达高峰，38周后逐渐减少；每小时3~5次
  - 胎心音 —— 一般于妊娠12周开始能探测到胎心音，110~160次/分，与子宫杂音、腹主动脉音及脐带杂音相鉴别
  - 胎体
    - 妊娠20周以后，经腹壁可触及子宫内的肢体
    - 运用四步触诊法可区分胎头、胎臀、胎背及胎儿四肢，判断胎产式、胎先露和胎方位
    - 胎头圆而硬，轻触有浮球感
- 辅助检查 —— B型超声 —— 了解胎儿生长发育情况；妊娠18~24周，采用超声筛查胎儿有无结构畸形

胎产式、胎先露、胎方位

- 胎产式
  - 定义 —— 胎儿身体纵轴与母亲身体纵轴之间的关系
  - 两轴平行 —— 纵产式
  - 两轴垂直 —— 横产式
  - 两轴交叉 —— 斜产式
- 胎先露
  - 定义 —— 最先进入骨盆入口的胎儿部分
  - 纵产式–头先露 —— 枕先露、前囟先露、额先露、面先露
  - 纵产式–臀先露 —— 混合臀先露、单臀先露、足先露
  - 横产式–肩先露
  - 偶见头先露或臀先露与胎手或胎足同时入盆，称为复合先露
- 胎方位
  - 定义 —— 胎儿先露部指示点与母体骨盆的关系
  - 枕先露指示点–枕骨
    - 枕左前LOA、枕左横LOT、枕左后LOP
    - 枕右前ROA、枕右横ROT、枕右后ROP
  - 面先露指示点–颏骨
    - 颏左前LMA、颏左横LMT、颏左后LMP
    - 颏右前RMA、颏右横RMT、颏右后RMP
  - 臀先露指示点–骶骨
    - 骶左前LSA、骶左横LST、骶左后LSP
    - 骶右前RSA、骶右横RST、骶右后RSP
  - 肩先露指示点–肩胛骨
    - 肩左前LScA、肩左后LScP
    - 肩右前RScA、肩右后RScP

注：参照《妇产科学》第9版内容，胎动已更新为妊娠28周以后，正常胎动次数≥10次/2小时。
本内容来源于《妇产科护理学》第6版第四章第58页妊娠诊断。

概述

围生期指产前、产时和产后的一段时间。我国现阶段围生期指从妊娠满28周(即胎儿体重≥1000g或身长≥35cm)至产后一周

护理评估

健康史

- 年龄过小或高龄初产妇;职业为接触放射线及有毒物质者;受教育程度、经济状况等 — 个人资料
- 饮食、睡眠、排泄、日常活动与自理情况,有无特殊癖好 — 目前健康状况
- 有无高血压、糖尿病、心脏病、肝肾疾病、血液病、传染病等 — 既往史
- 月经初潮、经期、月经周期 — 月经史
- 有无遗传性疾病 — 家族史
- 有无烟酒嗜好及遗传性疾病 — 配偶健康状况
- 既往孕产史及其分娩方式,本次妊娠经过 — 孕产史
- 末次月经第1日起,月份减3或加9,日期加7,农历日期加15 — 预产期的推算

身体评估

产科检查

- 全身检查
- 腹部检查
  - 视诊
    - 腹形及大小、妊娠纹、手术瘢痕、水肿
    - 腹部过大考虑双胎、羊水过多、巨大儿
    - 腹部过小、子宫底过低考虑胎儿生长受限、孕周推算错误等
    - 尖腹多见于初产妇;悬垂腹多见于经产妇
  - 触诊

四步触诊法	
第一步	面向孕妇,嘱孕妇排尿后仰卧,双腿略屈曲分开,检查者双手置于子宫底部,了解子宫外形并摸清子宫底高度,估计胎儿大小与月份是否相符
第二步	面向孕妇,检查者双手置于腹部左右两侧,一手固定,另一手轻按检查,两手交替辨别胎背及四肢的位置
第三步	面向孕妇,检查者右手置于耻骨联合上方,拇指与其余4指分开,握住胎先露部,判断是胎头或胎臀并左右推动判断是否衔接
第四步	面向孕妇足端,检查者双手置于胎先露部的两侧,向骨盆方向向下深压,再次判断先露,并确定其入盆程度

  - 听诊
    - 胎心音在脐下方左/右侧 — 枕先露
    - 胎心音在脐上方左/右侧 — 臀先露
    - 胎心音在脐部下方 — 肩先露

骨盆测量

骨盆外测量	正常值	骨盆内测量	正常值
髂棘间径	23~26cm	对角径	12.5~13cm
髂嵴间径	25~28cm		
骶耻外径	18~20cm	坐骨棘间径	10cm
坐骨结节间径	8.5~9.5cm		
出口后矢状径	8~9cm	坐骨切迹宽度	5.5~6cm
耻骨弓角度	90°		

- 阴道检查
- 了解坐骨切迹宽度,骶尾关节活动度,坐骨棘间径的情况 — 肛诊
- 绘制妊娠图

高危因素评估

内容详见于第五章第一节"高危妊娠妇女的监护"

辅助检查

- 常规检查及超声检查
- 行75gOGTT,血糖上限 空腹5.1mmol/L;1小时 10mmol/L;2小时 8.5mmol/L — 妊娠期糖尿病筛查

护理诊断/问题

孕妇
- 与妊娠引起肠蠕动减弱有关 — 便秘
- 缺乏妊娠期保健知识 — 知识缺乏

胎儿
- 与遗传、感染、中毒、胎盘功能障碍有关 — 有受伤的危险

妊娠期

护理措施

一般护理
产前检查时间 —— 妊娠6~13周$^{+6}$天、14~19周$^{+6}$天、20~23周$^{+6}$天、24~27周$^{+6}$天、28~31周$^{+6}$天、32~36周$^{+6}$天各1次,37~41周每周1次

心理护理
了解孕妇对妊娠的心理适应程度,鼓励孕妇抒发内心感受和想法,提供心理支持

症状护理
- 恶心呕吐
  - 避免空腹、少食多餐、饮食清淡
  - 妊娠12周以后仍继续呕吐,考虑妊娠剧吐,须住院治疗
- 尿频、尿急 —— 常发生在妊娠初3个月及末3个月,无感染征象,可给予解释,无须处理
- 白带增多 —— 每日清洗外阴或经常洗澡
- 水肿 —— 左侧卧位、下肢稍垫高、避免长时间站或坐,适当限制盐分摄入,不必限制饮水
- 下肢、外阴静脉曲张
  - 避免两腿交叉或长时间站立、行走,时常抬高下肢,穿弹力袜
  - 会阴部有静脉曲张者,可于臀下垫枕,抬高髋部休息
- 便秘 —— 定时排便、多吃蔬菜水果、增加饮水、适当活动,不可随意用药
- 腰背痛 —— 适当调整工作及姿势,疼痛严重者须卧床休息(硬床垫),局部热敷
- 下肢痉挛 —— 增加钙的摄入、避免腿部疲劳受凉、必要时口服钙剂
- 仰卧位低血压综合征 —— 左侧卧位缓解
- 失眠 —— 睡前梳子梳头、温水洗脚、喝热牛奶
- 贫血 —— 增加含铁的食物,铁剂在餐后20min服用,以减轻对胃肠道的刺激

健康教育

异常症状的判断
孕妇须立即就诊的症状 —— 阴道流血,妊娠3个月后持续呕吐,寒战发热,腹部疼痛,头痛、眼花、胸闷、心悸、气短,液体突然自阴道流出,胎动计数突然减少

营养指导
- 合理的饮食计划
- 妊娠期营养
  - 补充叶酸,常吃含铁丰富的食物,选用碘盐
  - 孕吐严重者,可少量多餐,保证摄入含必要量碳水化合物的食物
  - 孕中晚期适量增加奶、鱼、禽、蛋、瘦肉的摄入
  - 适量身体活动,维持孕期适宜增重
  - 禁烟酒,避免不良空气和被动吸烟,适当户外活动
- 定期测量体重,饮食均衡、自然,正确烹饪,饮食重质不重量

清洁和舒适
保持日常清洁卫生,穿着衣服以舒适为主

活动与休息
- 一般孕妇可坚持工作到28周,28周以后宜适当减轻工作量
- 每日应有8h的睡眠,午休1~2h
- 散步是最适宜的活动,不可攀高举重

胎教
抚摸训练、音乐训练

孕期自我监护
- 胎心音计数
- 胎动计数 —— ≤6次/2h或减少50%者,有胎儿宫内缺氧可能,应及时就诊

药物的使用
原则 —— 能用一种药,避免联合用药;选用疗效肯定的药物,避免用尚难确定的对胎儿有不良反应的药;能用小剂量药物,避免大剂量药物;严格掌握用药剂量和持续时间,注意及时停药

性生活指导
妊娠前3个月及末3个月,避免性生活,以防流产、早产及感染

识别先兆临产
- 临近预产期的孕妇,若出现见红或规律宫缩(间歇5~6min,持续30s)尽快到医院就诊
- 若阴道有大量液体流出,嘱孕妇平卧,由家属送至医院,防止脐带脱垂

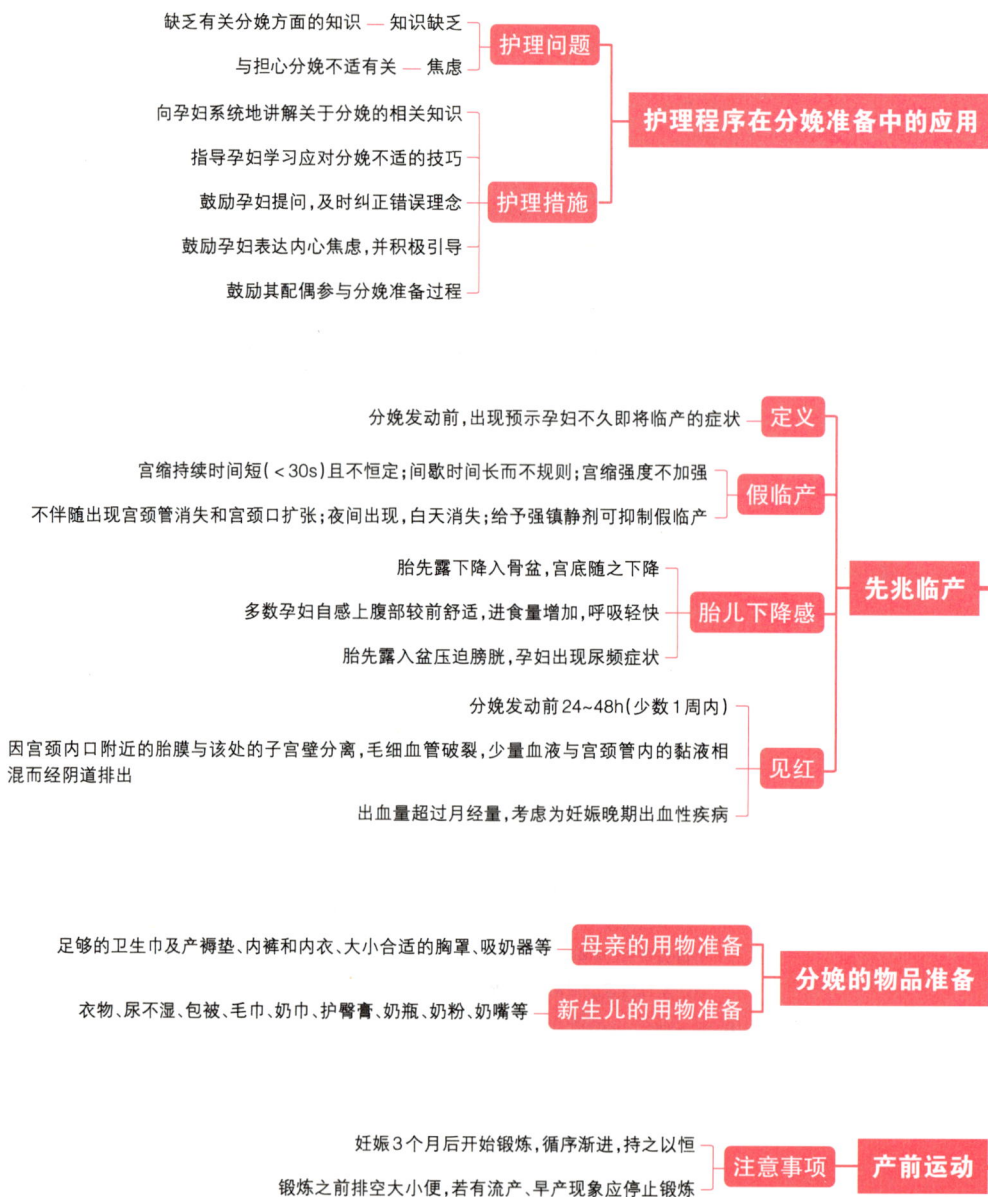

缺乏有关分娩方面的知识 — 知识缺乏 ┐
与担心分娩不适有关 — 焦虑 ┘ **护理问题**

向孕妇系统地讲解关于分娩的相关知识 ┐
指导孕妇学习应对分娩不适的技巧 │
鼓励孕妇提问,及时纠正错误理念 ├ **护理措施**
鼓励孕妇表达内心焦虑,并积极引导 │
鼓励其配偶参与分娩准备过程 ┘

护理程序在分娩准备中的应用

分娩发动前,出现预示孕妇不久即将临产的症状 — **定义**

宫缩持续时间短(<30s)且不恒定;间歇时间长而不规则;宫缩强度不加强 ┐
不伴随出现宫颈管消失和宫颈口扩张;夜间出现,白天消失;给予强镇静剂可抑制假临产 ┘ **假临产**

胎先露下降入骨盆,宫底随之下降 ┐
多数孕妇自感上腹部较前舒适,进食量增加,呼吸轻快 ├ **胎儿下降感**
胎先露入盆压迫膀胱,孕妇出现尿频症状 ┘

先兆临产

分娩发动前24~48h(少数1周内) ┐
因宫颈内口附近的胎膜与该处的子宫壁分离,毛细血管破裂,少量血液与宫颈管内的黏液相混而经阴道排出 ├ **见红**
出血量超过月经量,考虑为妊娠晚期出血性疾病 ┘

足够的卫生巾及产褥垫、内裤和内衣、大小合适的胸罩、吸奶器等 — **母亲的用物准备** ┐
├ **分娩的物品准备**
衣物、尿不湿、包被、毛巾、奶巾、护臀膏、奶瓶、奶粉、奶嘴等 — **新生儿的用物准备** ┘

妊娠3个月后开始锻炼,循序渐进,持之以恒 ┐
├ **注意事项** **产前运动**
锻炼之前排空大小便,若有流产、早产现象应停止锻炼 ┘

产前运动		
腿部运动	手扶椅背,左腿固定,右腿做360°的转动,做毕后还原,换腿继续做	增加骨盆肌肉的强韧度,增加会阴部肌肉的伸展性
腰部运动	手扶椅背,慢慢吸气,同时手背用力,使身体重心集中于椅背上,脚尖立起,使身体抬高,腰部伸直后使下腹部紧靠椅背,然后慢慢呼气的同时,手背放松,脚还原	减轻腰背部疼痛,可在分娩时增加腹压及会阴部肌肉的伸展性
盘腿坐式	平坐于床,两小腿平行交叉,一前一后,两膝远远分开,注意两小腿不可重叠	强化腹股沟肌肉及关节处韧带之张力,可预防小腿肌肉痉挛抽搐,伸展会阴部肌肉
盘坐运动	平坐于床,将两蹠骨并拢,两膝分开,两手轻放于两膝上,用手臂力量将膝盖慢慢下压,配合呼吸,再将手松开,持续2~3min	增加小腿肌肉张力,避免腓肠肌痉挛
骨盆与背摆摆运动	平躺仰卧,双腿屈曲,两腿分开与肩同宽,用足部和肩部的力量,将背部与臀部慢慢放下,重复运动5次	锻炼骨盆底及腰背部肌肉增加其韧性和张力
骨盆倾斜运动	孕妇双手和双膝支撑于床上,缓慢弓背,放松复原;取仰卧位,两手背沿肩部伸展,腿部屈膝,双脚支撑,缓慢抬高腰部,放松复原	/
脊柱伸展运动	平躺仰卧,双手抱住双膝关节下缘使双膝弯曲,头部与上肢向前伸展,使脊柱、背部至臀部肌肉弯曲成弓字形,将头与下巴贴近胸部,然后放松,恢复平躺姿势	/
双腿抬高运动	平躺仰卧,双腿垂直抬高,足部抵住墙,每次持续3~5min	伸展脊椎骨,锻炼臀部肌肉张力,促进下肢血液循环

(续)产前运动

运动时间
- 妊娠早期可行腿部及腰部运动
- 妊娠3个月可行盘腿坐式及盘坐运动
- 妊娠6个月可行骨盆与脊柱等运动,减轻腰背部酸痛

减轻分娩不适的方法

拉梅兹分娩法
- 廓清式呼吸 —— 所有呼吸运动在开始和结束前均深吸一口气后再完全吐出
- 放松技巧 —— 有意识的肌肉训练
- 意志控制的呼吸 —— 伴随产程进展调节呼吸的频率和强度
- 划线按摩法 —— 孕妇用双手指尖在腹部或大腿做环形运动

瑞德法
- 放松技巧 —— 侧卧,将腹部的重量置于床垫上,身体放松
- 腹式呼吸 —— 每分钟30s吸气,30s呼气,利于维持子宫血液供应

布莱德雷法
- 强调丈夫在妊娠、分娩和新生儿出生后最初几天的重要性
- 通过丈夫鼓励产妇适当活动,指导产妇转移注意力

分娩是指妊娠满28周及以上，胎儿及其附属物从临产开始到由母体娩出的全过程
早产是指妊娠满28周至不满37足周期间分娩
足月是指妊娠满37周不满42足周期间分娩
过期产是指妊娠满42周及以后分娩 —— **定义**

将胎儿及其附属物从宫腔内逼出的力量，包括子宫收缩力(主要产力，贯穿分娩全程)、腹壁肌及膈肌收缩力(腹压)、肛提肌收缩力 —— **定义**

宫缩的节律性是临产的标志，且对胎儿有利 —— 节律性
宫缩源自两侧子宫角部，左右对称，均匀协调地扩展至整个子宫 —— 对称性
宫缩在宫底部最强并持久，向下逐渐减弱 —— 极性
缩复作用使胎先露部下降、宫颈管缩短消失 —— 缩复作用 ┤ **子宫收缩力特点**

第二产程重要辅助力量
过早运用腹压会导致产程延长 ┤ **腹壁肌及膈肌收缩力**

当胎头枕部露于耻骨弓下时，协助胎头仰伸及娩出
协助降至阴道的胎盘娩出 ┤ **肛提肌收缩力**

产力

骨产道		
骨盆入口平面	入口前后径:正常值平均11cm(与胎先露衔接关系密切)	入口横径:正常值平均13cm · 入口斜径:正常值平均12.75cm
中骨盆平面(最狭窄)	中骨盆前后径:正常值平均11.5cm	坐骨棘间径,正常值平均10cm(与胎先露内旋转关系密切) /
骨盆出口平面	出口前后径:正常值平均11.5cm	出口横径:正常值平均9cm(与分娩关系密切) · 出口前矢状径:正常值平均6cm 出口后矢状径:正常值平均8.5cm
		出口横径与出口后矢状径之和>15cm,正常大小胎儿可通过后三角区经阴道娩出
骨盆轴	连接骨盆各平面中点的假想曲线,上段向下向后,中段向下,下段向下向前	
骨盆倾斜度	站立时,骨盆入口平面与地平面所形成的角度,一般为60°,角度过大,影响胎头衔接和娩出	

骨产道　**产道**

（续）产道 —— 软产道
- 子宫下段
  - 子宫峡部由非孕时1cm至妊娠末期拉长变薄达7~10cm
  - 生理缩复环 —— 由于子宫肌纤维的缩复作用,子宫上段肌壁越来越厚,子宫下段肌壁被牵拉越来越薄,在两者间的子宫内面形成一环状隆起
- 宫颈变化 —— 宫颈管消失,宫口扩张(扩张至10cm时足月妊娠的胎头方能通过)
- 骨盆底组织、阴道及会阴的变化 —— 阴道腔道加宽,阴道、骨盆底及会阴变软,伸展性良好

胎儿
- 胎儿大小
  - 胎头颅骨
    - 前囟 —— 位于胎头前方,呈菱形的囟门
    - 后囟 —— 位于胎头后方,呈三角形的囟门
    - 颅骨轻度移位重叠使头颅变形,缩小体积,利于娩出
  - 胎头径线

胎头径线	测量方法	足月平均长度(cm)
双顶径	两顶骨隆突间的距离,是胎头最大的横径	约9.5
枕额径	鼻根上方至枕骨隆突间的距离,胎头以此径线衔接	约11.3
枕下前囟径	前囟中央至枕骨隆突下方的距离,胎头俯屈后以此径线通过产道	约9.5
枕颏径	颏骨下方中央至后囟门顶部间的距离	约13.3

- 胎位 —— 矢状缝、囟门是确定胎位的重要标志
- 胎儿畸形 —— 如脑积水、联体儿等

精神心理因素
- 主要表现
  - 焦虑
  - 恐惧
- 生理变化
  - 心率加快、呼吸急促、肺内气体交换不足导致子宫缺氧出现宫缩乏力、宫口扩张缓慢、胎先露下降受阻、产程延长、体力消耗过多
  - 交感神经兴奋,释放儿茶酚胺,导致害怕-紧张-疼痛综合征及胎儿缺氧而出现胎儿窘迫

分娩机制是指胎儿先露部在通过产道时,为适应骨盆各平面的不同形态,被动地进行一连串的适应性转动,以最小径线通过产道的过程 —— **定义**

胎头双顶径进入骨盆入口平面,颅骨最低点接近或达到坐骨棘水平,以枕额径衔接 —— **衔接**
初产妇已临产而胎头仍未衔接,警惕有无头盆不称

贯穿于分娩全程,是判断产程进展的重要标志 —— **下降**

下降过程中遇肛提肌阻力,使胎儿下颏贴近胸部,径线由枕额径转为最小的枕下前囟径 —— **俯屈**

胎头围绕骨盆纵轴向前旋转,使矢状缝与中骨盆及骨盆出口前后相一致的动作 —— **内旋转**

胎头到达阴道外口,宫缩和腹压使胎头下降,肛提肌收缩力使胎头向前,以耻骨弓为支点,胎头娩出 —— **仰伸**

胎头娩出后,为恢复胎头与胎肩的垂直关系,胎头枕部向母体左侧旋转45° —— **复位**

胎儿双肩转向与骨盆出口前后径相一致的方向,胎头也随之继续向母体左侧旋转45° —— **外旋转**

胎肩、胎体及下肢娩出,完成分娩全过程 —— **胎肩及胎儿娩出**

枕先露的分娩机制(枕左前)

有规律且逐渐增强的子宫收缩,持续30s或以上,间歇5~6min
伴随进行性子宫颈管消失、宫口扩张、胎先露下降 —— **临床表现** —— **临产**
强镇静剂不能抑制

从临产开始至胎儿胎盘完全娩出为止 —— **总产程**
从临产开始到宫口开全,初产妇11~12h,经产妇需6~8h —— **第一产程**
从宫口开全到胎儿娩出,初产妇需1~2h,经产妇需数分钟~1h —— **第二产程**
从胎儿娩出后到胎盘胎膜娩出,需5~15min,不应超过30min —— **第三产程**

总产程及产程分期

产前检查及现状 —— 健康史
生命体征、精神状态、饮食与休息等 —— 一般状况
数字评分法、文字描述评定法、面部表情疼痛评定法 —— 疼痛评估
与孕妇交谈,观察孕妇的行为,运用心理评估工具 —— 心理评估 　身心状况
宫缩持续时间、间歇时间、强度 —— 子宫收缩
正常为110~160次/min —— 胎心 　专科评估
规律宫缩开始至宫口扩张3cm,超过16h为潜伏期延长 —— 潜伏期 　宫口扩张
宫口扩张3cm至宫口开全,超过8h为活跃期延长 —— 活跃期

护理评估 —— **第一产程产妇的护理**

第一产程产妇的护理（续）

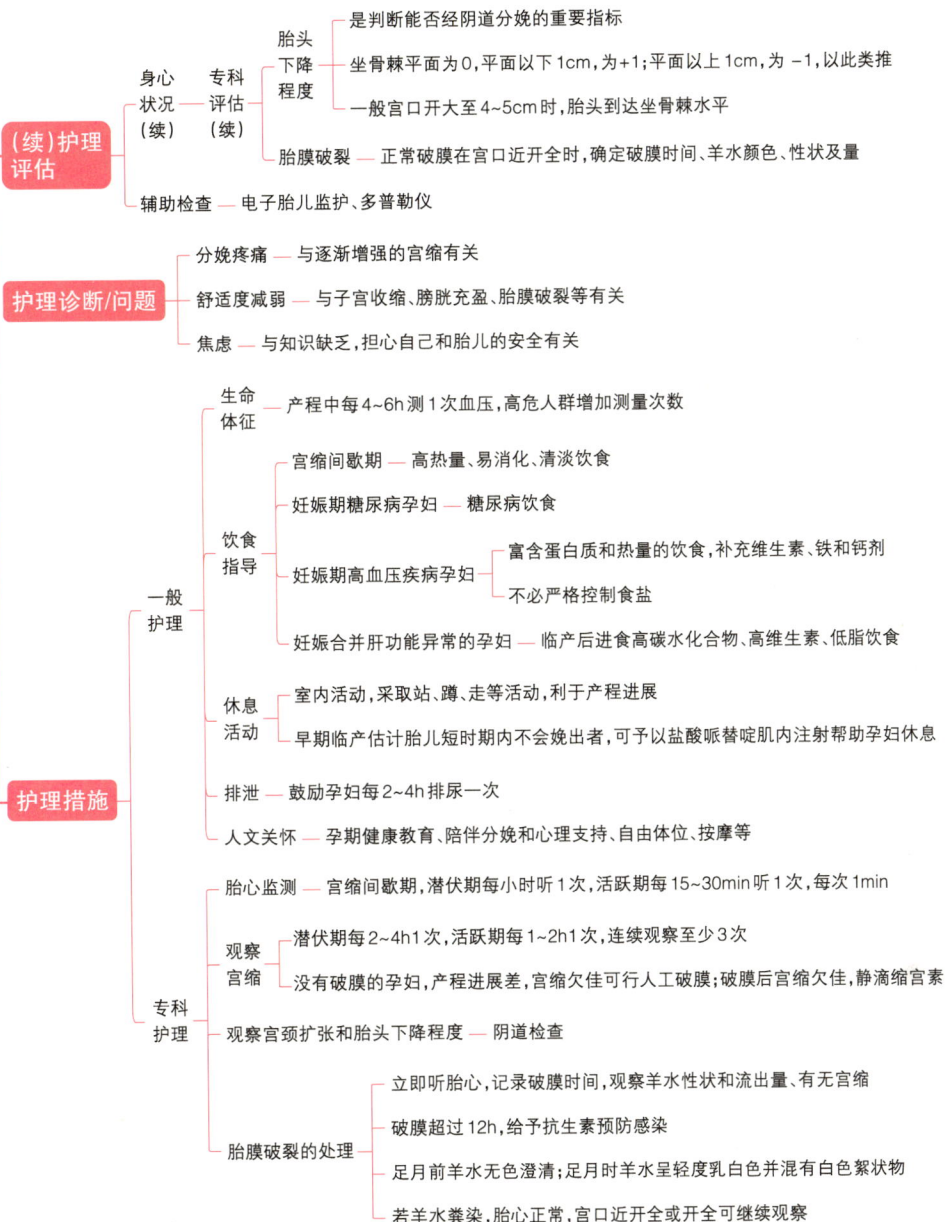

（续）护理评估
- 身心状况（续）
  - 专科评估（续）
    - 胎头下降程度
      - 是判断能否经阴道分娩的重要指标
      - 坐骨棘平面为0，平面以下1cm，为+1；平面以上1cm，为−1，以此类推
      - 一般宫口开大至4~5cm时，胎头到达坐骨棘水平
    - 胎膜破裂 —— 正常破膜在宫口近开全时，确定破膜时间、羊水颜色、性状及量
  - 辅助检查 —— 电子胎儿监护、多普勒仪

护理诊断/问题
- 分娩疼痛 —— 与逐渐增强的宫缩有关
- 舒适度减弱 —— 与子宫收缩、膀胱充盈、胎膜破裂等有关
- 焦虑 —— 与知识缺乏，担心自己和胎儿的安全有关

护理措施
- 一般护理
  - 生命体征 —— 产程中每4~6h测1次血压，高危人群增加测量次数
  - 饮食指导
    - 宫缩间歇期 —— 高热量、易消化、清淡饮食
    - 妊娠期糖尿病孕妇 —— 糖尿病饮食
    - 妊娠期高血压疾病孕妇
      - 富含蛋白质和热量的饮食，补充维生素、铁和钙剂
      - 不必严格控制食盐
    - 妊娠合并肝功能异常的孕妇 —— 临产后进食高碳水化合物、高维生素、低脂饮食
  - 休息活动
    - 室内活动，采取站、蹲、走等活动，利于产程进展
    - 早期临产估计胎儿短时期内不会娩出者，可予以盐酸哌替啶肌内注射帮助孕妇休息
  - 排泄 —— 鼓励孕妇每2~4h排尿一次
  - 人文关怀 —— 孕期健康教育、陪伴分娩和心理支持、自由体位、按摩等
- 专科护理
  - 胎心监测 —— 宫缩间歇期，潜伏期每小时听1次，活跃期每15~30min听1次，每次1min
  - 观察宫缩
    - 潜伏期每2~4h1次，活跃期每1~2h1次，连续观察至少3次
    - 没有破膜的孕妇，产程进展差，宫缩欠佳可行人工破膜；破膜后宫缩欠佳，静滴缩宫素
  - 观察宫颈扩张和胎头下降程度 —— 阴道检查
  - 胎膜破裂的处理
    - 立即听胎心，记录破膜时间，观察羊水性状和流出量、有无宫缩
    - 破膜超过12h，给予抗生素预防感染
    - 足月前羊水无色澄清；足月时羊水呈轻度乳白色并混有白色絮状物
    - 若羊水粪染，胎心正常，宫口近开全或开全可继续观察

注：参照《妇产科学》第9版内容，已更新为：

第一产程：

潜伏期：从临产规律宫缩开始至活跃期起点（4~6cm）。

活跃期：从活跃期起点（4~6cm）至宫颈口开全。

胎心监测：应在宫缩间歇期听诊，随产程进展适当增加听诊次数。

10min内出现3~5次宫缩即为有效产力，可使宫颈管消失、宫口扩张或胎先露下降。

10min内＞5次宫缩定义为宫缩过频。

本内容来源于《妇产科护理学》第6版第五章第90~94页正常分娩妇女的护理。

了解第一产程的经过与处理，有无妊娠并发症或合并症 — 健康史

生命体征、精神心理状态、饮食与休息等 — 一般评估

宫缩持续1min或以上，间歇期仅1~2min — 子宫收缩及胎心

宫缩时胎头露出阴道口，露出部分不断增大，宫缩间歇期胎头又缩回到阴道 — 胎头拨露

胎头双顶径越过骨盆出口，宫缩间歇期胎头不回缩 — 胎头着冠

胎儿下降娩出

专科评估

身心状况

护理评估

电子胎儿监护、多普勒仪 — 辅助检查

与对分娩结局不确定有关 — 焦虑

缺乏正确使用腹压知识 — 知识缺乏

与会阴保护及接生手法不当有关 — 有受伤的危险

护理诊断/问题

鼓励、安慰并给予饮水擦汗等帮助 — 一般护理

正确使用腹压是缩短第二产程的关键 — 指导产妇屏气用力

5~10min听1次胎心；宫口开全后，若仍未破膜，行人工破膜 — 观察产程进展

初产妇宫口开全、经产妇宫口扩张4cm且宫缩规律有力时 — 做好接产准备

评估是否需要会阴切开

协助娩出胎头；脐带绕颈的处理

协助娩出胎体

接产

让胎头以最小径线在宫缩间歇时缓慢地通过阴道口

胎肩娩出也要注意保护会阴

预防会阴撕裂

在胎儿前肩娩出时静注缩宫素10~20U，或在胎儿前肩娩出后立即缩宫素10U肌内注射 — 预防产后出血

专科护理

护理措施

第二产程妇女的护理

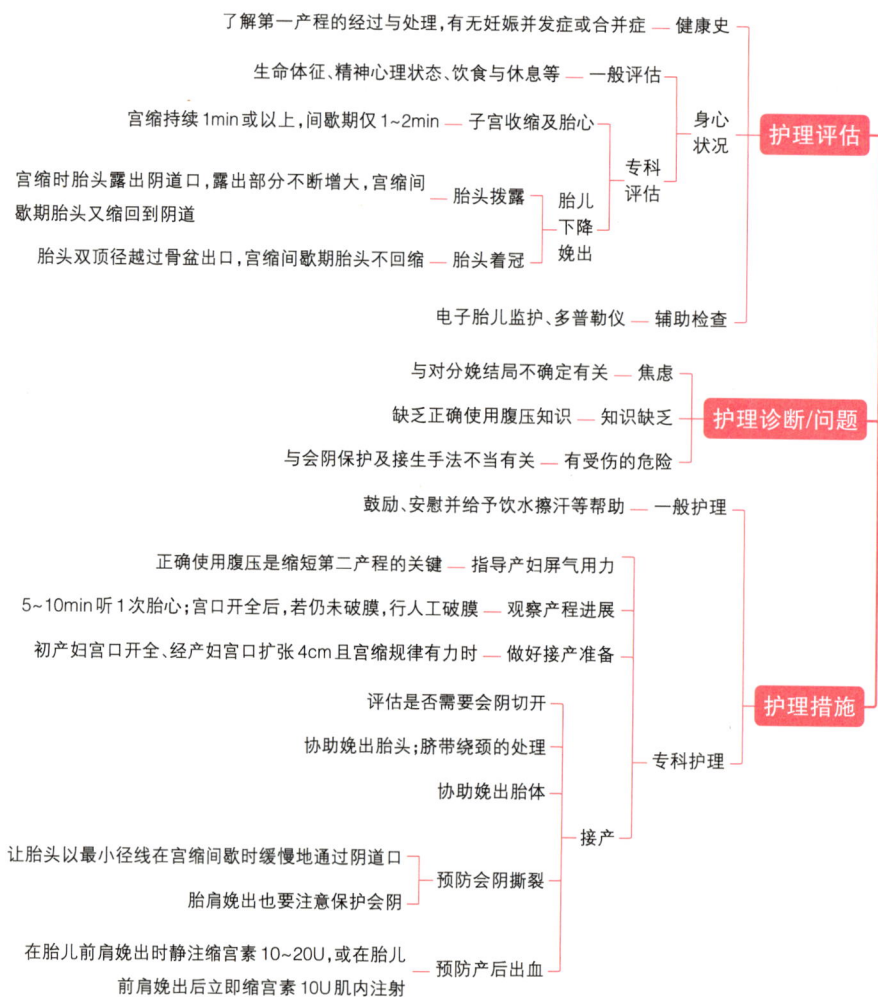

第三产程妇女的护理

- **护理评估**
  - **身心状况**
    - 健康史 — 了解第一、第二产程的经过及处理
    - 一般状况 — 生命体征、精神心理状态、对新生儿的性别及外形是否满意
    - **专科评估**
      - 子宫收缩及阴道流血
      - 胎盘剥离征象
        - 子宫底变硬呈球形，剥离的胎盘降落并扩张子宫下段，使宫底升高达脐上
        - 剥离的胎盘降至子宫下段，阴道外露的脐带自行延长
        - 阴道少量流血
        - 在耻骨联合上方轻压子宫下段，宫体上升，外露的脐带不回缩
      - 胎盘排出的方式
        - 胎儿面娩出式 — 胎盘先排出，随后见少量阴道流血
        - 母体面娩出式 — 先有较多阴道流血，然后胎盘娩出
      - 检查胎盘、胎膜的完整性，有无副胎盘
      - 会阴伤口 — 检查有无软产道裂伤
  - **新生儿评估**

Apgar评分（判断有无新生儿窒息及窒息的严重程度）			
体征	0分	1分	2分
每分钟心率	0	< 100次/min	≥100次/min
呼吸	0	浅慢，且不规则	佳，哭声响
肌张力	松弛	四肢稍屈曲	四肢屈曲，活动好
无反射	无反射	有些动作	咳嗽，恶心
皮肤颜色	全身苍白	身体红，四肢青紫	全身粉红
结果	8~10分正常	4~7分轻度窒息	0~3分重度窒息
缺氧严重的新生儿，在出生后5min、10min再次评分，直至连续两次评分均≥8分			
1min评分反映胎儿在宫内的情况；5min及以后评分反映复苏效果，与预后关系密切			
评分以呼吸为基础，皮肤颜色最灵敏，心率是最终消失的标志；肌张力恢复越快，预后越好			
恶化顺序：皮肤颜色→呼吸→肌张力→反射→心率；复苏有效顺序：心率→反射→皮肤→呼吸→肌张力			

- **护理诊断/问题**
  - 有关系无效的危险 — 与疲乏、会阴切口疼痛或新生儿性别不理想有关
  - 潜在并发症 — 产后出血、新生儿窒息

- **护理措施**
  - 新生儿护理 — 清理呼吸道、处理脐带、一般护理
  - 协助胎盘娩出 — 胎儿已娩出30min胎盘仍未排出，行人工剥离胎盘术
  - 检查胎盘、胎膜，检查软产道
  - **产后2h护理**
    - 产房观察2h — 血压、脉搏、宫缩、阴道流血、膀胱充盈、会阴及阴道有无血肿
    - 提供舒适 — 协助擦汗更衣，及时更换床单及会阴垫，协助进食
    - 情感支持 — 协助母婴皮肤接触、早吸吮

注：参照《妇产科学》第9版内容，已更新为：
第二产程：
产程观察：每次宫缩过后或5min监测一次胎心，在宫缩间歇期听胎心且至少听诊30~60s。
接产准备：初产妇宫口开全，经产妇宫口扩张6cm以上且宫缩规律有力时将产妇送上产床，做好接产准备。
我国新生儿窒息标准：（1~3为必要条件，4为参考标准）
1.5分钟Apgar评分≤7，仍未建立有效呼吸；2.脐动脉血气pH < 7.15；3.排除其他引起低Apgar评分的病因；
4.产前具有可能导致窒息的高危因素。
本内容来源于《妇产科护理学》第6版第五章第95~99页正常分娩妇女的护理。

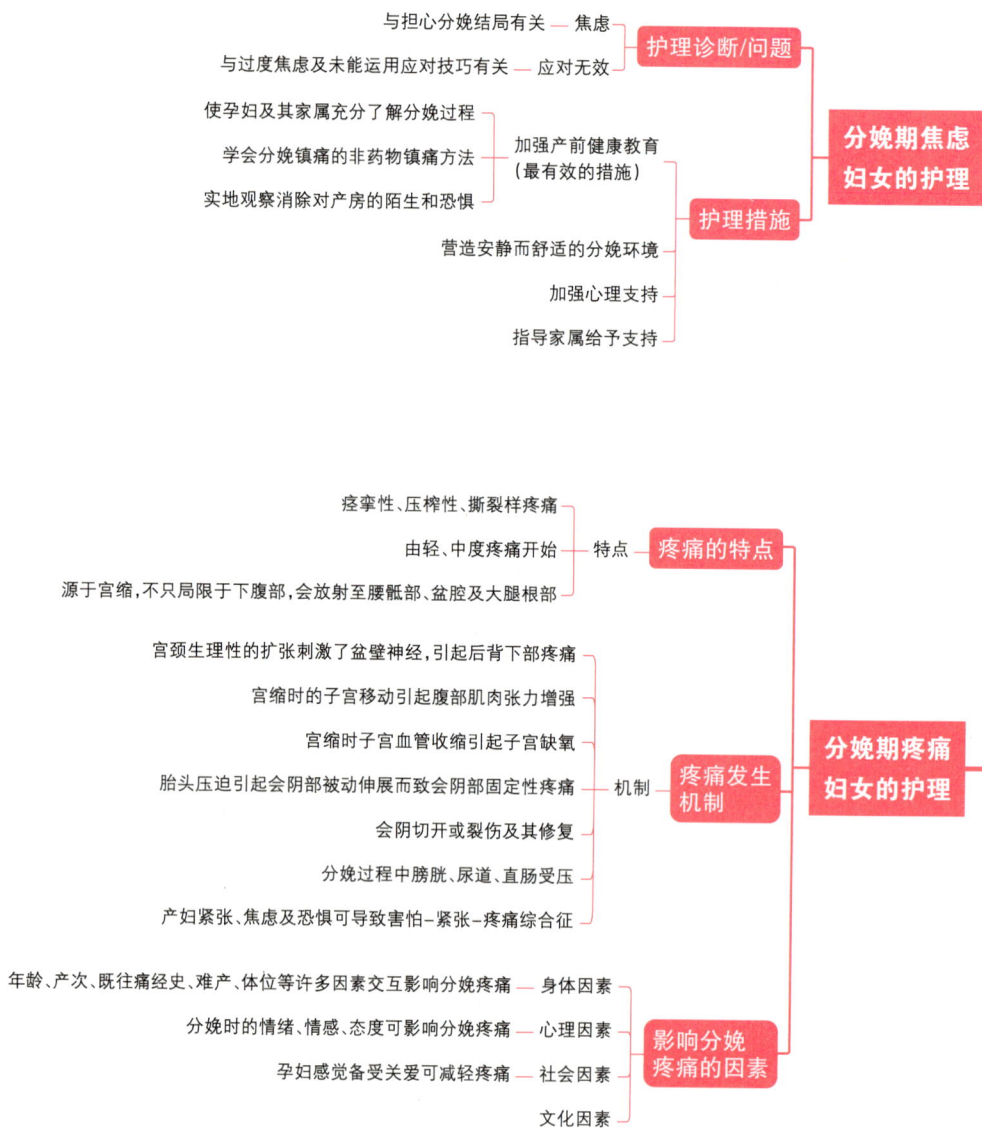

与担心分娩结局有关 — 焦虑
与过度焦虑及未能运用应对技巧有关 — 应对无效
护理诊断/问题

使孕妇及其家属充分了解分娩过程
学会分娩镇痛的非药物镇痛方法
实地观察消除对产房的陌生和恐惧
加强产前健康教育（最有效的措施）

营造安静而舒适的分娩环境
加强心理支持
指导家属给予支持
护理措施

分娩期焦虑妇女的护理

痉挛性、压榨性、撕裂样疼痛
由轻、中度疼痛开始
源于宫缩,不只局限于下腹部,会放射至腰骶部、盆腔及大腿根部
特点

疼痛的特点

宫颈生理性的扩张刺激了盆壁神经,引起后背下部疼痛
宫缩时的子宫移动引起腹部肌肉张力增强
宫缩时子宫血管收缩引起子宫缺氧
胎头压迫引起会阴部被动伸展而致会阴固定性疼痛
会阴切开或裂伤及其修复
分娩过程中膀胱、尿道、直肠受压
产妇紧张、焦虑及恐惧可导致害怕-紧张-疼痛综合征
机制

疼痛发生机制

分娩期疼痛妇女的护理

年龄、产次、既往痛经史、难产、体位等许多因素交互影响分娩疼痛 — 身体因素
分娩时的情绪、情感、态度可影响分娩疼痛 — 心理因素
孕妇感觉备受关爱可减轻疼痛 — 社会因素
文化因素

影响分娩疼痛的因素

护理诊断/问题
- 恐惧 — 与疼痛威胁而感到不安有关
- 应对无效 — 与过度疼痛及未能运用应对技巧有关

（续）分娩期疼痛妇女的护理

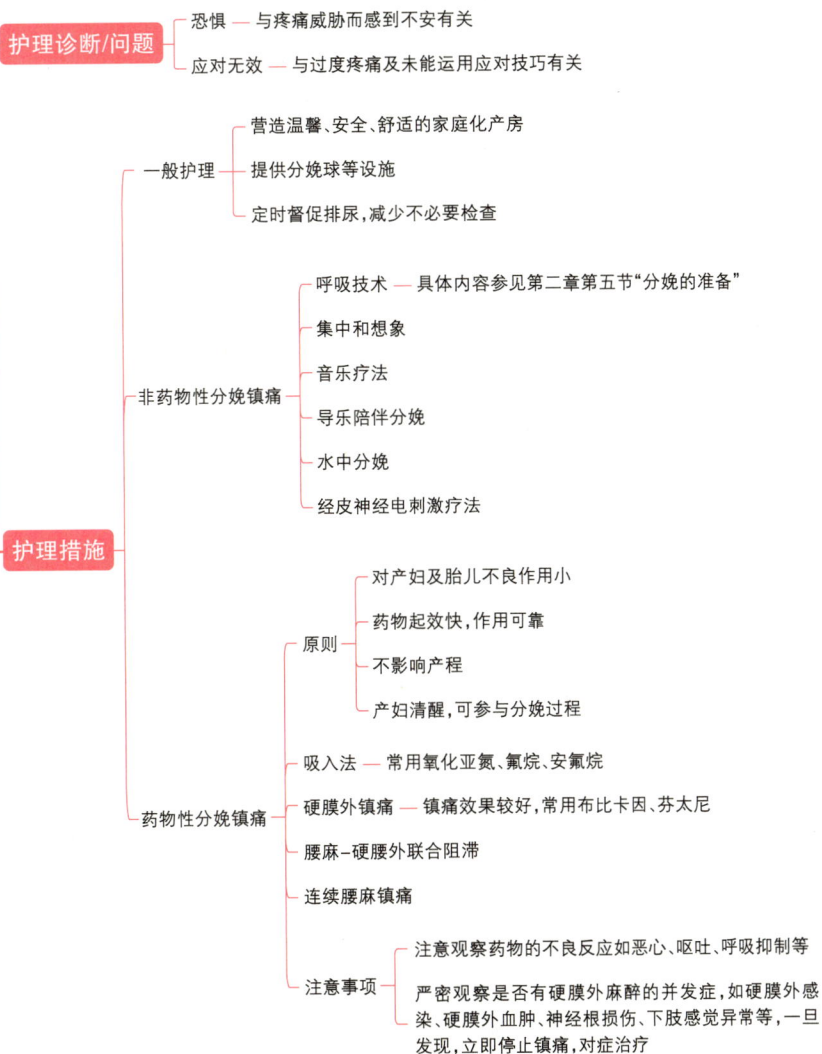

护理措施
- 一般护理
  - 营造温馨、安全、舒适的家庭化产房
  - 提供分娩球等设施
  - 定时督促排尿，减少不必要检查
- 非药物性分娩镇痛
  - 呼吸技术 — 具体内容参见第二章第五节"分娩的准备"
  - 集中和想象
  - 音乐疗法
  - 导乐陪伴分娩
  - 水中分娩
  - 经皮神经电刺激疗法
- 药物性分娩镇痛
  - 原则
    - 对产妇及胎儿不良作用小
    - 药物起效快，作用可靠
    - 不影响产程
    - 产妇清醒，可参与分娩过程
  - 吸入法 — 常用氧化亚氮、氟烷、安氟烷
  - 硬膜外镇痛 — 镇痛效果较好，常用布比卡因、芬太尼
  - 腰麻-硬腰外联合阻滞
  - 连续腰麻镇痛
  - 注意事项
    - 注意观察药物的不良反应如恶心、呕吐、呼吸抑制等
    - 严密观察是否有硬膜外麻醉的并发症，如硬膜外感染、硬膜外血肿、神经根损伤、下肢感觉异常等，一旦发现，立即停止镇痛，对症治疗

本章扫码做题

定义：产褥期是指从胎盘娩出至产妇全身各器官(除乳腺外)恢复或接近至正常未孕状态所需要的一段时期,一般为6周。产褥期是产妇各系统恢复的关键时期

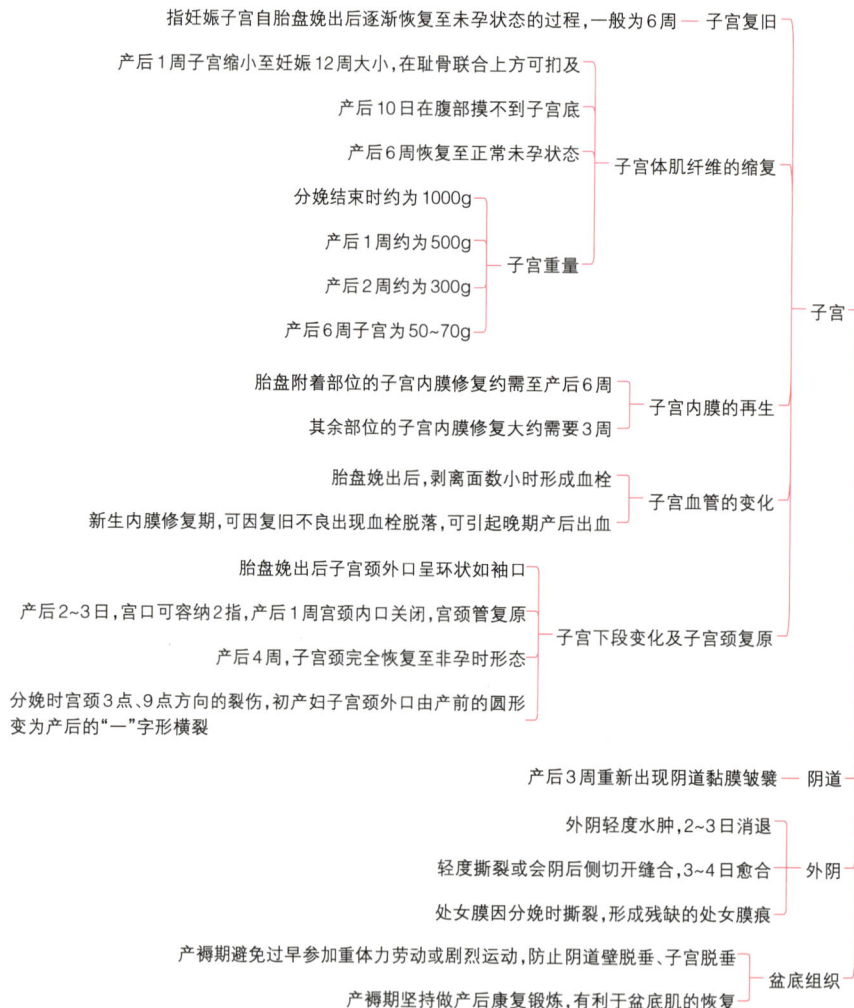

产褥期妇女的生理变化

- 生殖系统
  - 子宫
    - 子宫复旧 — 指妊娠子宫自胎盘娩出后逐渐恢复至未孕状态的过程,一般为6周
    - 子宫体肌纤维的缩复
      - 产后1周子宫缩小至妊娠12周大小,在耻骨联合上方可扪及
      - 产后10日在腹部摸不到子宫底
      - 产后6周恢复至正常未孕状态
    - 子宫重量
      - 分娩结束时约为1000g
      - 产后1周约为500g
      - 产后2周约为300g
      - 产后6周子宫为50~70g
    - 子宫内膜的再生
      - 胎盘附着部位的子宫内膜修复约需至产后6周
      - 其余部位的子宫内膜修复大约需要3周
    - 子宫血管的变化
      - 胎盘娩出后,剥离面数小时形成血栓
      - 新生内膜修复期,可因复旧不良出现血栓脱落,可引起晚期产后出血
    - 子宫下段变化及子宫颈复原
      - 胎盘娩出后子宫颈外口呈环状如袖口
      - 产后2~3日,宫口可容纳2指,产后1周宫颈内口关闭,宫颈管复原
      - 产后4周,子宫颈完全恢复至非孕时形态
      - 分娩时宫颈3点、9点方向的裂伤,初产妇子宫颈外口由产前的圆形变为产后的"一"字形横裂
  - 阴道 — 产后3周重新出现阴道黏膜皱襞
  - 外阴
    - 外阴轻度水肿,2~3日消退
    - 轻度撕裂或会阴后侧切开缝合,3~4日愈合
    - 处女膜因分娩时撕裂,形成残缺的处女膜痕
  - 盆底组织
    - 产褥期避免过早参加重体力劳动或剧烈运动,防止阴道壁脱垂、子宫脱垂
    - 产褥期坚持做产后康复锻炼,有利于盆底肌的恢复

乳房
- 吸吮是保持泌乳的关键,不断排空乳房也是维持泌乳的重要条件
- 产后7日内为初乳,含蛋白质及矿物质、抗体等
- 产后7~14日为过渡乳,14日以后为成熟乳

血液及其循环系统
- 产后早期血液处于高凝状态
- 产后72h内产妇的血液循环增加15%~25%,注意预防发生心力衰竭
- 循环血量于产后2~3周恢复至未孕状态

消化系统
- 便秘、肠胀气

（续）产褥期妇女的生理变化

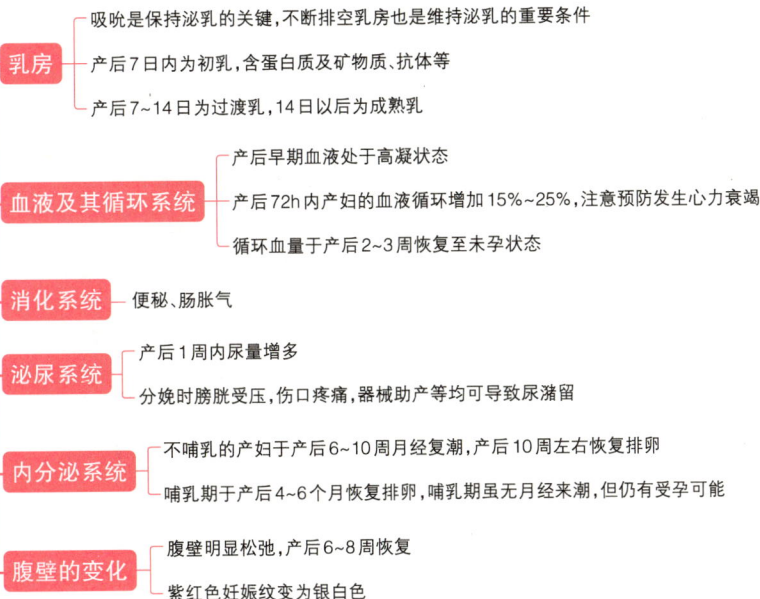

泌尿系统
- 产后1周内尿量增多
- 分娩时膀胱受压,伤口疼痛,器械助产等均可导致尿潴留

内分泌系统
- 不哺乳的产妇于产后6~10周月经复潮,产后10周左右恢复排卵
- 哺乳期于产后4~6个月恢复排卵,哺乳期虽无月经来潮,但仍有受孕可能

腹壁的变化
- 腹壁明显松弛,产后6~8周恢复
- 紫红色妊娠纹变为银白色

产褥期妇女的心理变化
- 情绪高涨、希望、高兴、满足感、幸福感、乐观、压抑、焦虑

产褥期妇女的心理调适

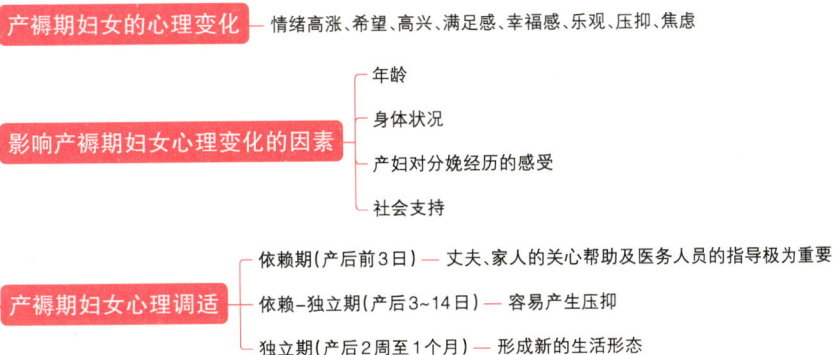

影响产褥期妇女心理变化的因素
- 年龄
- 身体状况
- 产妇对分娩经历的感受
- 社会支持

产褥期妇女心理调适
- 依赖期（产后前3日）——丈夫、家人的关心帮助及医务人员的指导极为重要
- 依赖-独立期（产后3~14日）——容易产生压抑
- 独立期（产后2周至1个月）——形成新的生活形态

体温多数正常,可出现泌乳热,37.8~39℃,持续4~16h后降至正常 ── 生命体征

呼吸深慢,14~16次/min ──

脉搏、血压为正常水平 ──

产后宫缩痛,产后1~2日出现,持续2~3日自然消失 ── 子宫复旧

血腥味,无臭味,持续4~6周,总量250~500mL ──

恶露的类型	持续时间	颜色	大体与镜下成分
血性恶露	产后3日内	红色	大量血液、坏死蜕膜及少量胎膜
浆液性恶露	产后4~14日	淡红色	较多坏死蜕膜组织、宫腔渗出液、宫颈黏液,少量红细胞、白细胞和细菌
白色恶露	产后14日以后	白色	大量白细胞、坏死蜕膜组织、表皮细胞及细菌

恶露

产后1周内,产妇体内潴留的液体通过皮肤排泄,睡眠时明显,不属于病态 ── 褥汗

临床表现
生理性变化

科学护理,提供支持和帮助,促进产后生理功能恢复

预防产后出血、感染、中暑、抑郁等并发症

处理原则

产妇妊娠前、妊娠过程、分娩过程的全面评估 ── 健康史

产后3~4日的发热可能与泌乳热有关

产后出血总量一般不超过300mL,若阴道流血不多,但子宫收缩不良、宫底上升者,提示宫腔内有积血

一般情况

产妇自觉肛门坠胀感,注意是否有阴道后壁血肿

子宫收缩好,仍有阴道流血,色鲜红,警惕软产道裂伤

身心状况

护理评估

每日同一时间评估产妇的子宫底高度

正常子宫圆而硬,位于腹部中央 ── 生殖系统 ── 子宫

子宫质地软,考虑子宫收缩乏力;子宫偏向一边,考虑是否有膀胱充盈

生殖系统(续) —— 会阴及阴道
- 观察会阴伤口,若出现红肿热痛并有分泌物,需考虑伤口感染
- 观察恶露的量、颜色、气味,若有臭味,提示有宫腔感染可能
- 若子宫复旧不全,胎盘胎膜残留或感染,可致恶露时间延长

排泄
- 排尿 —— 产后评估膀胱充盈情况,留置尿管是否通畅,尿量及性状
- 排便 —— 产后1~2日多不排大便,与产后卧床时间长,进食少有关

(续)身心状况

乳房
- 乳头 —— 评估有无乳头平坦、内陷、乳头皲裂
- 乳房胀痛
  - 若触摸乳房时有坚硬感,并有明显触痛,提示产后哺乳延迟或没有及时排空乳房
  - 若乳房出现局部红、肿、热、痛或有痛性结节时,提示患有乳腺炎
- 乳汁的质和量
  - 初乳呈淡黄色,质稠
  - 产后3日每次哺乳可吸出2~20mL
  - 两次喂奶之间,婴儿是否满足、安静,尿布24h湿6次以上,大便每日几次,体重增长理想提示乳量充足

心理状态 —— 产妇在产后2~3日内发生轻度或中度的情绪反应称为产后压抑

社会支持 —— 建立亲情关系

影响母乳喂养因素的评估
- 生理因素 —— 患有严重疾病;会阴或腹部切口疼痛;使用某些药物;乳房胀痛、乳头皲裂、乳头内陷及乳腺炎
- 心理因素 —— 异常妊娠史;不良的分娩体验;分娩及产后的疲劳;失眠或睡眠不佳;自尊紊乱;缺乏信心;焦虑;压抑
- 社会因素 —— 缺乏医务人员及家人的关心、帮助;工作原因;婚姻问题;青少年母亲或单身母亲;母婴分离;缺乏相关知识与技能

(续)护理评估

辅助检查 —— 血常规、尿常规

护理诊断/问题
- 尿潴留 —— 与产时损伤、活动减少及不习惯床上排尿有关
- 母乳喂养无效 —— 与母乳供给不足或喂养技能不熟有关

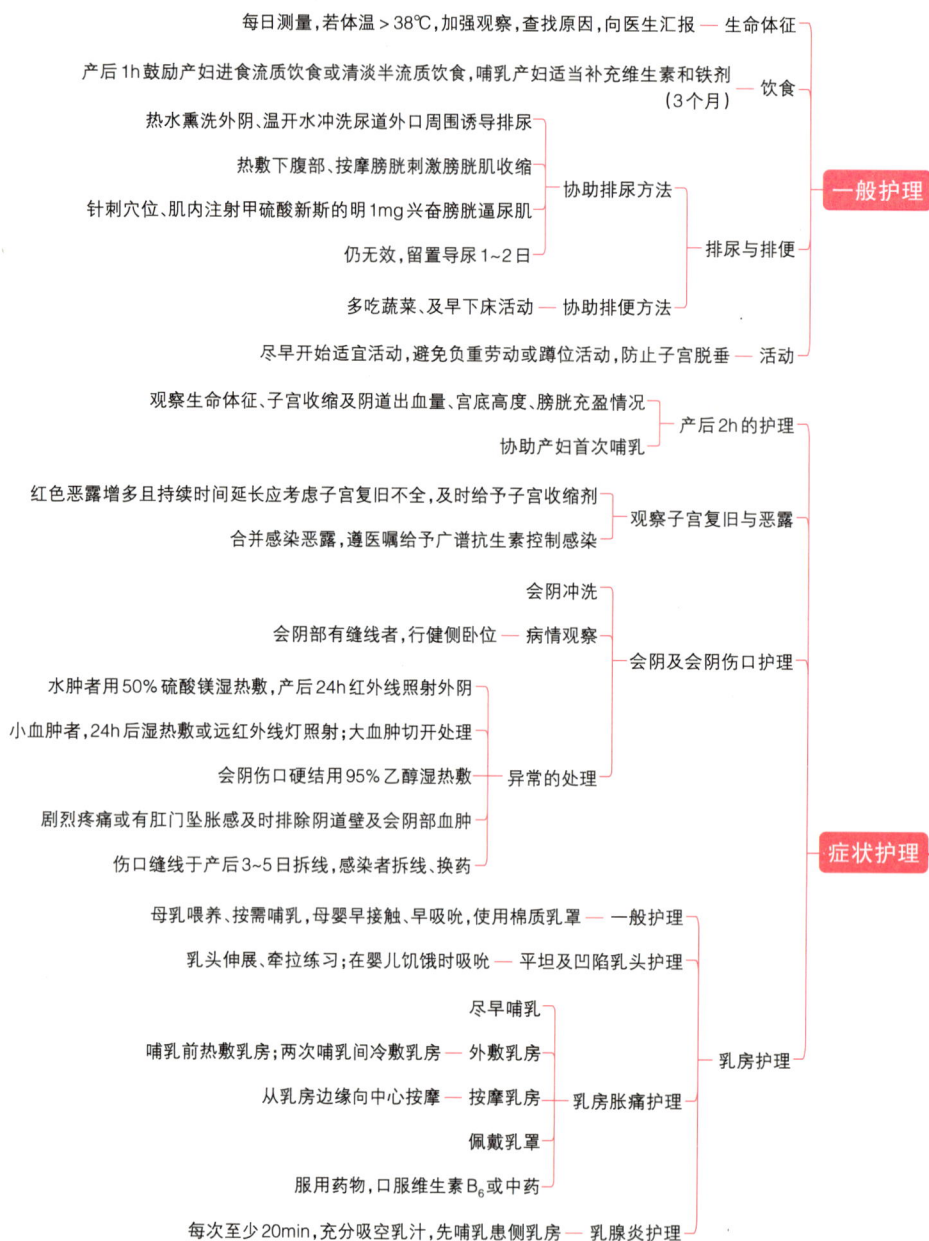

每日测量,若体温 > 38℃,加强观察,查找原因,向医生汇报 — 生命体征

产后 1h 鼓励产妇进食流质饮食或清淡半流质饮食,哺乳产妇适当补充维生素和铁剂
(3个月) — 饮食

热水熏洗外阴、温开水冲洗尿道外口周围诱导排尿

热敷下腹部、按摩膀胱刺激膀胱肌收缩

针刺穴位、肌内注射甲硫酸新斯的明 1mg 兴奋膀胱逼尿肌 —— 协助排尿方法

仍无效,留置导尿 1~2 日 —— 排尿与排便

多吃蔬菜、及早下床活动 —— 协助排便方法

尽早开始适宜活动,避免负重劳动或蹲位活动,防止子宫脱垂 — 活动

一般护理

观察生命体征、子宫收缩及阴道出血量、宫底高度、膀胱充盈情况

协助产妇首次哺乳 —— 产后 2h 的护理

红色恶露增多且持续时间延长应考虑子宫复旧不全,及时给予子宫收缩剂

合并感染恶露,遵医嘱给予广谱抗生素控制感染 —— 观察子宫复旧与恶露

会阴冲洗

会阴部有缝线者,行健侧卧位 — 病情观察

水肿者用 50% 硫酸镁湿热敷,产后 24h 红外线照射外阴 —— 会阴及会阴伤口护理

小血肿者,24h 后湿热敷或远红外线灯照射;大血肿切开处理

会阴伤口硬结用 95% 乙醇湿热敷 —— 异常的处理

剧烈疼痛或有肛门坠胀感及时排除阴道壁及会阴部血肿

伤口缝线于产后 3~5 日拆线,感染者拆线、换药

护理措施

症状护理

母乳喂养、按需哺乳,母婴早接触、早吸吮,使用棉质乳罩 — 一般护理

乳头伸展、牵拉练习;在婴儿饥饿时吸吮 — 平坦及凹陷乳头护理

尽早哺乳

哺乳前热敷乳房;两次哺乳间冷敷乳房 — 外敷乳房

从乳房边缘向中心按摩 — 按摩乳房 —— 乳房胀痛护理 —— 乳房护理

佩戴乳罩

服用药物,口服维生素 B_6 或中药

每次至少 20min,充分吸空乳汁,先哺乳患侧乳房 — 乳腺炎护理

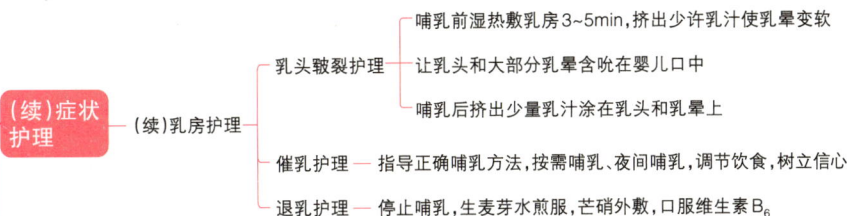

哺乳前湿热敷乳房3~5min,挤出少许乳汁使乳晕变软

(续)症状护理 —— (续)乳房护理 —— 乳头皲裂护理 —— 让乳头和大部分乳晕含吮在婴儿口中

哺乳后挤出少量乳汁涂在乳头和乳晕上

催乳护理 —— 指导正确哺乳方法,按需哺乳、夜间哺乳,调节饮食,树立信心

退乳护理 —— 停止哺乳,生麦芽水煎服,芒硝外敷,口服维生素B$_6$

(续)护理措施

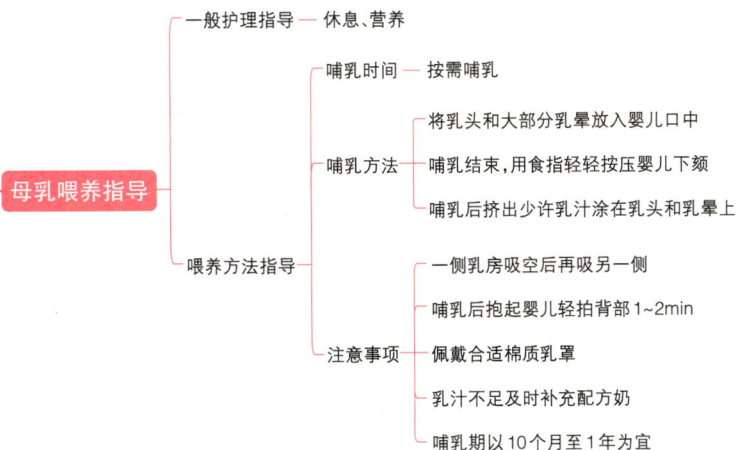

一般护理指导 —— 休息、营养

哺乳时间 —— 按需哺乳

将乳头和大部分乳晕放入婴儿口中

母乳喂养指导 —— 哺乳方法 —— 哺乳结束,用食指轻轻按压婴儿下颌

哺乳后挤出少许乳汁涂在乳头和乳晕上

喂养方法指导

一侧乳房吸空后再吸另一侧

哺乳后抱起婴儿轻拍背部1~2min

注意事项 —— 佩戴合适棉质乳罩

乳汁不足及时补充配方奶

哺乳期以10个月至1年为宜

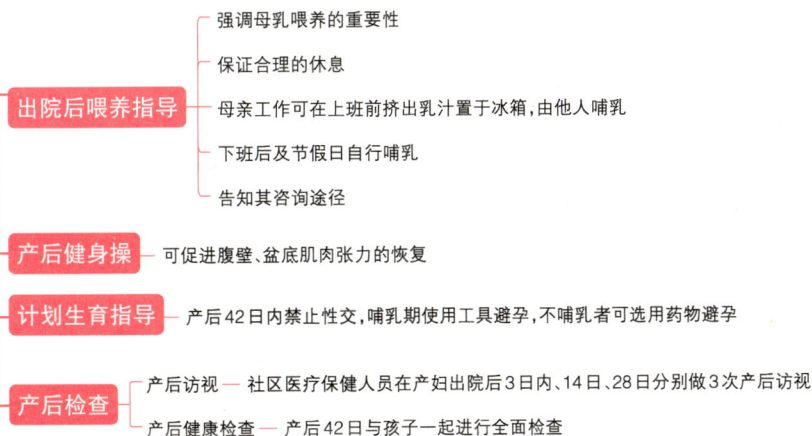

强调母乳喂养的重要性

保证合理的休息

出院后喂养指导 —— 母亲工作可在上班前挤出乳汁置于冰箱,由他人哺乳

下班后及节假日自行哺乳

告知其咨询途径

产后健身操 —— 可促进腹壁、盆底肌肉张力的恢复

健康指导

计划生育指导 —— 产后42日内禁止性交,哺乳期使用工具避孕,不哺乳者可选用药物避孕

产后访视 —— 社区医疗保健人员在产妇出院后3日内、14日、28日分别做3次产后访视

产后检查

产后健康检查 —— 产后42日与孩子一起进行全面检查

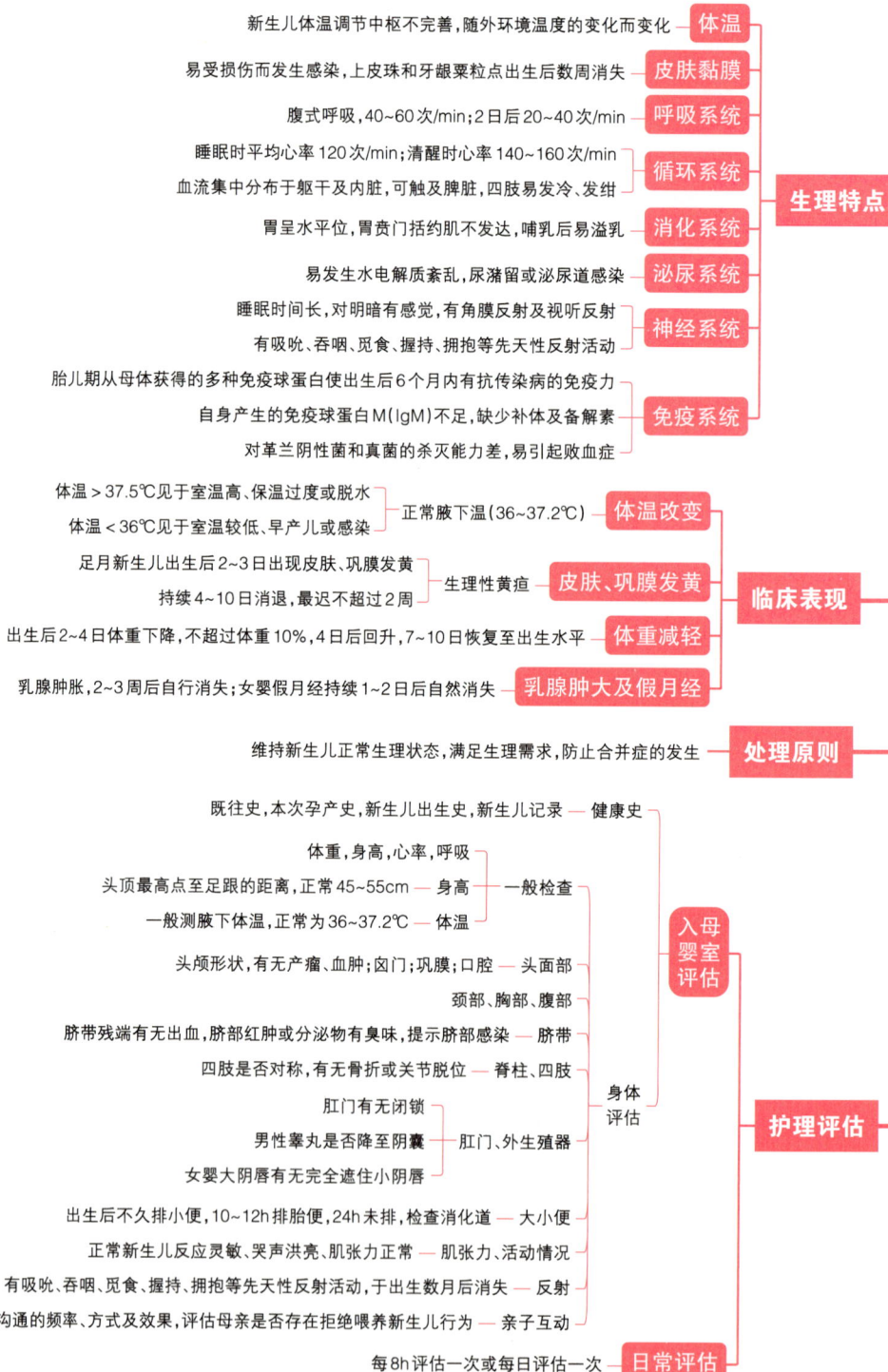

正常足月新生儿是指胎龄≥37周并<42周,出生体重≥2500g并<4000g,无畸形或疾病的活产婴儿 — **定义**

新生儿体温调节中枢不完善,随外环境温度的变化而变化 — **体温**

易受损伤而发生感染,上皮珠和牙龈粟粒点出生后数周消失 — **皮肤黏膜**

腹式呼吸,40~60次/min;2日后20~40次/min — **呼吸系统**

睡眠时平均心率120次/min;清醒时心率140~160次/min — **循环系统**

血流集中分布于躯干及内脏,可触及脾脏,四肢易发冷、发绀

胃呈水平位,胃贲门括约肌不发达,哺乳后易溢乳 — **消化系统**

易发生水电解质紊乱,尿潴留或泌尿道感染 — **泌尿系统**

睡眠时间长,对明暗有感觉,有角膜反射及视听反射 — **神经系统**

有吸吮、吞咽、觅食、握持、拥抱等先天性反射活动

胎儿期从母体获得的多种免疫球蛋白使出生后6个月内有抗传染病的免疫力

自身产生的免疫球蛋白M(IgM)不足,缺少补体及备解素 — **免疫系统**

对革兰阴性菌和真菌的杀灭能力差,易引起败血症

生理特点

体温>37.5℃见于室温高、保温过度或脱水

体温<36℃见于室温较低、早产儿或感染 — 正常腋下温(36~37.2℃) — **体温改变**

足月新生儿出生后2~3日出现皮肤、巩膜发黄

持续4~10日消退,最迟不超过2周 — 生理性黄疸 — **皮肤、巩膜发黄**

出生后2~4日体重下降,不超过体重10%,4日后回升,7~10日恢复至出生水平 — **体重减轻**

乳腺肿胀,2~3周后自行消失;女婴假月经持续1~2日后自然消失 — **乳腺肿大及假月经**

临床表现

维持新生儿正常生理状态,满足生理需求,防止合并症的发生 — **处理原则**

既往史,本次孕产史,新生儿出生史,新生儿记录 — 健康史

体重,身高,心率,呼吸

头顶最高点至足跟的距离,正常45~55cm — 身高 — 一般检查

一般测腋下体温,正常为36~37.2℃ — 体温

头颅形状,有无产瘤、血肿;囟门;巩膜;口腔 — 头面部

颈部、胸部、腹部

脐带残端有无出血,脐部红肿或分泌物有臭味,提示脐部感染 — 脐带

四肢是否对称,有无骨折或关节脱位 — 脊柱、四肢

肛门有无闭锁

男性睾丸是否降至阴囊 — 肛门、外生殖器

女婴大阴唇有无完全遮住小阴唇

出生后不久排小便,10~12h排胎便,24h未排,检查消化道 — 大小便

正常新生儿反应灵敏,哭声洪亮,肌张力正常 — 肌张力、活动情况

有吸吮、吞咽、觅食、握持、拥抱等先天性反射活动,于出生数月后消失 — 反射

观察母婴沟通的频率、方式及效果,评估母亲是否存在拒绝喂养新生儿行为 — 亲子互动

每8h评估一次或每日评估一次 — **日常评估**

身体评估

入母婴室评估

护理评估

护理诊断
- 有窒息的危险 —— 与呛奶、呕吐有关
- 有体温失调的危险 —— 与体温调节系统不完善、缺乏体脂及环境温度低有关
- 有感染的危险 —— 与新生儿免疫机制发育不完善和其特殊生理状况有关

护理措施

一般护理
- 环境
  - 室温 —— 24~26℃
  - 湿度 —— 50%~60%
  - 一张母亲床加一张婴儿床所占面积不少于6㎡
- 生命体征 —— 定时测体温；观察呼吸；保持侧卧位可预防窒息
- 安全措施
  - 按新生儿右脚印与母亲右拇指印共同留存于病历
  - 新生儿戴手腕带、使用围栏床
- 预防感染 —— 接触新生儿前后消毒双手，传染性疾病进行消毒隔离

喂养护理
- 母乳喂养
  - 早吸吮，出生0.5h后即可哺乳
  - 母婴同室，母亲和婴儿24h在一起
  - 按需哺乳 —— 哺乳次数、间隔和持续时间根据母子双方的需求决定
  - 优点
    - 婴儿
      - 提供营养，促进发育
      - 提高免疫力，预防疾病
      - 保护牙齿
      - 有利于心理健康
    - 母亲 —— 预防产后出血；避孕；降低女性患癌的风险
- 人工喂养 —— 首选配方奶；掌握正确的喂养技巧；选择适宜的奶瓶和奶嘴，奶液的温度

日常护理
- 沐浴
  - 淋浴、盆浴
  - 室温26~28℃，水温38~42℃
  - 淋浴、盆浴；室温26~28℃，水温38~42℃
  - 沐浴前不喂奶，体温未稳定前不宜沐浴
  - 每婴一套用品；所有用物浸泡消毒，预防感染
  - 动作轻柔并保护婴儿
- 脐部护理
  - 保持脐部清洁干燥，沐浴后用75%乙醇消毒脐带残端及脐轮周围
  - 覆盖无菌纱布，防止尿粪污染脐部
- 皮肤护理 —— 新生儿娩出后擦净羊水和血液，在产后6h内除去胎脂；剪去过长的指(趾)甲
- 臀部护理
  - 尿布松紧适中，及时更换
  - 温水清洗臀部，揩干后涂软膏
  - 红臀可用红外线照射，可用植物油或鱼肝油纱布敷于皮肤糜烂处

免疫接种
- 卡介苗
  - 足月正常新生儿出生后12~24h，难产及异常儿出生后3日，无异常可接种
  - 禁忌 —— 体温高于37.5℃；早产儿；低体重儿(<2500g)；产伤或其他疾病者
  - 方法 —— 将卡介苗0.1mL注射于左臂三角肌下端偏外侧皮内
- 乙肝疫苗 —— 正常新生儿出生后1日、1个月、6个月各注射乙肝疫苗1次

妊娠期具有各种危险因素可能危害孕妇、胎儿及新生儿健康或导致难产的妊娠 — **概述**

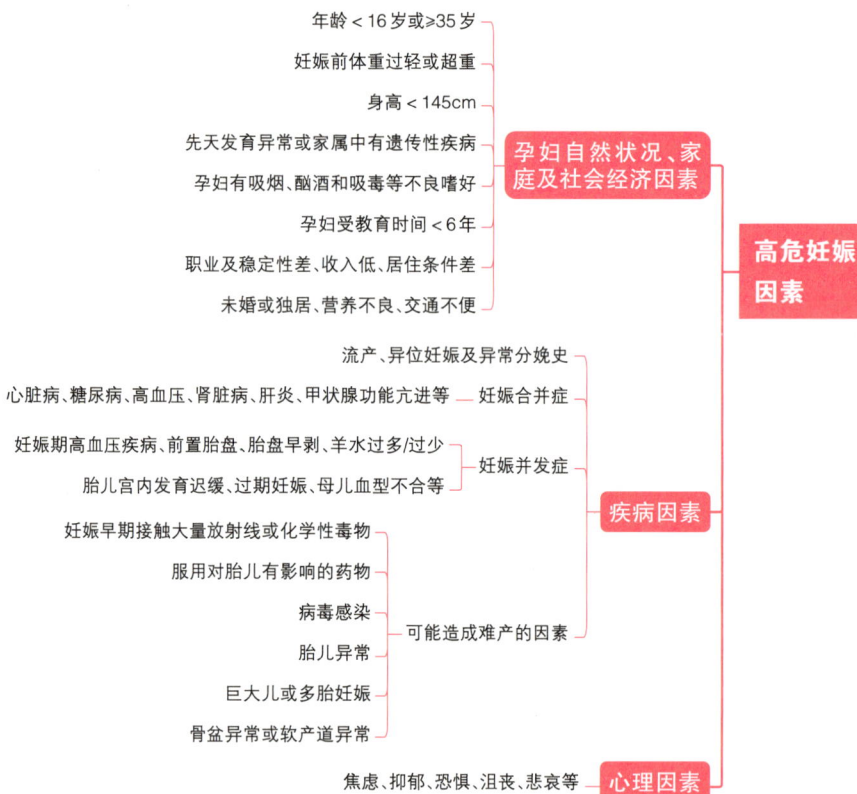

年龄＜16岁或≥35岁

妊娠前体重过轻或超重

身高＜145cm

先天发育异常或家属中有遗传性疾病

孕妇有吸烟、酗酒和吸毒等不良嗜好

孕妇受教育时间＜6年

职业及稳定性差、收入低、居住条件差

未婚或独居、营养不良、交通不便

孕妇自然状况、家庭及社会经济因素

流产、异位妊娠及异常分娩史

心脏病、糖尿病、高血压、肾脏病、肝炎、甲状腺功能亢进等 — 妊娠合并症

妊娠期高血压疾病、前置胎盘、胎盘早剥、羊水过多/过少

胎儿宫内发育迟缓、过期妊娠、母儿血型不合等 — 妊娠并发症

疾病因素

妊娠早期接触大量放射线或化学性毒物

服用对胎儿有影响的药物

病毒感染

胎儿异常

巨大儿或多胎妊娠

骨盆异常或软产道异常

可能造成难产的因素

焦虑、抑郁、恐惧、沮丧、悲哀等 — **心理因素**

高危妊娠因素

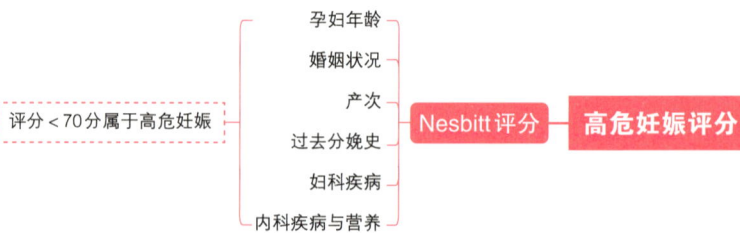

孕妇年龄

婚姻状况

产次

过去分娩史

妇科疾病

内科疾病与营养

Nesbitt评分

评分＜70分属于高危妊娠

高危妊娠评分

监护措施
- 监护内容
  - 优生咨询与产前诊断
  - 筛查妊娠并发症或合并症
  - 胎儿生长发育及宫内安危
  - 监测胎盘、脐带和羊水
- 具体措施
  - 确定孕龄
    - 末次月经、早孕出现的时间
    - 第一次胎动的时间
    - B超测量胎儿双顶径和股骨长
  - 监测宫高与腹围
  - 计数胎动 — 计数12h胎动判断是否正常
  - B型超声 — 检查胎儿大小、数目、胎位、胎心、胎盘成熟度及位置,胎儿畸形
  - 监测胎心
    - 听诊胎心音是判断胎儿宫内安危情况的一种简便方法
    - 电子胎儿监护
      - 连续观察并记录胎心动态变化
      - 了解胎动、宫缩与胎心的关系
  - 胎盘功能检查
    - 检测孕妇血液或尿液中的雌三醇
    - 血液中的人胎盘生乳素(HPL)
    - 妊娠特异性β1糖蛋白
  - 胎儿成熟度检查
    - 检测羊水中卵磷脂/鞘磷脂比值(L/S)
    - 磷脂酰甘油(PG)
    - 泡沫试验
  - 胎儿缺氧程度检查
    - 胎儿头皮血血气测定
    - 胎儿血氧饱和度测定
    - 羊膜镜直接观察羊水量、颜色、性状
  - 胎儿先天性/遗传性疾病的检查 — 产前诊断

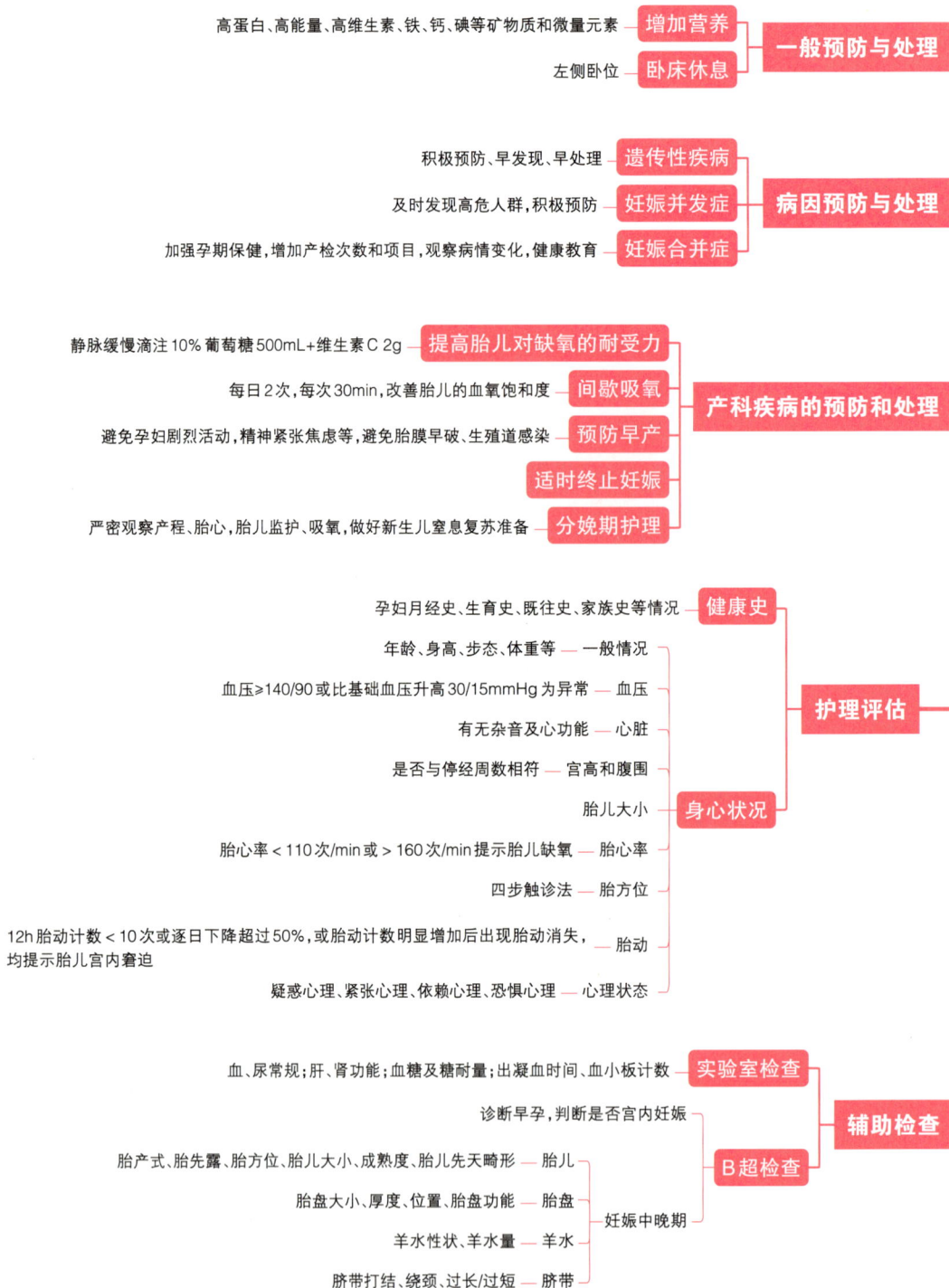

高蛋白、高能量、高维生素、铁、钙、碘等矿物质和微量元素 ── 增加营养 ┐
左侧卧位 ── 卧床休息 ┘── **一般预防与处理**

积极预防、早发现、早处理 ── 遗传性疾病 ┐
及时发现高危人群，积极预防 ── 妊娠并发症 ├── **病因预防与处理**
加强孕期保健，增加产检次数和项目，观察病情变化，健康教育 ── 妊娠合并症 ┘

静脉缓慢滴注 10% 葡萄糖 500mL+维生素 C 2g ── 提高胎儿对缺氧的耐受力 ┐
每日 2 次，每次 30min，改善胎儿的血氧饱和度 ── 间歇吸氧 │
避免孕妇剧烈活动，精神紧张焦虑等，避免胎膜早破、生殖道感染 ── 预防早产 ├── **产科疾病的预防和处理**
适时终止妊娠 │
严密观察产程、胎心，胎儿监护、吸氧，做好新生儿窒息复苏准备 ── 分娩期护理 ┘

孕妇月经史、生育史、既往史、家族史等情况 ── 健康史 ┐
年龄、身高、步态、体重等 ── 一般情况 │
血压≥140/90 或比基础血压升高 30/15mmHg 为异常 ── 血压 │
有无杂音及心功能 ── 心脏 │
是否与停经周数相符 ── 宫高和腹围 │
胎儿大小 ── 身心状况 ├── **护理评估**
胎心率 < 110 次/min 或 > 160 次/min 提示胎儿缺氧 ── 胎心率 │
四步触诊法 ── 胎方位 │
12h 胎动计数 < 10 次或逐日下降超过 50%，或胎动计数明显增加后出现胎动消失，均提示胎儿宫内窘迫 ── 胎动 │
疑惑心理、紧张心理、依赖心理、恐惧心理 ── 心理状态 ┘

血、尿常规;肝、肾功能;血糖及糖耐量;出凝血时间、血小板计数 ── 实验室检查 ┐
诊断早孕，判断是否宫内妊娠 ┐ │
胎产式、胎先露、胎方位、胎儿大小、成熟度、胎儿先天畸形 ── 胎儿 ┐ ├── **辅助检查**
胎盘大小、厚度、位置、胎盘功能 ── 胎盘 ├ 妊娠中晚期 ── B超检查 ┘
羊水性状、羊水量 ── 羊水 │
脐带打结、绕颈、过长/过短 ── 脐带 ┘

（续）辅助检查

- **电子胎儿监护 FHR**
  - **监测胎心率 FHR**
    - 监测胎心率 FHR —— > 160 次/min 或 < 110 次/min，历时 10min，称为心动过速或过缓
    - 胎心率基线变异 BFHR
      - 摆动幅度 —— 6~25 次/min
      - 摆动频率 —— ≥6 次/min
      - 提示胎儿有一定的储备能力是胎儿健康的表现

胎心变化（胎心率一过性变化是判断胎儿安危的重要指标）		意义
加速：宫缩时 FHR 增加≥15次/min，持续时间≥15s，是胎儿良好的表现		胎儿躯干局部或脐静脉暂时受压
减速	早期减速：与宫缩同时出现，不受体位和吸氧改变	胎儿有缺氧危险
	变异减速：与宫缩无固定关系，可改变体位继续观察	脐带有受压可能，伴随基线变异消失提示胎儿宫内缺氧
	晚期减速：宫缩高峰后开始出现	胎盘功能不良、胎儿宫内缺氧

  - **预测胎儿宫内储备能力**

无应激试验/NST		缩宫素激惹试验 OCT/宫缩应激试验 CST
孕妇取坐位或侧卧位监护 20min	观察宫缩后的胎心变化，评估胎儿的宫内储备能力	
	要求：宫缩≥3次/10min，每次持续≥40s	
	OCT 判读：是否出现晚期减速	
NST 反应型：出现 2 次或以上的胎心加速，妊娠 32 周前加速在基线水平上≥10 次/min，持续≥10s 意义：证明对胎儿正常宫内状态有足够的预测价值	阴性	无晚期减速或明显的变异减速
	阳性	50% 以上的宫缩后出现晚期减速
	可疑阳性	间断出现晚期减速或明显的变异减速
NST 无反应型：超过 40min 没有足够的胎心加速	可疑过度刺激	宫缩>5次/10min 或每次宫缩持续时间>90s 时出现胎心减速
	不满意的 OCT/CST	宫缩频率<3次/10min 或出现无法解释的图形

  - 胎儿生物物理评分 —— 8~10分提示胎儿健康；4分及以下应及时终止妊娠

- **胎盘功能检查** —— 通过孕妇尿雌三醇、血清游离雌三醇、血清人胎盘生乳素、血清妊娠特异性β1糖蛋白、脐动脉血流 S/D 值来判断胎盘功能
- **胎儿成熟度检查** —— 计算妊娠周数、宫高、腹围、B超及羊水穿刺检查
- **胎儿缺氧程度检查**
  - 胎儿头皮血 pH 测定 —— 正常值 pH7.25~7.35
  - 胎儿血氧饱和度测定 —— 胎儿血氧饱和度 < 30% 需干预
- **甲胎蛋白测定** —— AFP 异常增高提示胎儿患有开放性神经管缺损，多胎妊娠、死胎、胎儿上消化道闭锁等也伴有升高

护理诊断/问题
- **有母体与胎儿双方受干扰的危险** —— 与高危妊娠因素易致胎儿血氧供应和（或）利用异常有关
- **知识缺乏** —— 缺乏孕期保健、胎儿评估等知识
- **焦虑** —— 与担心自身及胎儿健康、妊娠出现不良结局有关

护理措施
- **病情观察** —— 增加产前检查，增加检查项目和次数，严密观察有无病情变化
- **健康教育** —— 参加孕妇学校，教会自数胎动，卧床休息，左侧卧位，营养均衡，及时就医
- **心理护理**
- **分娩期护理** —— 严密观察产程、胎心率、羊水情况，做好新生儿窒息的抢救准备

本章扫码做题

流产是指妊娠不足28周、胎儿体重不足1000g而终止，早期流产是指流产发生于妊娠12周以前，晚期流产是指流产发生于妊娠12周以后但不足28周 —— **定义**

染色体异常是最常见因素 —— **胚胎因素**

妊娠期高热、细菌毒素或病毒（通过胎盘）、严重贫血或心力衰竭、内分泌功能失调、身体或精神创伤等因素

母体排斥胎儿发生流产 —— 免疫因素

子宫发育不良及子宫结构异常等，子宫颈重度裂伤，宫颈内口松弛 —— 生殖器官异常 —— **母体因素**

母儿血型不合，妊娠早期行腹部手术，不良生活史 —— 其他

滋养细胞发育和功能不全 —— **胎盘因素**

化学物质、物理因素 —— **环境因素**

病因

妊娠物逐渐从子宫壁剥离，然后排出子宫

妊娠8周以内发生的流产，妊娠产物可以完整地剥离，出血不多

妊娠8~12周，妊娠产物不易完整剥离，出血较多，经久不止 —— **流产** —— **病理**

妊娠12周以后，胎盘已完全形成，先有腹痛，后排出胎儿、胎盘

停经、腹痛、阴道流血 —— **主要症状**

宫颈口未开，少量阴道流血 —— 先兆流产

宫颈口已开，组织未排出，阴道流血增多 —— 难免流产

部分组织未排出，阴道出血持续不止 —— 不全流产

组织全部排出 —— 完全流产 —— **发展过程** —— **临床表现**

死亡胚胎或胎儿滞留在宫腔未排出 —— 稽留流产

同一性伴侣发生3次及以上自然流产 —— 复发性流产

流产合并感染

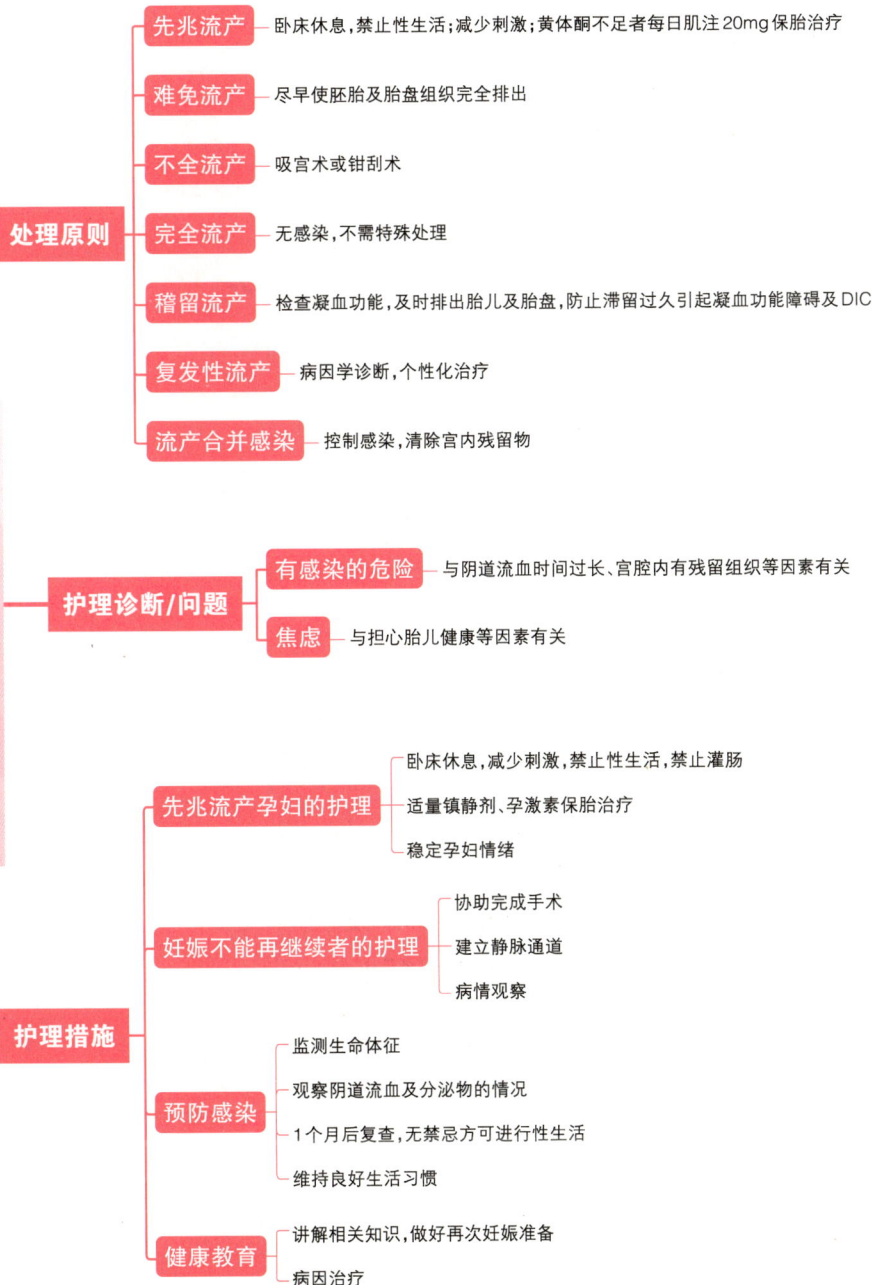

处理原则
- **先兆流产** — 卧床休息,禁止性生活;减少刺激;黄体酮不足者每日肌注20mg保胎治疗
- **难免流产** — 尽早使胚胎及胎盘组织完全排出
- **不全流产** — 吸宫术或钳刮术
- **完全流产** — 无感染,不需特殊处理
- **稽留流产** — 检查凝血功能,及时排出胎儿及胎盘,防止滞留过久引起凝血功能障碍及DIC
- **复发性流产** — 病因学诊断,个性化治疗
- **流产合并感染** — 控制感染,清除宫内残留物

护理诊断/问题
- **有感染的危险** — 与阴道流血时间过长、宫腔内有残留组织等因素有关
- **焦虑** — 与担心胎儿健康等因素有关

护理措施
- **先兆流产孕妇的护理**
  - 卧床休息,减少刺激,禁止性生活,禁止灌肠
  - 适量镇静剂、孕激素保胎治疗
  - 稳定孕妇情绪
- **妊娠不能再继续者的护理**
  - 协助完成手术
  - 建立静脉通道
  - 病情观察
- **预防感染**
  - 监测生命体征
  - 观察阴道流血及分泌物的情况
  - 1个月后复查,无禁忌方可进行性生活
  - 维持良好生活习惯
- **健康教育**
  - 讲解相关知识,做好再次妊娠准备
  - 病因治疗

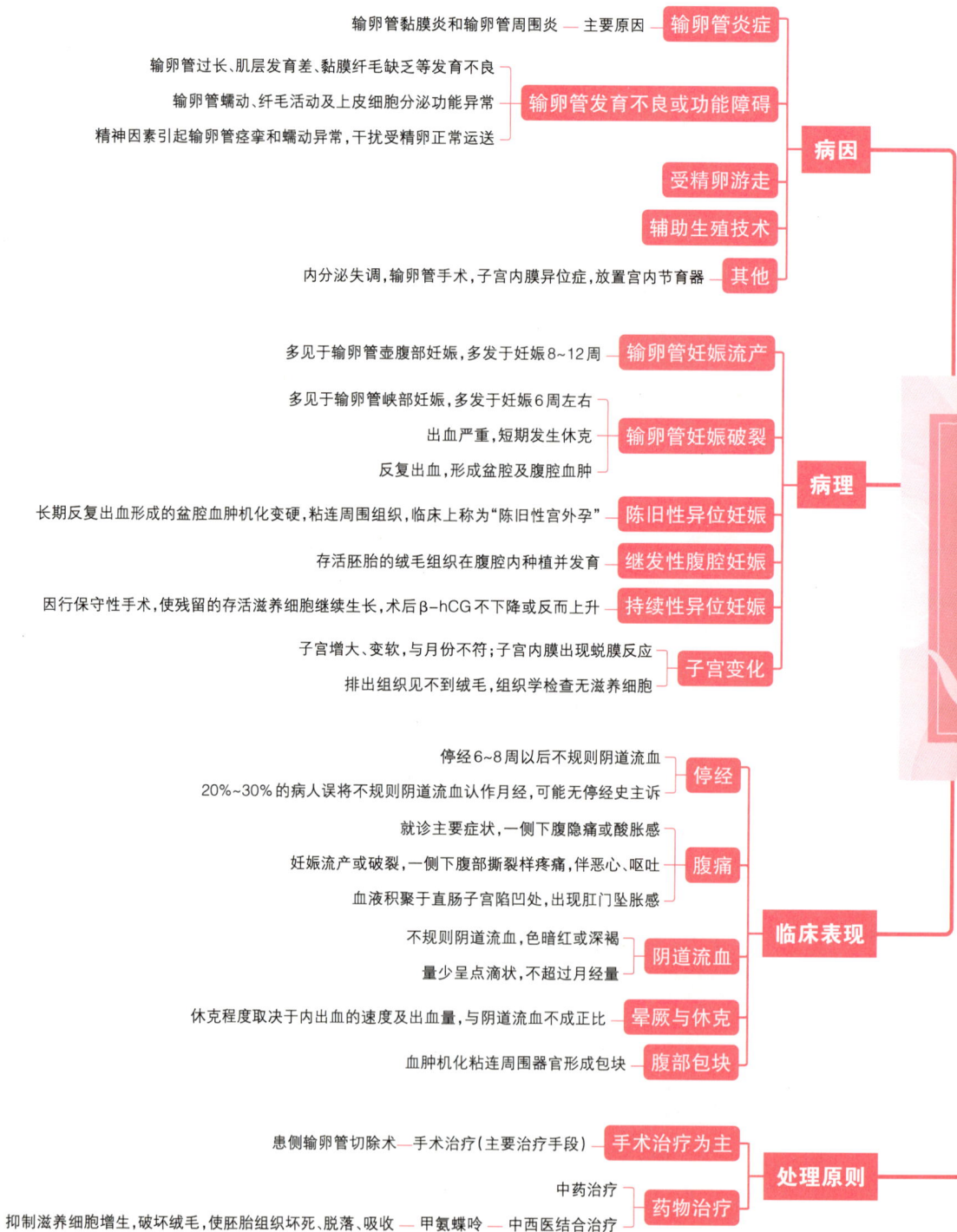

异位妊娠是指受精卵在子宫体腔外着床发育,包括输卵管妊娠、卵巢妊娠、腹腔妊娠、宫颈妊娠、阔韧带妊娠,其中输卵管妊娠(壶腹部)最为常见 —— **概述**

输卵管黏膜炎和输卵管周围炎 —— 主要原因 —— **输卵管炎症**

输卵管过长、肌层发育差、黏膜纤毛缺乏等发育不良

输卵管蠕动、纤毛活动及上皮细胞分泌功能异常 —— **输卵管发育不良或功能障碍**

精神因素引起输卵管痉挛和蠕动异常,干扰受精卵正常运送

受精卵游走

辅助生殖技术

内分泌失调,输卵管手术,子宫内膜异位症,放置宫内节育器 —— **其他**

病因

多见于输卵管壶腹部妊娠,多发于妊娠8~12周 —— **输卵管妊娠流产**

多见于输卵管峡部妊娠,多发于妊娠6周左右

出血严重,短期发生休克 —— **输卵管妊娠破裂**

反复出血,形成盆腔及腹腔血肿

长期反复出血形成的盆腔血肿机化变硬,粘连周围组织,临床上称为"陈旧性宫外孕" —— **陈旧性异位妊娠**

存活胚胎的绒毛组织在腹腔内种植并发育 —— **继发性腹腔妊娠**

因行保守性手术,使残留的存活滋养细胞继续生长,术后β-hCG不下降或反而上升 —— **持续性异位妊娠**

子宫增大、变软,与月份不符;子宫内膜出现蜕膜反应

排出组织见不到绒毛,组织学检查无滋养细胞 —— **子宫变化**

病理

停经6~8周以后不规则阴道流血 —— **停经**

20%~30%的病人误将不规则阴道流血认作月经,可能无停经史主诉

就诊主要症状,一侧下腹隐痛或酸胀感 —— **腹痛**

妊娠流产或破裂,一侧下腹部撕裂样疼痛,伴恶心、呕吐

血液积聚于直肠子宫陷凹处,出现肛门坠胀感

不规则阴道流血,色暗红或深褐 —— **阴道流血**

量少呈点滴状,不超过月经量

休克程度取决于内出血的速度及出血量,与阴道流血不成正比 —— **晕厥与休克**

血肿机化粘连周围器官形成包块 —— **腹部包块**

临床表现

患侧输卵管切除术 —— 手术治疗(主要治疗手段) —— **手术治疗为主**

中药治疗 —— **药物治疗**

抑制滋养细胞增生,破坏绒毛,使胚胎组织坏死、脱落、吸收 —— 甲氨蝶呤 —— 中西医结合治疗

处理原则

护理评估 —— 身心状况
- 腹部检查 —— 腹膜刺激征、移动性浊音；下腹软性肿块
- 盆腔检查
  - 阴道后穹隆饱满、有触痛
  - 宫颈抬举痛或摇摆痛
  - 轻上抬或左右摇动宫颈时引起剧烈疼痛是输卵管妊娠的主要体征之一

辅助检查
- 阴道后穹隆穿刺 —— 抽出暗红色不凝血为阳性
- 妊娠试验 —— 血β-hCG的变化，血β-hCG为阴性仍不能完全排除异位妊娠
- 超声检查 —— 阴道B型超声较腹部B型超声检查准确性高
- 腹腔镜检查
  - 腹腔内大出血或伴有休克，禁做腹腔镜检查
  - 早期异位妊娠病人，腹腔镜可见一侧输卵管肿大，表面紫蓝色，腹腔内无出血或仅有少量出血
- 子宫内膜病理检查 —— 适用于阴道流血较多的病人，目的为排除同时合并宫内妊娠流产

护理诊断/问题
- 有休克的危险 —— 与出血有关
- 恐惧 —— 与担心手术失败有关

护理措施
- 手术治疗病人的护理
  - 积极做好术前准备，开放静脉，交叉配血，做好输血输液准备
  - 提供心理支持
- 非手术治疗病人的护理
  - 严密观察病情
    - 生命体征和一般情况，重视主诉
    - 特别注意阴道出血与腹腔内出血不成比例
  - 化学药物治疗的护理
    - 全身用药、局部用药
    - 用药期间应用B型超声和β-hCG严密监护
    - 甲氨蝶呤不良反应
      - 消化道反应
      - 白细胞下降
      - 肝功能异常
      - 药物性皮疹
      - 脱发
      - 大部分反应是可逆的
  - 指导休息与饮食 —— 卧床休息，避免增加腹压，摄入富含铁蛋白的食物
  - 监测治疗效果 —— 正确留取血标本
- 健康教育
  - 防止输卵管的损伤和感染
  - 防止发生盆腔感染，发生盆腔炎立即彻底治疗
  - 保持良好的卫生习惯
  - 输卵管妊娠有10%的再发生率和50%~60%的不孕率
  - 指导病人下次妊娠及时就医，不宜轻易终止妊娠

早产指妊娠满28周但不满37足周之间的分娩 ── **定义**

感染性疾病(尤其性传播疾病)、子宫畸形、子宫肌瘤
急、慢性疾病及妊娠并发症 ── **孕妇因素**
孕妇有吸烟、酗酒不良行为或精神受刺激,承受巨大压力

胎膜早破、绒毛膜羊膜炎最常见
下生殖道及泌尿道感染
妊娠合并症与并发症
子宫过度膨胀 ── **胎儿、胎盘因素**
前置胎盘、胎盘早期剥离 ── 胎盘因素
羊水过多、多胎等

病因

最初为不规则宫缩,常伴有少许阴道血性分泌物或出血后发展为规律宫缩 ── **子宫收缩**
发生率较足月临产多 ── **胎膜早破**
── **宫颈管消失**
── **宫口扩张**

临床表现

胎儿存活,无胎儿窘迫,尽量维持妊娠至足月 ── **胎膜未破**
早产不可避免时,尽可能预防新生儿合并症,提高存活率 ── **胎膜已破**

处理原则

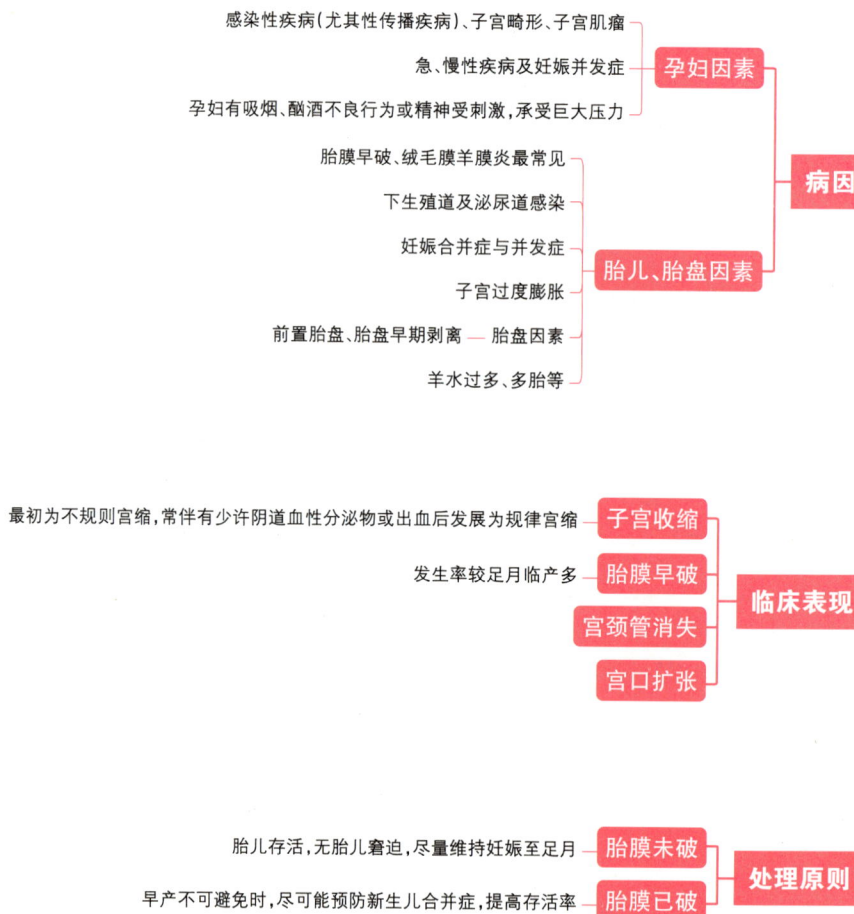

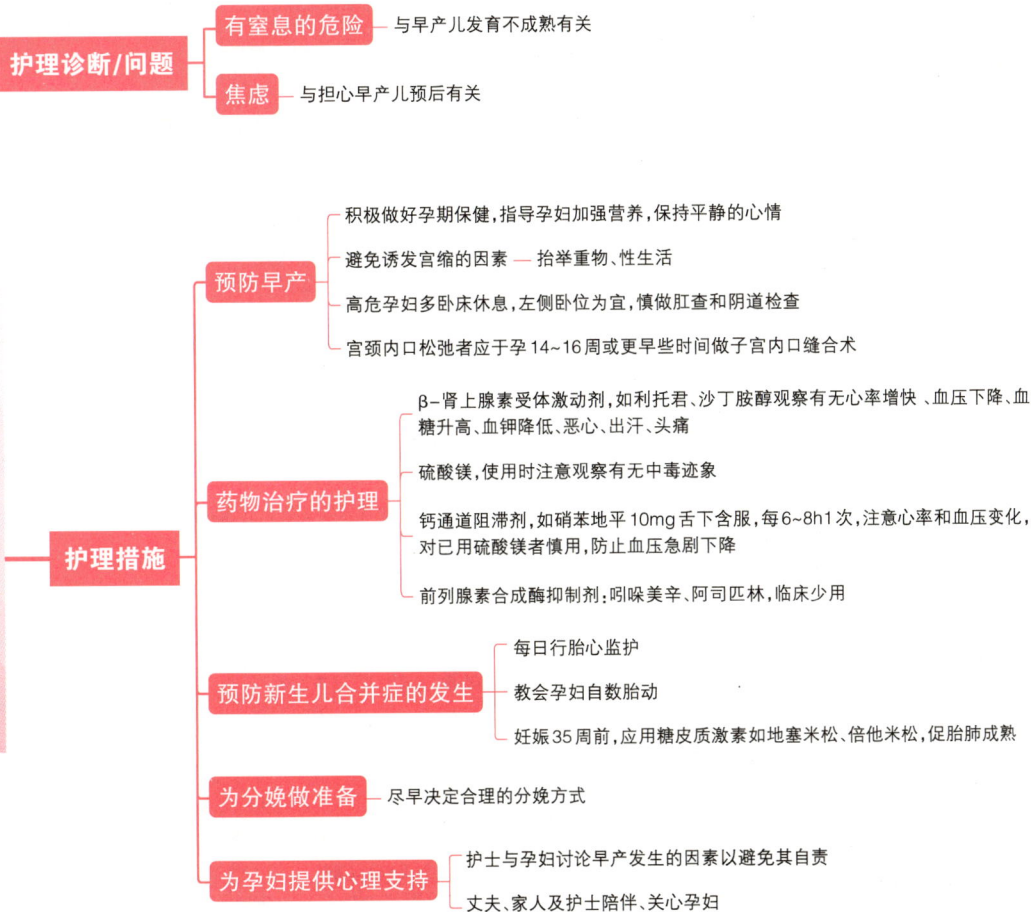

护理诊断/问题
- 有窒息的危险 — 与早产儿发育不成熟有关
- 焦虑 — 与担心早产儿预后有关

护理措施
- 预防早产
  - 积极做好孕期保健,指导孕妇加强营养,保持平静的心情
  - 避免诱发宫缩的因素 — 抬举重物、性生活
  - 高危孕妇多卧床休息,左侧卧位为宜,慎做肛查和阴道检查
  - 宫颈内口松弛者应于孕14~16周或更早些时间做子宫内口缝合术
- 药物治疗的护理
  - β-肾上腺素受体激动剂,如利托君、沙丁胺醇观察有无心率增快、血压下降、血糖升高、血钾降低、恶心、出汗、头痛
  - 硫酸镁,使用时注意观察有无中毒迹象
  - 钙通道阻滞剂,如硝苯地平10mg舌下含服,每6~8h1次,注意心率和血压变化,对已用硫酸镁者慎用,防止血压急剧下降
  - 前列腺素合成酶抑制剂:吲哚美辛、阿司匹林,临床少用
- 预防新生儿合并症的发生
  - 每日行胎心监护
  - 教会孕妇自数胎动
  - 妊娠35周前,应用糖皮质激素如地塞米松、倍他米松,促胎肺成熟
- 为分娩做准备 — 尽早决定合理的分娩方式
- 为孕妇提供心理支持
  - 护士与孕妇讨论早产发生的因素以避免其自责
  - 丈夫、家人及护士陪伴、关心孕妇

妊娠期高血压疾病是妊娠期特有的疾病，包括妊娠期高血压、子痫前期、子痫、慢性高血压并发子痫前期以及妊娠合并慢性高血压 —— **概述**

初产妇；年龄≤18岁或≥35岁；精神过度紧张；寒冷及气温变化过大；慢性高血压、慢性肾炎、糖尿病病史；营养不良；体形矮胖者；子宫张力过高；家族中有高血压史 —— **易发因素**

- 免疫学说
- 子宫–胎盘缺血缺氧学说
- 血管内皮功能障碍
- 营养缺乏及其他因素

—— **病因学说** —— **病因**

- 血压增高 —— 周围小血管阻力增加
- 肾小球通透性增加引起蛋白尿
- 肾小球滤过率下降，钠重吸收增多引起水肿 —— 肾小动脉及毛细血管缺氧

—— **全身小动脉痉挛** —— **病理生理**

妊娠期高血压		首次出现BP≥140/90mmHg，并于产后12周恢复，尿蛋白（−）
子痫前期	轻度	妊娠20周后出现BP≥140/90mmHg，尿蛋白≥0.3g/24h或随机尿蛋白（+）；可伴有上腹部不适、头晕、视力模糊
	重度	BP≥160/110mmHg；尿蛋白≥2.0g/24h或随机尿蛋白（++）；血清肌酐＞106μmol/L；血小板＜100×10⁹/L；LDH升高；血清ALT或AST升高；持续性头痛或其他脑神经或视觉障碍，持续上腹部不适
子痫	在子痫前期的基础上出现抽搐发作，或伴昏迷	发作过程：先表现为眼球固定，瞳孔散大，头扭向一侧，牙关紧闭；继而口角及面部肌肉颤动；数秒后全身及四肢肌肉僵直（背侧强于腹侧），双手紧握，双臂伸直，发生强烈抽动；抽搐时呼吸暂停，面色青紫；持续1min左右，抽搐强度减弱，全身肌肉松弛，随即深长吸气而恢复呼吸；抽搐间病人神志丧失，抽搐过程中易发生唇舌咬伤、摔伤、骨折、窒息等
	产前子痫：多发于妊娠晚期或临产前	
慢性高血压并发子痫前期		高血压孕妇孕20后出现尿蛋白≥0.3g/24h，或妊娠20周后出现尿蛋白增加、血压进一步升高，或血小板减少（＜100×10⁹/L）
妊娠合并慢性高血压		妊娠前或妊娠20周前BP≥140/90mmHg，但妊娠期无明显加重

—— **临床表现及分类**

- 镇静、解痉、降压、利尿 —— **基本原则**
- 孕期检查、病情观察、注意休息、调节饮食 —— **轻症**
- 住院治疗，积极处理
  - 首选硫酸镁，预防子痫和控制子痫发作 —— 解痉
  - 地西泮和冬眠合剂，用于硫酸镁有禁忌或疗效不明显，分娩期慎用 —— 镇静
  - 肼屈嗪、卡托普利 —— 降压
  - 一般不主张应用，仅用于低蛋白血症、贫血的病人 —— 扩容
  - 一般不主张，仅用于全身性水肿、急性心力衰竭、肺水肿、脑水肿或血容量过多且伴有潜在性脑水肿病人 —— 利尿

  —— 药物治疗 —— **子痫前期**

  - 重度子痫前期孕妇经积极治疗24~48h无明显好转者
  - 重度子痫前期孕妇的孕龄＜34周，胎盘功能减退，胎儿估计已成熟
  - 重度子痫前期孕妇的孕龄＞34周，经治疗好转者
  - 子痫控制后2h可考虑终止妊娠

  —— 适时终止妊娠

  - 控制抽搐，纠正缺氧和酸中毒，控制血压、抽搐的基础上终止妊娠 —— **子痫**

—— **处理原则**

- 孕期有无妊娠期高血压疾病的相关临床表现 —— **健康史**
- 妊娠20周后出现高血压、水肿、蛋白尿 —— 典型表现
- 初测血压升高者，休息1h后再测或翻身试验
- 留取24h尿进行尿蛋白检查，凡24h尿蛋白定量≥0.3g为异常
- 水肿的情况
- 孕妇的自觉症状
- 抽搐与昏迷是最严重的表现

—— **身心状况** —— **护理评估**

护理诊断/问题
- **体液过多** —— 与下腔静脉受增大子宫压迫使血液回流受阻或营养不良性低蛋白血症有关
- **有受伤的危险** —— 与发生抽搐有关
- **潜在并发症** —— 胎盘早期剥离

护理措施

- **妊娠期高血压疾病的预防指导**
  - 孕期教育
  - 左侧卧位休息；减少脂肪和盐的摄入；从妊娠20周开始，每天补充钙剂1~2g

- **一般护理**
  - 保证休息 —— 每日休息≥10h
  - 调整饮食 —— 摄入足够蛋白质(100g/d以上)；蔬菜；补充维生素、铁、钙剂
  - 密切监护母儿状态 —— 自觉症状；体重；血压；尿蛋白；胎儿状况
  - 间断吸氧

- **用药护理**
  - 用药方法
    - 肌内注射 —— 25%硫酸镁20mL(5g)臀部深部肌肉注射
    - 静脉给药 —— 25%硫酸镁20mL+10%葡萄糖20mL静脉注射，5~10min内推注
  - 毒性反应
    - 硫酸镁滴注速度以1g/h为宜，不超过2g/h，每天用量15~20g
    - 中毒现象 —— 膝反射减弱或消失；全身肌张力减退及呼吸抑制；严重者心跳骤停
  - 注意事项
    - 观察血压
    - 膝反射必须存在
    - 呼吸不少于16次/min
    - 尿量每24h≥600mL或每小时≥25mL
    - 解毒 —— 10%葡萄糖酸钙10mL在3min以上静脉注射完毕，可每小时重复一次，24h内不超过8次

- **子痫病人的护理**
  - 协助医生控制抽搐 —— 首选硫酸镁
  - 专人护理，防止受伤
    - 首先保持呼吸道通畅，用开口器或压舌板、舌钳固定舌以防咬伤唇舌或舌后坠
    - 头低侧卧位，必要时行吸引；昏迷或未完全清醒时，禁止给予饮食和口服药
  - 减少刺激，以免诱发抽搐
  - 严密监护
  - 为终止妊娠做好准备 —— 孕妇清醒后24~48h内引产或子痫病人药物控制后6~12h

- **妊娠期高血压孕妇的产时及产后处理**
  - 阴道分娩
    - 第一产程 —— 密切监测
    - 第二产程 —— 缩短产程，会阴侧切、产钳助产、胎头吸引
    - 第三产程 —— 预防产后出血，禁用麦角新碱
  - 开放静脉，测量血压
  - 继续硫酸镁治疗
    - 产后继续硫酸镁治疗1~2日
    - 观察子宫复旧，严防产后出血

- **健康教育**
  - 进行饮食、休息的指导；加强产前检查，学会不适症状的自我识别；掌握产后自我护理方法，母乳喂养指导

注：参照《妇产科学》第9版内容，子痫前期-子痫的治疗原则已更新为降压、解痉、镇静。
本内容来源于《妇产科护理学》第6版第八章第151页妊娠期高血压疾病

妊娠期肝内胆汁淤积症(ICP)是一种在妊娠期出现以皮肤瘙痒及黄疸为特点的重要的妊娠期并发症,主要危害胎儿,使围生儿发病率、死亡率以及早产率增高 —— **定义**

雌激素水平过高 —— 雌激素影响

种族遗传有关;冬季发病率高于夏季 —— 遗传与环境因素 —— **病因病机**

常发生于妊娠28~30周

持续性,昼轻夜重 —— 皮肤瘙痒 首发症状

从手掌和脚掌开始,逐渐向肢体近端、面部延伸

分娩后数小时或数日迅速消失 —— **症状**

轻、中度;瘙痒发生后10日内出现;尿色变深,粪便色变浅 —— 黄疸

四肢皮肤可见抓痕,黄疸一般在分娩后数日内消退 —— **体征** —— **临床表现**

缓解瘙痒

恢复肝功能

降低血胆酸水平 —— **处理原则**

加强胎儿宫内状况监护

对症、保肝为主

妊娠期肝内胆汁

护理评估
- **健康史** — 妊娠中、晚期出现皮肤瘙痒和黄疸是最主要表现
- **身心状况**
  - 四肢皮肤留下抓痕
  - 主要危害胎儿及新生儿
    - 引起胎膜早破、胎儿宫内窘迫、自发性早产
    - 孕期羊水胎粪污染、胎儿生长受限、胎死宫内
    - 新生儿颅内出血、新生儿神经系统后遗症等
- **辅助检查**
  - 血清胆酸测定 — 血清胆酸升高是特异性实验室证据
  - 肝功能测定 — 门冬氨酸转氨酶AST、丙氨酸转氨酶ALT轻至中度升高
  - 病理检查 — 毛细胆管胆汁淤积及胆栓形成

护理诊断/问题
- **有皮肤完整性受损的危险** — 与皮肤瘙痒而致孕妇频繁抓挠有关
- **知识缺乏** — 缺乏有关妊娠期肝内胆汁淤积症对胎儿影响的知识

护理措施
- **一般护理**
  - 卧床休息
  - 吸氧、高渗葡萄糖、维生素及能量
- **产科监护** — 加强胎儿监护,适时终止妊娠
- **皮肤护理** — 预防性的皮肤保护,戴棉质手套,剪指甲等
- **健康教育** — 讲解ICP知识,对胎儿的影响,引起病人及家属的重视

本章扫码做题

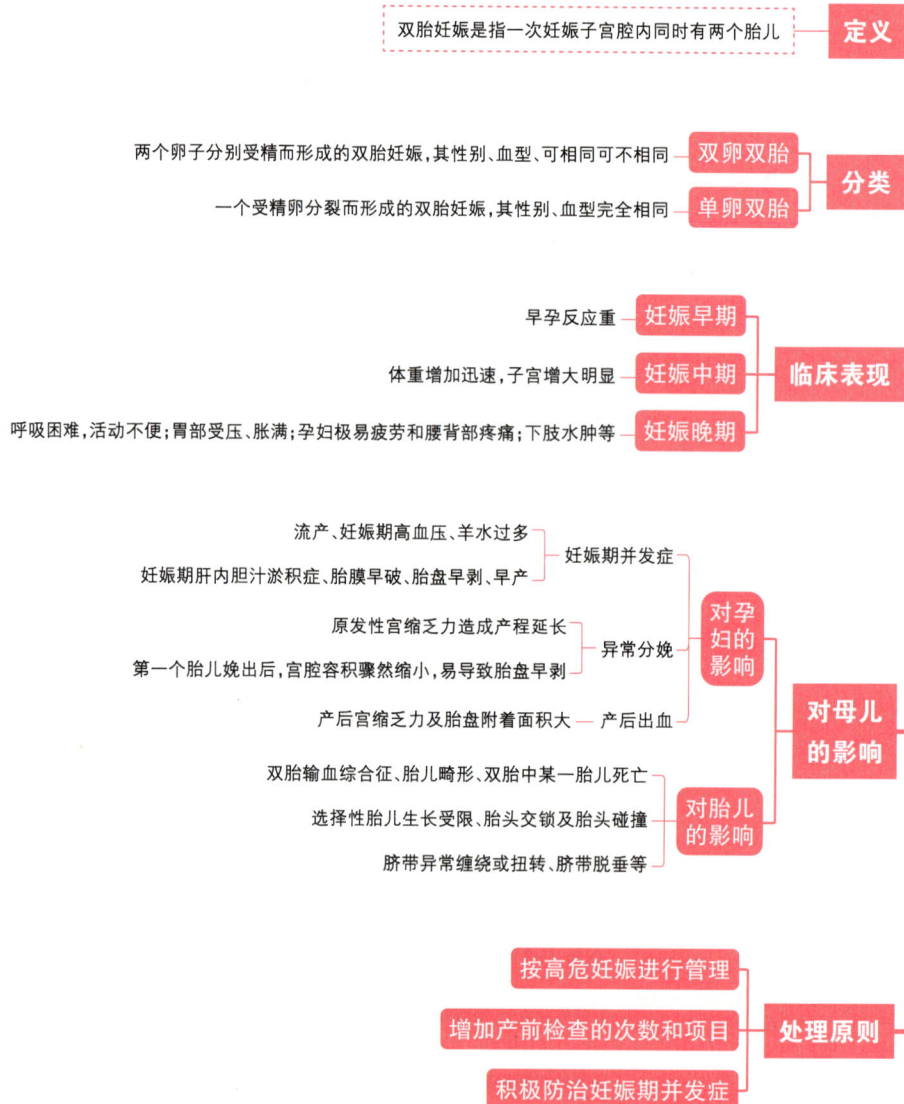

双胎妊娠是指一次妊娠子宫腔内同时有两个胎儿 —— **定义**

分类
- 两个卵子分别受精而形成的双胎妊娠,其性别、血型、可相同可不相同 —— **双卵双胎**
- 一个受精卵分裂而形成的双胎妊娠,其性别、血型完全相同 —— **单卵双胎**

临床表现
- 早孕反应重 —— **妊娠早期**
- 体重增加迅速,子宫增大明显 —— **妊娠中期**
- 呼吸困难,活动不便;胃部受压、胀满;孕妇极易疲劳和腰背部疼痛;下肢水肿等 —— **妊娠晚期**

对母儿的影响

对孕妇的影响
- 妊娠期并发症
  - 流产、妊娠期高血压、羊水过多
  - 妊娠期肝内胆汁淤积症、胎膜早破、胎盘早剥、早产
- 异常分娩
  - 原发性宫缩乏力造成产程延长
  - 第一个胎儿娩出后,宫腔容积骤然缩小,易导致胎盘早剥
- 产后出血
  - 产后宫缩乏力及胎盘附着面积大

对胎儿的影响
- 双胎输血综合征、胎儿畸形、双胎中某一胎儿死亡
- 选择性胎儿生长受限、胎头交锁及胎头碰撞
- 脐带异常缠绕或扭转、脐带脱垂等

处理原则
- 按高危妊娠进行管理
- 增加产前检查的次数和项目
- 积极防治妊娠期并发症

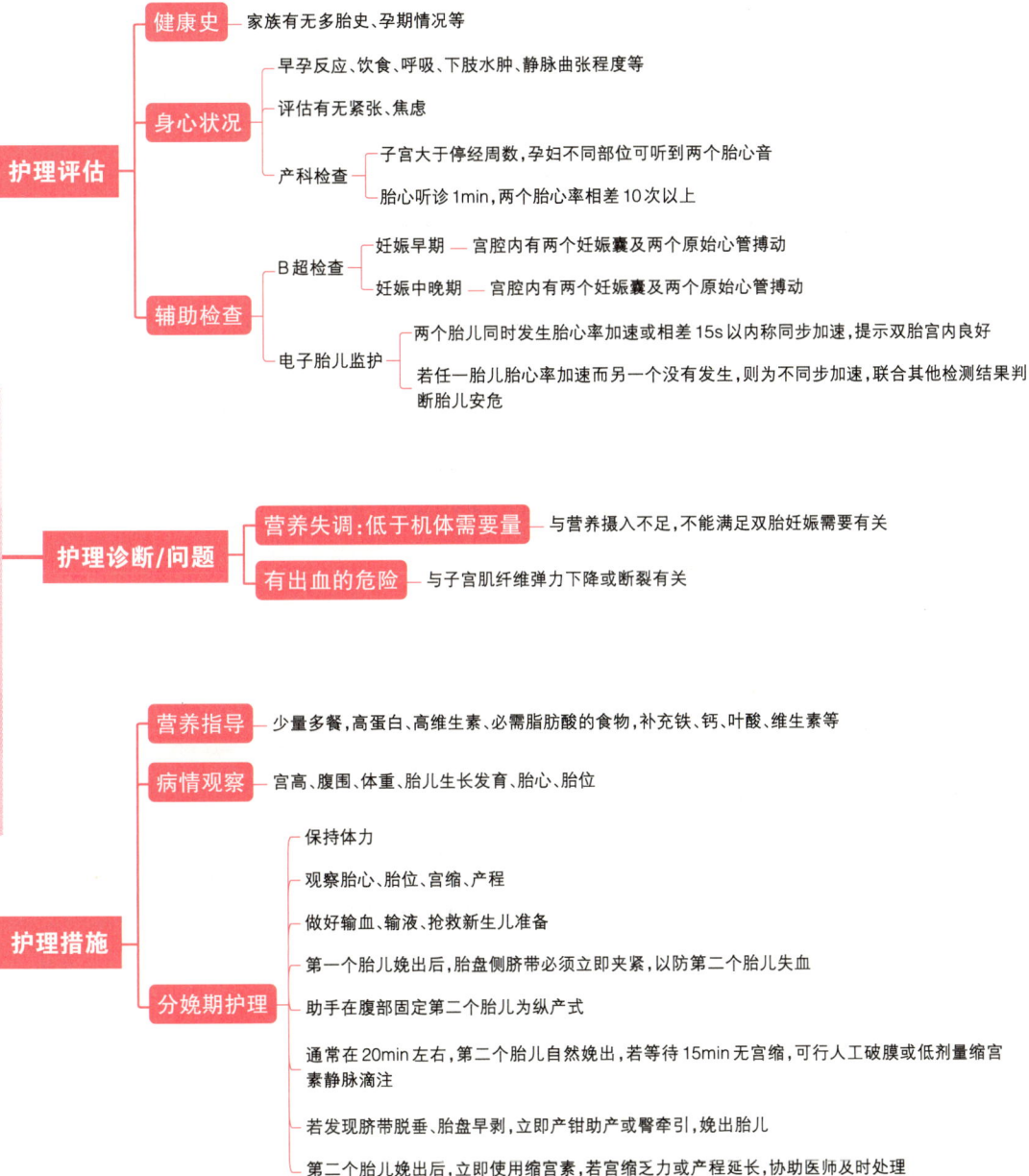

护理评估
- 健康史 —— 家族有无多胎史、孕期情况等
- 身心状况
  - 早孕反应、饮食、呼吸、下肢水肿、静脉曲张程度等
  - 评估有无紧张、焦虑
  - 产科检查
    - 子宫大于停经周数，孕妇不同部位可听到两个胎心音
    - 胎心听诊1min，两个胎心率相差10次以上
- 辅助检查
  - B超检查
    - 妊娠早期 —— 宫腔内有两个妊娠囊及两个原始心管搏动
    - 妊娠中晚期 —— 宫腔内有两个妊娠囊及两个原始心管搏动
  - 电子胎儿监护
    - 两个胎儿同时发生胎心率加速或相差15s以内称同步加速，提示双胎宫内良好
    - 若任一胎儿胎心加速而另一个没有发生，则为不同步加速，联合其他检测结果判断胎儿安危

护理诊断/问题
- 营养失调:低于机体需要量 —— 与营养摄入不足，不能满足双胎妊娠需要有关
- 有出血的危险 —— 与子宫肌纤维弹力下降或断裂有关

护理措施
- 营养指导 —— 少量多餐，高蛋白、高维生素、必需脂肪酸的食物，补充铁、钙、叶酸、维生素等
- 病情观察 —— 宫高、腹围、体重、胎儿生长发育、胎心、胎位
- 分娩期护理
  - 保持体力
  - 观察胎心、胎位、宫缩、产程
  - 做好输血、输液、抢救新生儿准备
  - 第一个胎儿娩出后，胎盘侧脐带必须立即夹紧，以防第二个胎儿失血
  - 助手在腹部固定第二个胎儿为纵产式
  - 通常在20min左右，第二个胎儿自然娩出，若等待15min无宫缩，可行人工破膜或低剂量缩宫素静脉滴注
  - 若发现脐带脱垂、胎盘早剥，立即产钳助产或臀牵引，娩出胎儿
  - 第二个胎儿娩出后，立即使用缩宫素，若宫缩乏力或产程延长，协助医师及时处理

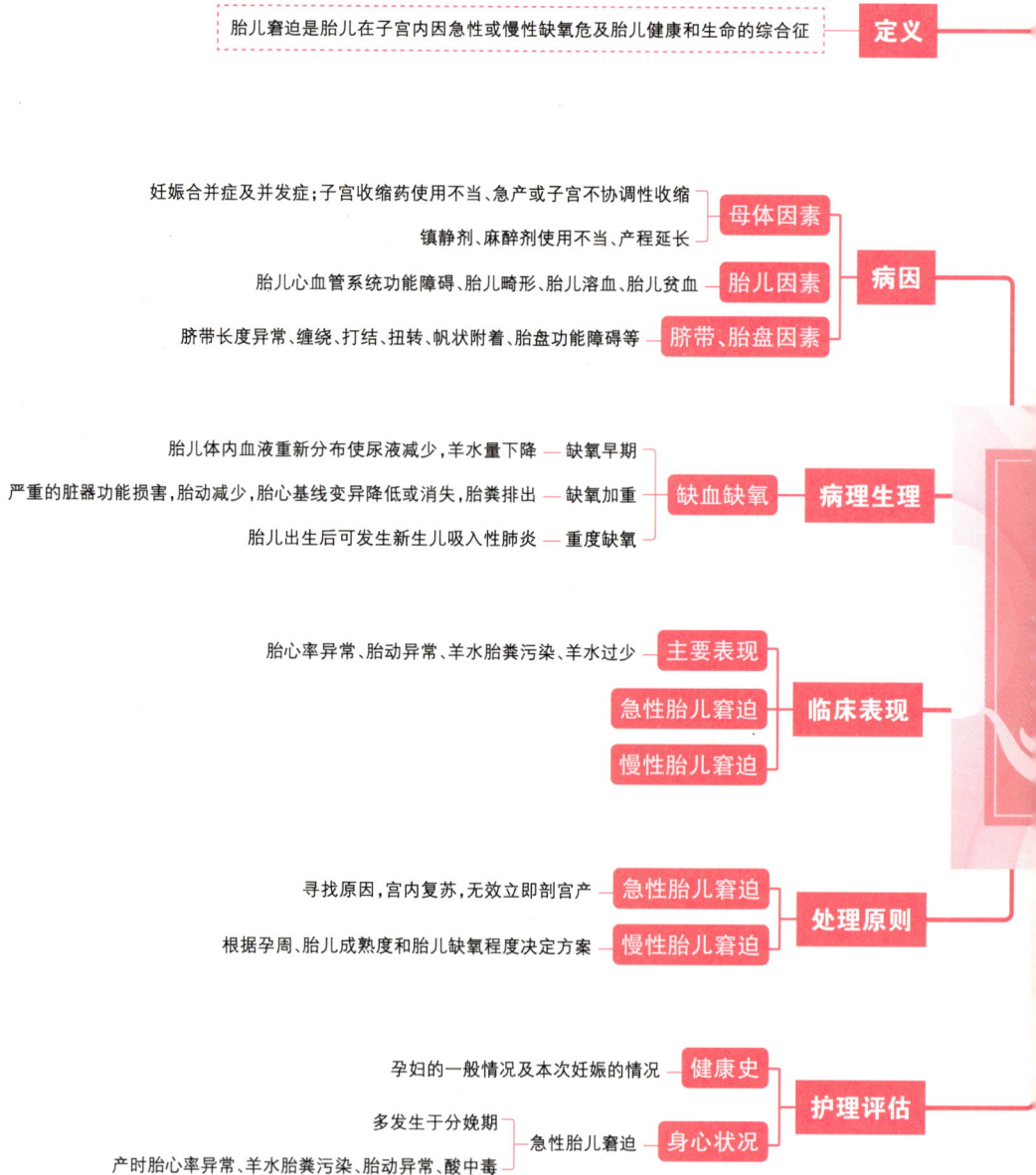

胎儿窘迫是胎儿在子宫内因急性或慢性缺氧危及胎儿健康和生命的综合征 —— **定义**

妊娠合并症及并发症;子宫收缩药使用不当、急产或子宫不协调性收缩
镇静剂、麻醉剂使用不当、产程延长 —— **母体因素**

胎儿心血管系统功能障碍、胎儿畸形、胎儿溶血、胎儿贫血 —— **胎儿因素** —— **病因**

脐带长度异常、缠绕、打结、扭转、帆状附着、胎盘功能障碍等 —— **脐带、胎盘因素**

胎儿体内血液重新分布使尿液减少,羊水量下降 —— 缺氧早期
严重的脏器功能损害,胎动减少,胎心基线变异降低或消失,胎粪排出 —— 缺氧加重 —— **缺血缺氧** —— **病理生理**
胎儿出生后可发生新生儿吸入性肺炎 —— 重度缺氧

胎心率异常、胎动异常、羊水胎粪污染、羊水过少 —— **主要表现**
急性胎儿窘迫 —— **临床表现**
慢性胎儿窘迫

寻找原因,宫内复苏,无效立即剖宫产 —— **急性胎儿窘迫**
根据孕周、胎儿成熟度和胎儿缺氧程度决定方案 —— **慢性胎儿窘迫** —— **处理原则**

孕妇的一般情况及本次妊娠的情况 —— **健康史** —— **护理评估**
多发生于分娩期
产时胎心率异常、羊水胎粪污染、胎动异常、酸中毒 —— 急性胎儿窘迫 —— **身心状况**

(续)护理评估

- **(续)身心状况**
  - 慢性胎儿窘迫
    - 多发生于妊娠末期,表现为胎动减少、胎监异常、胎动异常等
    - 胎动减少是慢性胎儿窘迫的重要指标,胎动消失后,胎心在24h内也会消失
    - 胎动过频是胎动消失的前驱症状
- **辅助检查**
  - 电子胎儿监护
    - 胎心率>160次/min;胎心率<110次/min
    - 出现胎心晚期减速、变异减速或(和)基线缺乏变异均表示胎儿宫内窘迫
  - 胎儿生物物理评分 — 判断胎儿宫内安危
    - 8~10分提示胎儿健康
    - 5~7分提示可疑胎儿窘迫
  - 胎盘功能检查 — 具体内容参见第五章第一节"高危妊娠妇女的护理"
  - 胎儿头皮血气分析 — 具体内容参见第五章第一节"高危妊娠妇女的护理"
  - 羊膜镜检查 — 羊水混浊呈黄染至深褐色
  - 超声多普勒血流测定
  - 影像学检查

护理诊断/问题

- **气体交换障碍** — 与子宫–胎盘血流改变/中断(脐带受压)、血流速度减慢有关
- **有生育进程无效的危险** — 与胎儿窘迫未缓解,需立即终止妊娠有关

护理措施

- **改变体位** — 侧卧位休息,降低子宫内压,改善子宫–胎盘循环,增加胎儿血氧分压
- **孕妇吸氧** — 提高胎儿血氧饱和度
- **病情观察** — 密切观察胎心、胎动、产程进展,做好新生儿复苏准备
- **协助治疗** — 静脉补液、纠正脱水及酸中毒、水电解质紊乱
- **分娩期护理**
  - 宫口开全,胎先露部已达坐骨棘平面以下3cm者,尽快娩出胎儿
  - 宫颈尚未完全扩张,胎儿窘迫情况不严重,可予吸氧,左侧卧位,观察10min,若胎心率转为正常可继续观察
  - 病情紧急或经上述处理无效者,立即行剖宫产

新生儿窒息是指由于分娩过程中的各种原因使新生儿出生后不能建立正常呼吸,引起缺氧、酸中毒,严重时可导致全身多脏器损害的一种病理生理状况 —— **定义**

胎儿窘迫;气体交换受阻;滞产;早产、肺发育不良

产妇在分娩过程中不恰当使用麻醉剂、镇静剂 —— **多种因素** —— **病因**

1分钟Apgar评分4~7分,伴脐动脉血pH < 7.20

面部与全身皮肤呈青紫色;呼吸表浅或不规律

心跳规则有力,心率80~120次/min;对外界刺激有反应

喉反射存在;肌张力好;四肢稍屈 —— **轻度(青紫)窒息及Apgar评分**

1分钟Apgar评分0~3分,伴脐动脉血pH < 7.00

皮肤苍白,口唇暗紫;无呼吸或喘息样微弱呼吸

心跳不规则,心率 < 80次/min且弱;对外界刺激无反应

喉反射消失;肌张力松弛 —— **重度(苍白)窒息及Apgar评分** —— **临床表现**

预防为主

新生儿复苏计划 —— **处理原则**

有无胎儿窘迫和新生儿窒息的高危因素 —— **健康史**

第一次评估是否孕足月、羊水是否清亮、新生儿是否有哭声(呼吸)、肌张力如何 —— **身心状况**

血液pH (正常7.35~7.45)

PaO_2 (正常60~90mmHg)

$PaCO_2$ (正常35~45mmHg) —— **血气分析**

影像学检查 —— **辅助检查** —— **护理评估**

与呼吸道内存在羊水、黏液导致低氧血症和高碳酸血症有关 —— **自主呼吸障碍**

与抢救操作、脑缺氧有关 —— **有受伤的危险** —— **护理诊断/问题**

护理措施
- 复苏前准备 —— 分娩前做好新生儿复苏的设备和物品准备
- 快速评估
  - 4项指标 —— 足月吗？羊水清吗？有哭声或呼吸吗？肌张力好吗？
  - 4项均为"是"，彻底擦干新生儿，行母婴皮肤接触，进行常规护理
  - 若有1项为"否"，则行初步复苏
  - 若羊水有胎粪污染，应进行有无活力的评估及决定是否气管插管吸引胎粪
- 初步复苏
  - 5个步骤
    - 保暖(减少氧耗)；摆正体位(打开气道)；清理呼吸道(通畅气道)；擦干全身、撤掉湿巾、重新摆正体位；触觉刺激诱发呼吸
    - 初步复苏后的评估 —— 呼吸、心率、皮肤颜色
  - 复苏成功关键 —— 建立充分的通气
  - 正压通气指征
    - 呼吸暂停或喘息样呼吸
    - 心率 < 100次/min
  - 通气频率 —— 40~60次/min，持续30s，再次评估新生儿心率
  - 有效30s通气两次后，心率仍 < 60次/min，进行胸外心脏按压
    - 拇指法
    - 双指法
  - 按压和通气频率为3∶1，即90次/min按压和30次/min呼吸，每分钟约120个动作，每个动作约1/2s，2s内3次胸外按压加1次正压通气
  - 45~60s的正压通气和胸外心脏按压后重新评估心率，若心率持续 < 60次/min，给1∶10000肾上腺素，首选脐静脉给药
  - 30s后再次评估心率，心率在60~100次/min，停止心脏按压，继续正压通气心率 > 100次/min，停止心脏按压和正压通气，常压吸氧
- 复苏后护理
  - 加强新生儿护理，保证呼吸道通畅，密切观察生命体征、血氧饱和度、神志、肌张力、面色及肤色、尿量等
  - 合理给氧，注意喂养，做好记录
  - Apgar评分
    - 出生后5min的评分有利于估计疗效和预后
    - 若5分钟Apgar评分仍低于6分，新生儿神经系统受损较明显
    - 应注意观察是否出现神经系统症状

胎盘早剥是妊娠20周后或分娩期,正常位置的胎盘在胎儿娩出前部分或全部从子宫壁剥离,是妊娠中晚期出血最常见的原因之一 —— **定义**

孕妇血管病变

多胎妊娠、羊水过多等发生胎膜早破 ┐
破膜时羊水流出过快 ── **子宫内压力突然下降**
双胎妊娠的孕妇在分娩第一个胎儿后 ┘

病因

孕妇腹部受撞击;脐带过短或绕颈;分娩过程中胎儿下降牵拉脐带 ── **机械性因素**

子宫手术史、不良生育史、辅助生殖技术助孕 ── **其他高危因素**

底蜕膜出血,形成血肿,使该处胎盘自附着处剥离 ── **病理改变**

剥离面小,出血停止、血液凝固,临床多无症状 ┐
继续出血则冲开胎盘边缘,向外流出 ── **显性剥离或外出血**

血液在胎盘后形成血肿使剥离面逐渐扩大 ┐
血液积聚在胎盘与子宫壁之间 ── **隐性剥离或内出血**

病理生理

内出血过多,冲出胎盘边缘,向宫颈内口流出 ── **混合性出血**

内出血严重,血液向子宫肌层内浸润,引起肌纤维分离、断裂、变形,此时子宫表面呈紫蓝色瘀斑,胎盘附着处更明显 ── **子宫胎盘卒中**

分娩期,外出血为主 ┐
无腹痛或腹痛轻微
贫血体征不明显 ── **Ⅰ度**
胎位清楚,胎心正常
产后检查见胎盘母体面有凝血块及压迹即可确诊 ┘

多见于有血管病变的孕妇,以隐性出血为主 ┐
突然发现的腹痛、腰痛、腰背痛,疼痛的程度与积血多少成正比
无阴道流血或流血量不多,贫血与阴道出血不符 ── **Ⅱ度**
宫缩有间歇,胎位可扪及,胎儿存活 ┘

临床表现

胎盘剥离面超过胎盘面积的1/2 ┐
临床表现较Ⅱ度加重,可出现恶心、呕吐、面色苍白
四肢湿冷等休克症状 ── **Ⅲ度**
子宫硬如板状,宫缩间歇时宫体不能松弛,胎心异常或消失,胎位不清 ┘

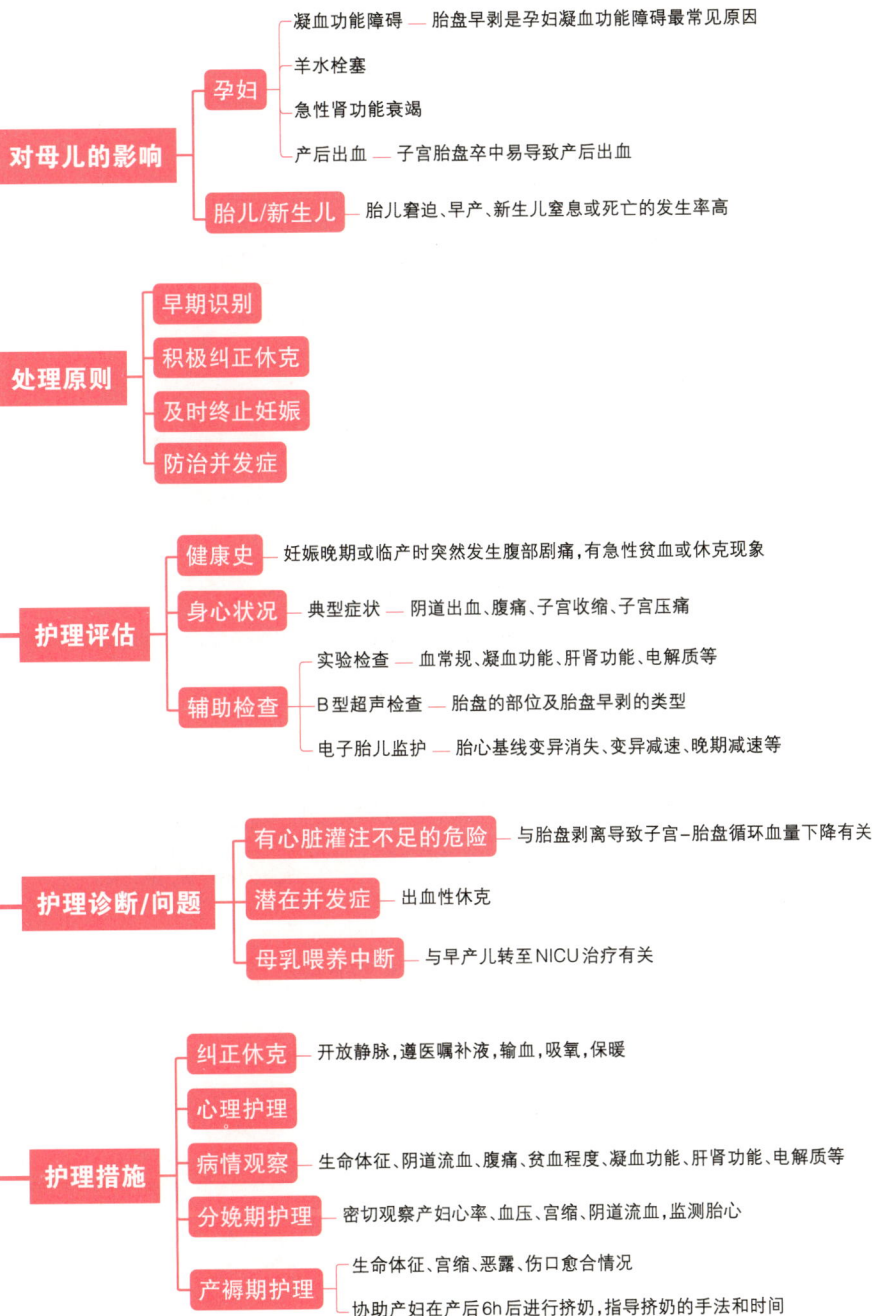

对母儿的影响
- 孕妇
  - 凝血功能障碍 —— 胎盘早剥是孕妇凝血功能障碍最常见原因
  - 羊水栓塞
  - 急性肾功能衰竭
  - 产后出血 —— 子宫胎盘卒中易导致产后出血
- 胎儿/新生儿 —— 胎儿窘迫、早产、新生儿窒息或死亡的发生率高

处理原则
- 早期识别
- 积极纠正休克
- 及时终止妊娠
- 防治并发症

护理评估
- 健康史 —— 妊娠晚期或临产时突然发生腹部剧痛,有急性贫血或休克现象
- 身心状况 —— 典型症状 —— 阴道出血、腹痛、子宫收缩、子宫压痛
- 辅助检查
  - 实验检查 —— 血常规、凝血功能、肝肾功能、电解质等
  - B型超声检查 —— 胎盘的部位及胎盘早剥的类型
  - 电子胎儿监护 —— 胎心基线变异消失、变异减速、晚期减速等

护理诊断/问题
- 有心脏灌注不足的危险 —— 与胎盘剥离导致子宫–胎盘循环血量下降有关
- 潜在并发症 —— 出血性休克
- 母乳喂养中断 —— 与早产儿转至NICU治疗有关

护理措施
- 纠正休克 —— 开放静脉,遵医嘱补液,输血,吸氧,保暖
- 心理护理
- 病情观察 —— 生命体征、阴道流血、腹痛、贫血程度、凝血功能、肝肾功能、电解质等
- 分娩期护理 —— 密切观察产妇心率、血压、宫缩、阴道流血,监测胎心
- 产褥期护理
  - 生命体征、宫缩、恶露、伤口愈合情况
  - 协助产妇在产后6h后进行挤奶,指导挤奶的手法和时间

前置胎盘是妊娠28周以后,胎盘附着于子宫下段,其下缘达到或覆盖宫颈内口,位置低于胎儿先露部,是妊娠晚期出血的常见原因 —— **定义**

多次流产、刮宫、分娩、剖宫产、产褥感染等 —— **子宫内膜病变与损伤**

多胎妊娠或巨大儿形成的大胎盘,或有副胎盘 —— **胎盘异常**

滋养层发育迟缓尚未达到植入条件而继续下移 —— **受精卵滋养层发育迟缓** —— **病因**

子宫畸形或子宫肌瘤 —— **宫腔形态异常**

吸烟、吸毒者可引起胎盘血流减少,缺氧使胎盘代偿性增大 —— **其他高危因素**

胎盘组织完全覆盖宫颈内口 —— **完全性前置胎盘**

胎盘组织部分覆盖宫颈内口 —— **部分性前置胎盘**

胎盘附着于子宫下段,边缘到达宫颈内口,但未超越 —— **边缘性前置胎盘**

胎盘附着于子宫下段,边缘距宫颈内口的距离<2cm —— **低置胎盘** —— **分类**

妊娠中期超声检查发现胎盘接近或覆盖宫颈内口 —— **胎盘前置状态**

前次妊娠有剖宫产史,此次妊娠为前置胎盘,胎盘覆盖原剖宫产切口,发生胎盘植入的风险增加 —— **凶险性前置胎盘**

妊娠晚期或临产时,突发无诱因、无痛性阴道流血 —— **典型症状** —— **临床表现**

胎盘剥离不全引起产后出血 —— 植入性胎盘

产时、产后出血 —— **孕妇**

产褥感染

胎儿宫内缺氧,严重者胎死宫内 —— **胎儿** —— **对母儿的影响**

处理原则
- 止血
- 纠正贫血
- 预防感染
- 降低早产率
- 降低围生儿死亡率

护理评估
- 健康史 —— 评估有无前置胎盘的高危因素,阴道流血的情况
- 身心状况
  - 完全性前置胎盘初次出血时间多在妊娠28周左右
  - 边缘性前置胎盘出血多发生在妊娠晚期或临产后
  - 部分性前置胎盘的初次出血时间、出血量及反复出血次数介于两者之间
  - 大量出血可出现休克症状
  - 腹部检查
    - 子宫软,无压痛,轮廓清楚,子宫大小符合妊娠周数
    - 胎位清楚,胎先露高浮,常伴有胎位异常
- 辅助检查
  - B型超声
  - 产后检查胎盘胎膜
    - 有无副胎盘
    - 若前置部位的胎盘母体面有陈旧性黑紫色血块附着或胎膜破口距胎盘边缘距离<7cm,为前置胎盘
  - 电子胎儿监护、血常规、凝血功能检查

护理诊断/问题
- 有心脏组织灌注不足的危险 —— 与阴道反复流血导致循环血量下降有关
- 有感染的危险 —— 与阴道流血、胎盘剥离面靠近子宫颈口有关
- 舒适度减弱 —— 与绝对卧床休息、活动无耐力有关

护理措施
- 饮食指导 —— 高蛋白、高热量、高维生素、富含铁的食物
- 病情观察 —— 生命体征、阴道流血、胎心、胎动等、阴道出血、识别休克等
- 协助治疗 —— 开放静脉通道,止血,遵医嘱输血、扩容等措施
- 预防感染 —— 指导产妇注意个人卫生,为产妇行会阴擦洗2次/d
- 协助自理 —— 鼓励并协助产妇坚持自我照顾的行为

羊水过多是指妊娠期间羊水量超过2000mL —— **定义**

胎儿畸形(神经系统畸形和消化道畸形最常见)、遗传基因异常 —— **胎儿疾病**

发生率是单胎妊娠的10倍;双胎输血综合征也可导致羊水过多 —— **双胎妊娠**

妊娠期糖尿病、母儿Rh血型不合、胎儿免疫性水肿、妊娠期高血压疾病、重度贫血等 —— **妊娠合并症** ── **病因**

巨大胎盘、脐带帆状附着可导致羊水过多 —— **胎盘脐带病变**

约1/3孕妇存在原因不明的羊水过多 —— **特发性羊水过多**

多发于妊娠20~24周,孕妇出现呼吸困难,甚至发绀

孕妇表情痛苦,腹部张力过大而感到疼痛,食量减少

子宫压迫下腔静脉,下肢及外阴部水肿、静脉曲张 —— **急性羊水过多**

子宫明显大于妊娠周数,胎位不清,胎心音遥远或听不清

多发于妊娠晚期,于产前检查时发现,子宫大于妊娠周数

腹部膨隆,腹壁皮肤发亮、变薄,胎位不清,胎心远或听不到 —— **慢性羊水过多** ── **临床表现**

妊娠期高血压疾病、胎膜早破、早产、胎盘早剥

子宫收缩乏力、产后出血、产褥感染等 —— **孕妇**

自觉呼吸困难 ── **对母儿的影响**

胎儿窘迫、胎位异常、脐带脱垂的发生率增加 —— **胎儿**

尽早终止妊娠 —— **合并胎儿畸形**

寻找病因并积极治疗 —— **合并正常胎儿** ── **处理原则**

经腹行羊膜腔穿刺放出适量羊水 —— **症状严重**

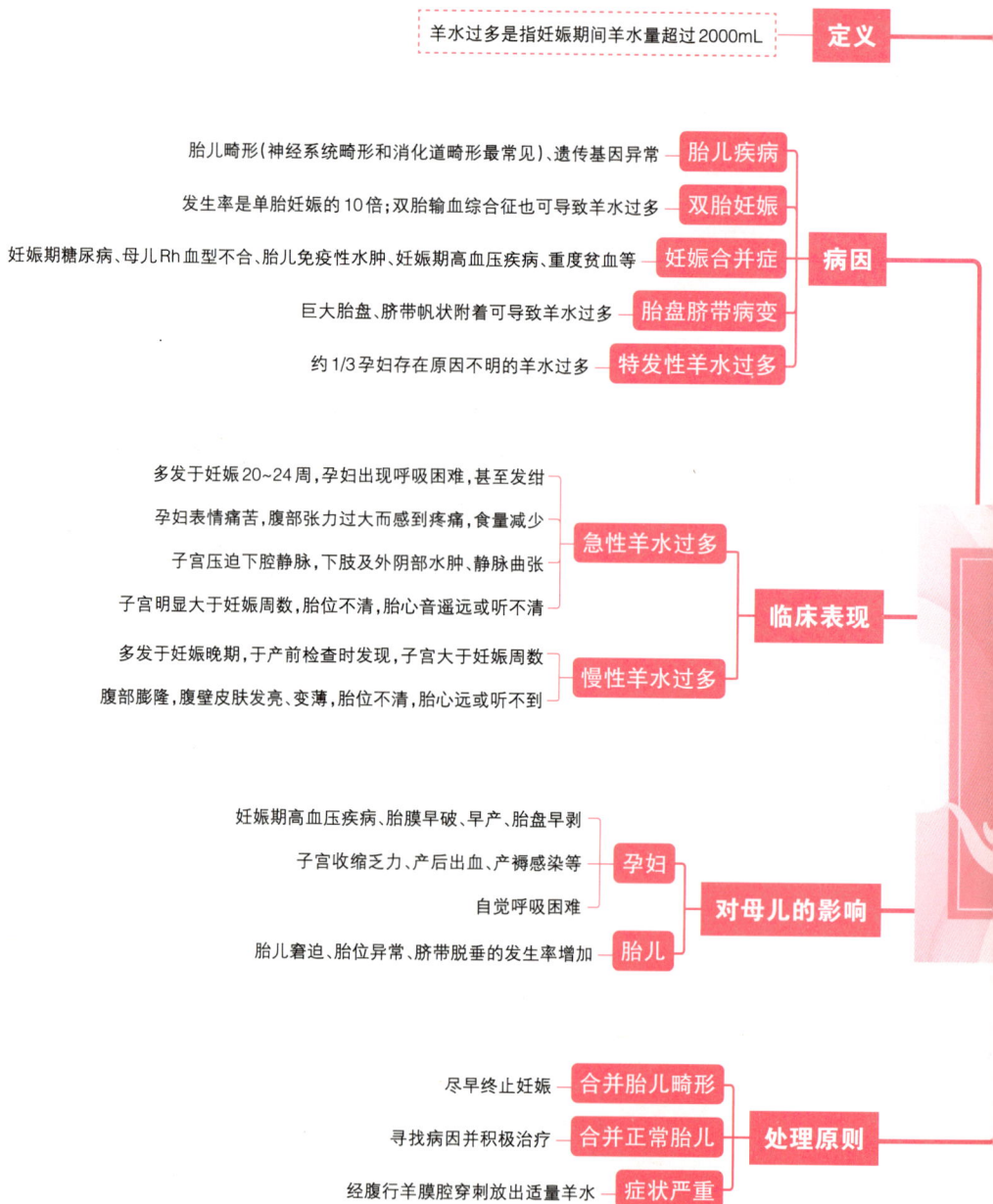

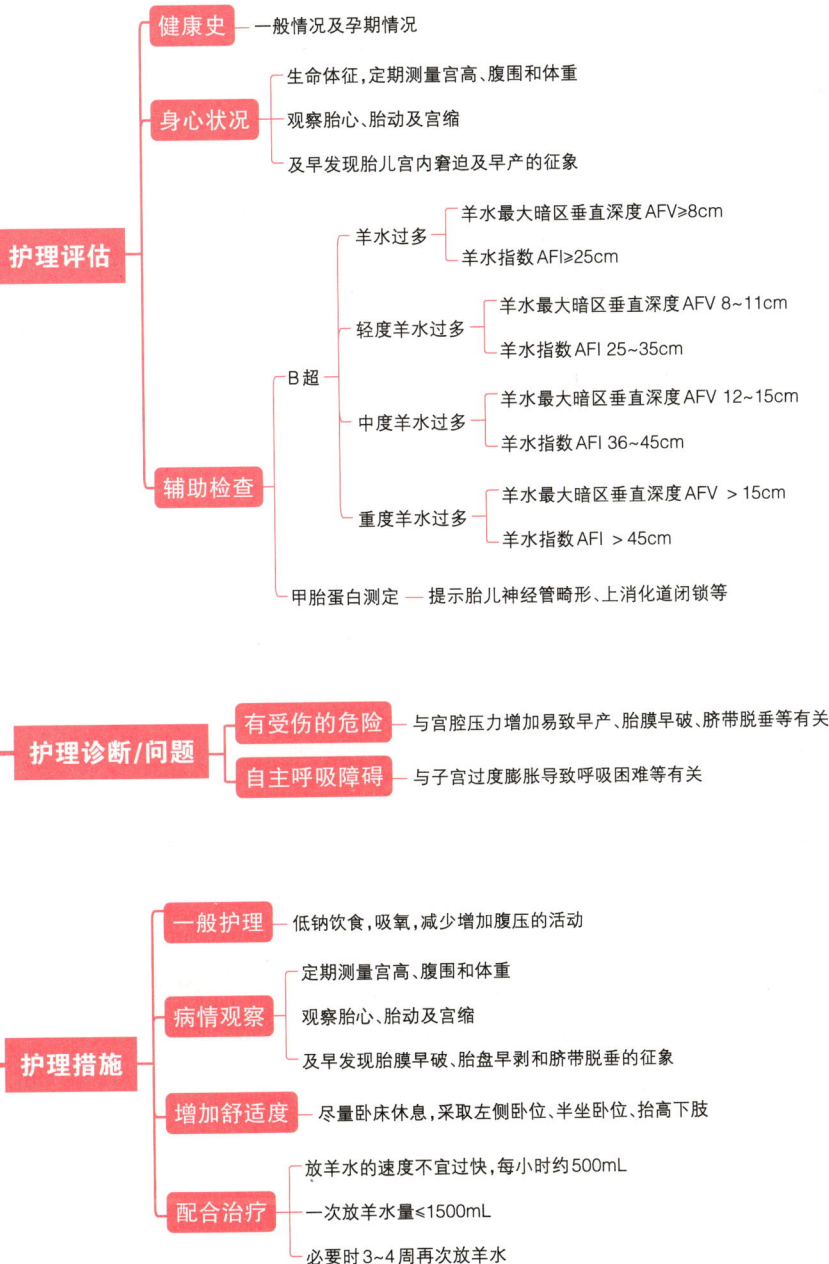

护理评估
- 健康史 — 一般情况及孕期情况
- 身心状况
  - 生命体征,定期测量宫高、腹围和体重
  - 观察胎心、胎动及宫缩
  - 及早发现胎儿宫内窘迫及早产的征象
- 辅助检查
  - B超
    - 羊水过多
      - 羊水最大暗区垂直深度AFV≥8cm
      - 羊水指数AFI≥25cm
    - 轻度羊水过多
      - 羊水最大暗区垂直深度AFV 8~11cm
      - 羊水指数AFI 25~35cm
    - 中度羊水过多
      - 羊水最大暗区垂直深度AFV 12~15cm
      - 羊水指数AFI 36~45cm
    - 重度羊水过多
      - 羊水最大暗区垂直深度AFV >15cm
      - 羊水指数AFI >45cm
  - 甲胎蛋白测定 — 提示胎儿神经管畸形、上消化道闭锁等

护理诊断/问题
- 有受伤的危险 — 与宫腔压力增加易致早产、胎膜早破、脐带脱垂等有关
- 自主呼吸障碍 — 与子宫过度膨胀导致呼吸困难等有关

护理措施
- 一般护理 — 低钠饮食,吸氧,减少增加腹压的活动
- 病情观察
  - 定期测量宫高、腹围和体重
  - 观察胎心、胎动及宫缩
  - 及早发现胎膜早破、胎盘早剥和脐带脱垂的征象
- 增加舒适度 — 尽量卧床休息,采取左侧卧位、半坐卧位、抬高下肢
- 配合治疗
  - 放羊水的速度不宜过快,每小时约500mL
  - 一次放羊水量≤1500mL
  - 必要时3~4周再次放羊水

羊水过少是指妊娠晚期羊水量少于300mL ── **定义**

泌尿系统畸形 ── **胎儿畸形**

过期妊娠、胎儿生长受限、胎盘退行性变 ── **胎盘功能减退**

妊娠期高血压疾病,服用抗利尿作用的药物 ── **母体因素**

羊膜的通透性改变、炎症、宫内感染 ── **羊膜病变**

病因

胎动时腹痛

宫高腹围低于同期正常孕妇

子宫敏感度高,易引起宫缩

临产后阵痛剧烈,宫缩不协调,宫口扩张缓慢,产程延长

临床表现

手术分娩率和引产率增加 ── **孕妇**

胎儿缺氧、胎儿畸形等使围生儿病死率明显增高 ── **胎儿**

对母儿的影响

处理原则

- 合并胎儿畸形 — 尽早终止妊娠
- 合并正常胎儿 — 寻找病因并积极治疗
- 妊娠未足月,胎肺不成熟 — 羊膜腔灌注液体,增加饮水、静脉补液

护理评估

- 健康史 — 一般情况和孕期情况
- 身心状况 — 测量孕妇宫高、腹围、体重;观察胎动、胎心、宫缩等
- 辅助检查
  - B超
    - 羊水过少
      - 羊水最大暗区垂直深度 AFV≤2cm
      - 羊水指数 AFI≤5cm
    - 严重羊水过少 — 羊水最大暗区垂直深度 AFV≤1cm
    - 羊水偏少 — 羊水指数 AFI ≤8cm
  - 羊水量测量

护理诊断/问题

- 有母体与胎儿双方受干扰的危险 — 与羊水过少、异常分娩有关
- 焦虑 — 与担心胎儿畸形、早产有关

护理措施

- 一般护理 — 指导孕妇行左侧卧位,教会孕妇自数胎动
- 病情观察 — 定期测量孕妇宫高、腹围、体重;观察胎动、胎心、宫缩等情况
- 配合治疗 — 羊膜腔灌注治疗
- 心理护理 — 倾听、解答、疏导、增强信心

胎膜早破(PROM)是指胎膜在临产前发生自然破裂。根据孕周分为足月PROM和未足月PROM,后者是指在妊娠20周以后、未满37周发生的胎膜破裂 ── **定义**

生殖道感染

羊膜腔压力增高

头盆不称、胎位异常使胎先露部不能衔接 ──
宫颈内口松弛,前羊膜囊楔入,受压不均;病原微生物感染 ── **胎膜受力不均** ── **病因**

缺乏维生素C、钙、锌、铜 ── **营养因素**

妊娠晚期性生活不当、过度负重及腹部受碰撞等 ── **其他**

突感液体自阴道流出 ──
无控制的"漏尿" ──
不伴有腹痛 ── **临床表现**
阴道后穹隆液体聚积 ──
可见羊水自宫口流出 ──

羊膜腔感染、胎盘早剥、羊水过少、产后出血 ── **孕妇** ── **对母儿的影响**
绒毛膜羊膜炎、脐带受压、脐带脱垂、早产、新生儿吸入性肺炎 ── **胎儿**

根据孕周、有无感染、胎儿情况决定治疗方案 ── **处理原则**
期待治疗包括预防感染、促使胎儿肺成熟 ── **妊娠未足月**

护理评估

- **健康史** — 了解诱发胎膜早破的原因和时间,妊娠周数,宫缩及感染的征象
- **身心状况** — 阴道流液的量、性状,胎心,胎动,胎儿成熟度,胎儿大小等
- **辅助检查**
  - 阴道液酸碱度测定
    - 正常阴道液pH — 4.5~5.5
    - 羊水pH — 7.0~7.5
    - 宫颈炎、阴道炎、血液、尿液或精液可能造成假阳性
  - 阴道液涂片检查 — 苏丹Ⅲ染色见黄色脂肪小粒,确定羊水准确率达95%
  - 羊水培养 — 诊断绒毛膜羊膜炎的重要方法

护理诊断/问题

- **有感染的危险** — 与胎膜破裂后易造成羊膜腔内感染有关
- **潜在并发症** — 早产、脐带脱垂、胎盘早剥

护理措施

- **注意休息** — 绝对卧床,抬高臀部,预防脐带脱垂
- **减少刺激** — 避免腹压增加的动作;减少不必要的肛查和阴道检查
- **病情观察** — 评估胎心、胎动、羊水性质及羊水量、NST及胎儿生物物理评分
- **预防感染**
  - 监测孕妇的体温、血常规、C-反应蛋白,评估有无绒毛膜羊膜炎发生
  - 保持外阴清洁,破膜超过12h,遵医嘱使用抗生素
- **协助治疗**
  - 足月PROM
    - 未临产,排除其他并发症,无剖宫产指征,破膜后12h内积极引产
    - 宫颈条件成熟者首选缩宫素静脉滴注
    - 宫颈条件不成熟且无促宫颈成熟及阴道分娩禁忌证者,可用机械方法(低位水囊、Foley管、昆布条、海藻棒等)药物促宫颈成熟(前列腺素抑制剂)
  - 未足月PROM
    - <24周应终止妊娠
    - 妊娠在24~27+6周符合保胎条件时根据孕妇及家属意愿进行保胎或终止妊娠
    - 妊娠在28~33+6周符合保胎条件时,应保胎、延长孕周至34周,给予糖皮质激素和抗生素治疗

本章扫码做题

概述：妊娠合并心脏病是妇女在围生期患有的一种严重的妊娠合并症,包括妊娠前已患有的心脏病、妊娠后发现或发生的心脏病,是我国孕产妇死因顺位第二位,非直接产科死因的首位

影响

妊娠、分娩对心脏的影响

妊娠期
- 血容量于妊娠第6周逐渐增加,32~34周达高峰,产后2~6周逐渐恢复正常
- 总循环血量的增加可引起心排血量增加和心率加快
- 妊娠早期主要引起心排出量增加;仰卧位低血压综合征
- 妊娠中晚期需增加心率以适应血容量的增多,妊娠末期心率约增加10次/min

分娩期
- 分娩期是心脏负担最重的时期
- 第二产程心脏前后负荷显著加重
- 第三产程妊娠合并心脏病的孕妇极易诱发心衰和心律失常

产褥期
- 产后3d内(尤其是产后24h内)仍需警惕发生心衰

妊娠32~34周、分娩期(第一产程末、第二产程)及产褥期的最初3d内是最危险的时期

心脏病对妊娠、分娩、胎儿的影响
- 可以妊娠：心脏病变较轻、心功能Ⅰ~Ⅱ级、无心衰病史且无其他并发症
- 不宜妊娠：心脏病变较重、心功能Ⅲ~Ⅳ级、有心衰病史、肺动脉高压严重心律失常、法洛四联症、围生期心肌病遗留有心脏扩大并发细菌性心内膜炎、风湿热活动期者

处理原则

- 原则：积极防治心力衰竭和感染,建立妊娠合并心脏病孕产妇抢救体系
- 非孕期：进行妊娠风险咨询和评估,确定是否可以妊娠
- 妊娠期：
  - 不宜妊娠者在12周前行人工流产术,妊娠超过12周者据实际情况综合判断和分层管理
  - 定期产前检查,防治心力衰竭从妊娠早期开始产检
- 分娩期：
  - 心功能Ⅰ~Ⅱ级,胎儿不大,胎位正常,宫颈条件好,在严密监护下可经阴道分娩
  - 心功能Ⅲ~Ⅳ级,胎儿偏大,宫颈条件不佳,合并其他并发症可选择剖宫终止妊娠
- 产褥期：产后3d内,产妇充分休息并严密监护,心功能Ⅲ级及以上不宜哺乳

护理评估

- 健康史：详细、全面地了解产科病史和既往病史

判定心功能状态
- Ⅰ级：一般体力活动不受限制
- Ⅱ级：一般体力活动轻度受限制,活动后心悸、轻度气短,休息时无症状
- Ⅲ级：一般体力活动明显受限制,轻微日常工作即感不适,或既往有心衰史
- Ⅳ级：一般体力活动严重受限制,休息时即有心悸、呼吸困难等心衰症状

身心状况

心脏病相关症状、体征
- 妊娠期：胎儿情况、胎心、胎动、宫高、腹围、体重、活动、睡眠、出入量等
- 分娩期：宫缩及产程进展
- 产褥期：母体康复及身心适应状况,有无产后出血和产褥感染,及时识别心衰先兆

- 心理-社会状况：评估产妇与家属的相关知识掌握情况、母亲角色的获得及心理状况

（续）护理评估 — **辅助检查**
- 心电图、24h动态心电图、超声心动图
- X线检查
- 胎儿电子监护仪、NST、胎动、预测宫内胎儿储备能力
- 心肌酶学和肌钙蛋白 — 检测有无心肌损伤
- 脑钠肽 — 筛查心衰

护理诊断/问题
- **活动无耐力** — 与心排血量下降有关
- **潜在并发症** — 心力衰竭、感染

护理措施
- **非孕期** — 进行妊娠风险咨询和评估，综合判断耐受妊娠的能力
- **妊娠期**
  - 加强孕期保健 — 识别早期心衰的征象
    - 轻微活动后即有胸闷、心悸、气短
    - 休息时心率每分钟超过110次，呼吸 > 20次/分
    - 夜间常因胸闷而需坐起呼吸
    - 肺底部出现少量持续性湿啰音，咳嗽后不消失
  - 预防心力衰竭
    - 充分休息，每日至少10h睡眠，避免过劳
    - 营养科学合理，体重增长整个妊娠期不超过12kg，每日食盐不超过5g
    - 预防治疗诱发心衰的各种因素
    - 健康教育，指导孕妇掌握妊娠合并心脏病的相关知识，学会识别早期心衰
  - 急性心力衰竭的处理
    - 体位 — 半卧位或端坐位，双腿下垂
    - 吸氧 — 高流量鼻导管吸氧，严重者采用无创呼吸机持续加压
    - 开放静脉通道，按医嘱用药，注意毒性反应
    - 在控制心衰的同时，紧急行剖宫产术
- **分娩期**
  - 严密观察产程，防止心力衰竭发生
    - 左侧卧位，避免仰卧，分娩时半卧位，臀部抬高
    - 高浓度面罩吸氧，早期识别心衰
    - 缩短第二产程，减少产妇体力消耗
    - 防产后出血和感染
  - 给予生理及情绪 — 焦虑
    - 严密监测生命体征
      - 正确识别早期心衰症状
      - 产妇半卧位或左侧卧位，保证充足的休息
      - 制定循序渐进的自我照顾计划
- **产褥期**
  - 恢复心功
  - 一般护理及用药护理
    - 心功能I~II级可以母乳喂养，避免过劳
    - 心功能III级或以上应回乳，指导人工喂养
    - 保持清洁卫生；饮食清淡，避免便秘
    - 遵医嘱使用抗生素及恢复心功能药物，观察有无不良反应
  - 促进亲子关系建立，避免产后抑郁发生
  - 做好出院指导 — 积极治疗原发病，未做绝育术者，建议采取适宜的避孕措施，严格避孕

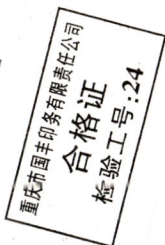

妊娠合并糖尿病包括两种类型：1.糖尿病合并妊娠为原有糖尿病的基础上合并妊娠，也称为孕前糖尿病(PGDM)；2.妊娠期糖尿病(GDM)为妊娠前糖代谢正常，妊娠期才出现的糖尿病 —— **概述**

妊娠早期，可能会出现低血糖；随妊娠进展，胰岛素用量需要不断增加 —— 妊娠期

分娩过程中，严密监测血糖，及时调整胰岛素用量 —— 分娩期 —— **妊娠、分娩对糖尿病的影响**

全身内分泌系统逐渐恢复至非孕期水平 —— 产褥期

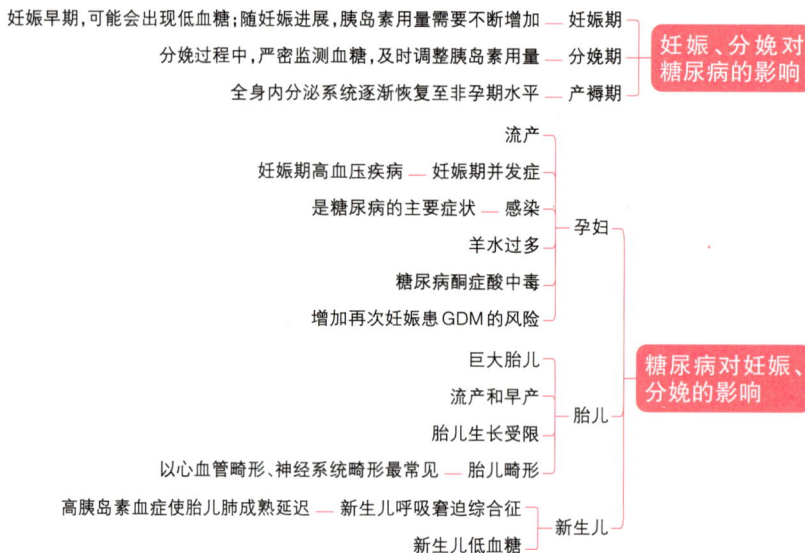

流产

妊娠期高血压疾病 —— 妊娠期并发症

是糖尿病的主要症状 —— 感染　　孕妇

羊水过多

糖尿病酮症酸中毒

增加再次妊娠患 GDM 的风险

糖尿病对妊娠、分娩的影响 —— **影响**

巨大胎儿

流产和早产

胎儿生长受限　　胎儿

以心血管畸形、神经系统畸形最常见 —— 胎儿畸形

高胰岛素血症使胎儿肺成熟延迟 —— 新生儿呼吸窘迫综合征　　新生儿

新生儿低血糖

加强孕期母儿监护，严格控制孕产妇血糖值，选择正确分娩方式，减少并发症发生 —— **处理原则**

评估孕妇糖尿病病史及家族史及其他特殊异常情况 —— **健康史**

多饮、多食、多尿 —— 三多症状

有无并发症

分娩期监测血糖、产程的进展、子宫收缩，胎心等情况 —— 症状与体征

产褥期评估血糖，产后出血及感染，新生儿情况

White 分类法 —— 评估糖尿病病情及预后

心理–社会状况

身心状况

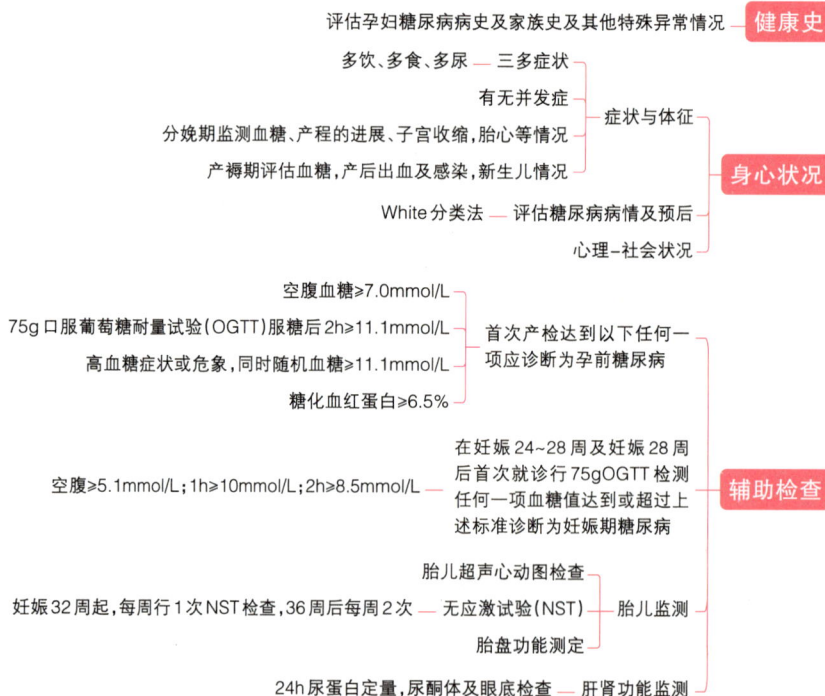

空腹血糖≥7.0mmol/L

75g 口服葡萄糖耐量试验(OGTT)服糖后 2h≥11.1mmol/L

高血糖症状或危象，同时随机血糖≥11.1mmol/L

糖化血红蛋白≥6.5%

首次产检达到以下任何一项应诊断为孕前糖尿病

护理评估

空腹≥5.1mmol/L；1h≥10mmol/L；2h≥8.5mmol/L

在妊娠 24~28 周及妊娠 28 周后首次就诊行 75gOGTT 检测任何一项血糖值达到或超过上述标准诊断为妊娠期糖尿病

辅助检查

胎儿超声心动图检查

妊娠 32 周起，每周行 1 次 NST 检查，36 周后每周 2 次 —— 无应激试验(NST) —— 胎儿监测

胎盘功能测定

24h 尿蛋白定量，尿酮体及眼底检查 —— 肝肾功能监测

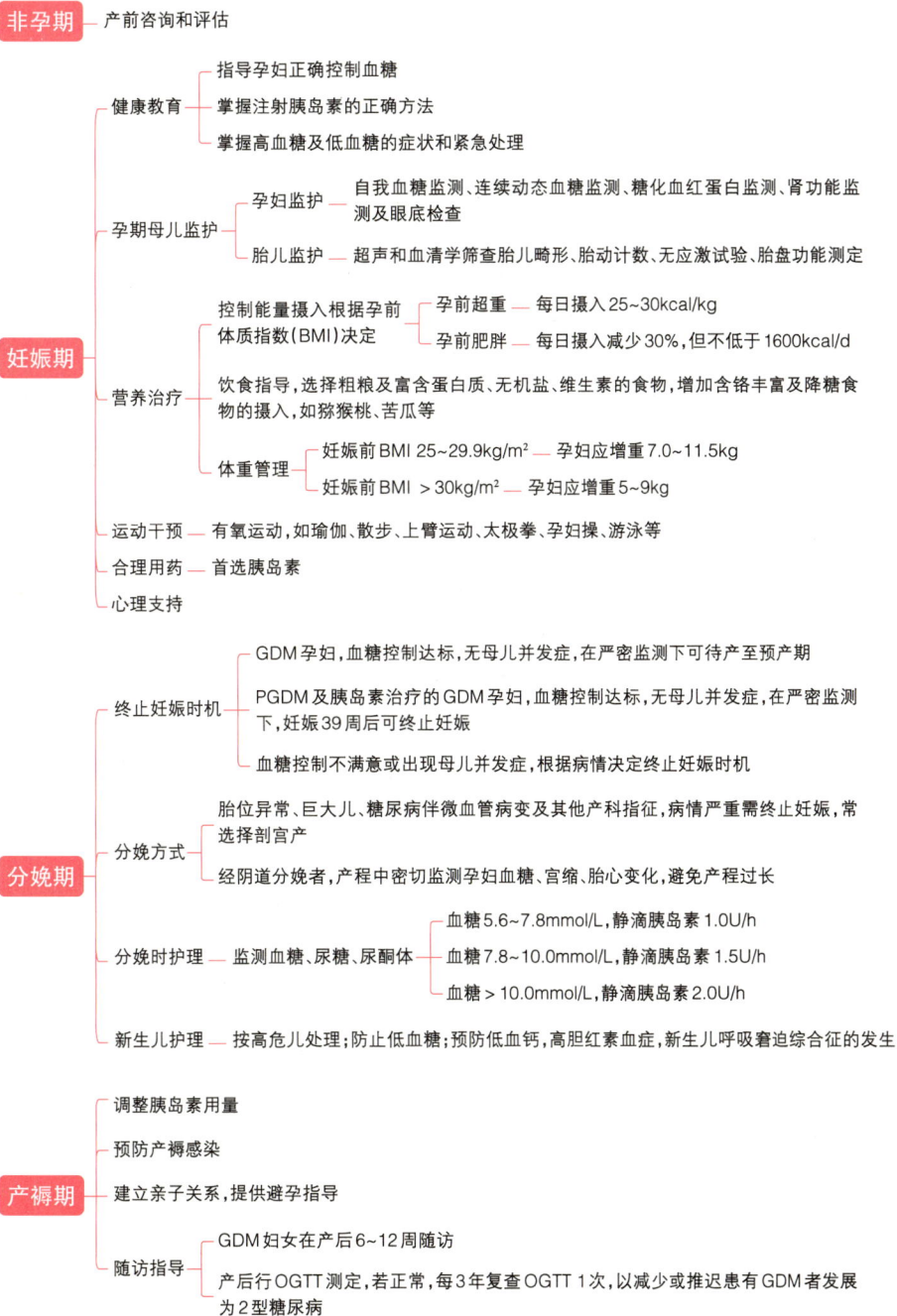

护理诊断/问题
- **有血糖不稳定的危险** —— 与血糖代谢异常有关
- **知识缺乏** —— 缺乏血糖监测、妊娠合并糖尿病自我管理等的相关知识

护理措施

- **非孕期** —— 产前咨询和评估

- **妊娠期**
  - 健康教育
    - 指导孕妇正确控制血糖
    - 掌握注射胰岛素的正确方法
    - 掌握高血糖及低血糖的症状和紧急处理
  - 孕期母儿监护
    - 孕妇监护 —— 自我血糖监测、连续动态血糖监测、糖化血红蛋白监测、肾功能监测及眼底检查
    - 胎儿监护 —— 超声和血清学筛查胎儿畸形、胎动计数、无应激试验、胎盘功能测定
  - 营养治疗
    - 控制能量摄入根据孕前体质指数(BMI)决定
      - 孕前超重 —— 每日摄入 25~30kcal/kg
      - 孕前肥胖 —— 每日摄入减少 30%，但不低于 1600kcal/d
    - 饮食指导,选择粗粮及富含蛋白质、无机盐、维生素的食物,增加含铬丰富及降糖食物的摄入,如猕猴桃、苦瓜等
    - 体重管理
      - 妊娠前 BMI 25~29.9kg/m² —— 孕妇应增重 7.0~11.5kg
      - 妊娠前 BMI >30kg/m² —— 孕妇应增重 5~9kg
  - 运动干预 —— 有氧运动,如瑜伽、散步、上臂运动、太极拳、孕妇操、游泳等
  - 合理用药 —— 首选胰岛素
  - 心理支持

- **分娩期**
  - 终止妊娠时机
    - GDM 孕妇,血糖控制达标,无母儿并发症,在严密监测下可待产至预产期
    - PGDM 及胰岛素治疗的 GDM 孕妇,血糖控制达标,无母儿并发症,在严密监测下,妊娠 39 周后可终止妊娠
    - 血糖控制不满意或出现母儿并发症,根据病情决定终止妊娠时机
  - 分娩方式
    - 胎位异常、巨大儿、糖尿病伴微血管病变及其他产科指征,病情严重需终止妊娠,常选择剖宫产
    - 经阴道分娩者,产程中密切监测孕妇血糖、宫缩、胎心变化,避免产程过长
  - 分娩时护理 —— 监测血糖、尿糖、尿酮体
    - 血糖 5.6~7.8mmol/L,静滴胰岛素 1.0U/h
    - 血糖 7.8~10.0mmol/L,静滴胰岛素 1.5U/h
    - 血糖 >10.0mmol/L,静滴胰岛素 2.0U/h
  - 新生儿护理 —— 按高危儿处理;防止低血糖;预防低血钙,高胆红素血症,新生儿呼吸窘迫综合征的发生

- **产褥期**
  - 调整胰岛素用量
  - 预防产褥感染
  - 建立亲子关系,提供避孕指导
  - 随访指导
    - GDM 妇女在产后 6~12 周随访
    - 产后行 OGTT 测定,若正常,每 3 年复查 OGTT 1 次,以减少或推迟患有 GDM 者发展为 2 型糖尿病

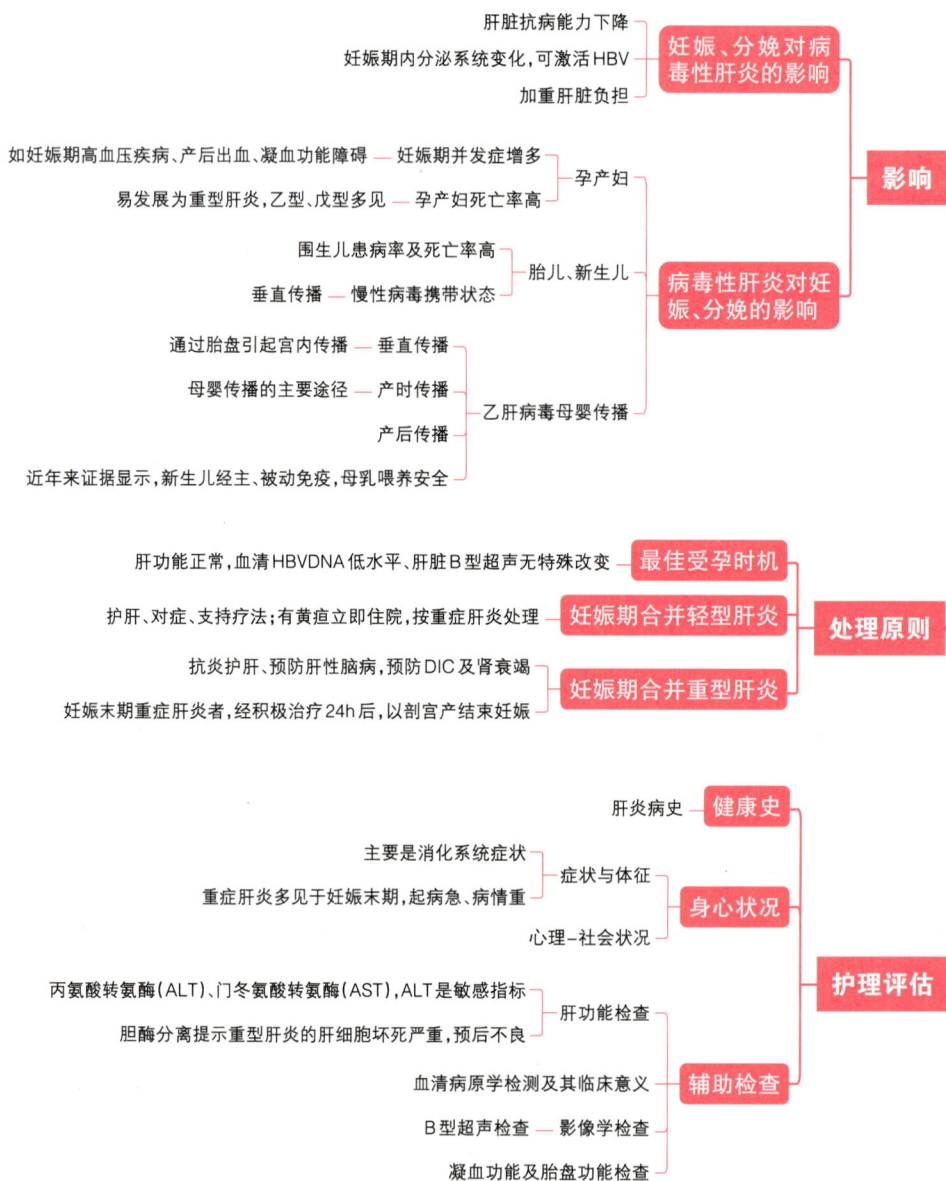

肝脏抗病能力下降
妊娠期内分泌系统变化,可激活HBV ── 妊娠、分娩对病毒性肝炎的影响
加重肝脏负担

如妊娠期高血压疾病、产后出血、凝血功能障碍 ── 妊娠期并发症增多
易发展为重型肝炎,乙型、戊型多见 ── 孕产妇死亡率高 ── 孕产妇

围生儿患病率及死亡率高
垂直传播 ── 慢性病毒携带状态 ── 胎儿、新生儿 ── 病毒性肝炎对妊娠、分娩的影响

通过胎盘引起宫内传播 ── 垂直传播
母婴传播的主要途径 ── 产时传播
产后传播 ── 乙肝病毒母婴传播
近年来证据显示,新生儿经主、被动免疫,母乳喂养安全

影响

肝功能正常,血清HBVDNA低水平、肝脏B型超声无特殊改变 ── 最佳受孕时机
护肝、对症、支持疗法;有黄疸立即住院,按重症肝炎处理 ── 妊娠期合并轻型肝炎
抗炎护肝、预防肝性脑病,预防DIC及肾衰竭 ── 妊娠期合并重型肝炎
妊娠末期重症肝炎者,经积极治疗24h后,以剖宫产结束妊娠

处理原则

肝炎病史 ── 健康史
主要是消化系统症状
重症肝炎多见于妊娠末期,起病急、病情重 ── 症状与体征 ── 身心状况
心理-社会状况

丙氨酸转氨酶(ALT)、门冬氨酸转氨酶(AST),ALT是敏感指标
胆酶分离提示重型肝炎的肝细胞坏死严重,预后不良 ── 肝功能检查
血清病原学检测及其临床意义 ── 辅助检查
B型超声检查 ── 影像学检查
凝血功能及胎盘功能检查

护理评估

护理诊断/问题
- **知识缺乏** —— 缺乏有关病毒性肝炎感染途径、传播方式、母儿危害及预防保健等知识
- **有复杂性悲伤的危险** —— 与肝炎病毒感染造成的母儿损害有关
- **潜在并发症** —— 肝性脑病、产后出血

护理措施

- **加强卫生宣教,普及防病知识**

- **妊娠期**
  - 合并轻型肝炎
    - 保证休息,避免体力劳动;加强营养,保持大便通畅;提高自我照顾能力
    - 定期产前检查,防止交叉感染
    - 减少HBV母婴传播
      - 可于妊娠第28周开始给予替诺福韦、替比夫定或拉米夫定治疗
      - 建议于产后1~3个月停药,停药后可母乳喂养
  - 合并重型肝炎
    - 保护肝脏、积极防治肝性脑病
      - 严格限制蛋白质摄入量,每日<0.5g/kg
      - 遵医嘱口服新霉素或甲硝唑
      - 严禁肥皂水灌肠
      - 观察有无性格改变,行为异常等肝性脑病前驱症状
    - 预防DIC及肝肾综合征
      - 严密监测生命体征
      - 严格限制入液量
      - 记录出入量
      - 防止产后出血 —— 在产前4h及产后12h内不宜使用肝素治疗

- **分娩期**
  - 密切观察产程进展,促进产妇身心舒适
  - 监测凝血功能
    - 预防DIC,于分娩前1周肌注维生素K1,20~40mg/d,配备新鲜血液
    - 观察有无出血倾向
  - 正确处理产程,防止母婴传播及产后出血 —— 避免软产道裂伤及新生儿产伤等引起垂直传播
  - 预防感染并严格执行消毒隔离制度 —— 医疗用品用2000mg/L的含氯消毒液浸泡消毒

- **产褥期**
  - 预防产后出血 —— 观察子宫收缩及阴道流血
  - 指导母乳喂养 —— 新生儿在出生12h内注射乙型肝炎免疫球蛋白和乙型肝炎疫苗后,可接受HBsAg阳性母亲的哺乳
  - 新生儿免疫
    - HBsAg阳性母亲的新生儿在出生后24h尽早注射乙型肝炎免疫球蛋白,剂量应≥100U
    - 在不同部位注射10μg重组酵母乙型肝炎疫苗
    - 在1个月、6个月分别接种第2和第3针乙型肝炎疫苗
  - 健康教育 —— 对产妇提供保肝治疗指导,加强休息和营养,指导避孕措施,促进产后康复

妊娠期贫血是指孕妇外周血血红蛋白 < 110g/L 及血细胞比容 < 0.33,其中血红蛋白≤60g/L 为重度贫血,以缺铁性贫血最常见 — **概述**

使贫血病情加重,贫血使孕妇妊娠风险增加 — 对母体的影响

胎儿生长受限、胎儿宫内窘迫、早产、死胎或死产等不良后果 — 对胎儿的影响 — **影响**

补充铁剂、输血、治疗并发症;预防产后出血和感染 — **处理原则**

有无月经过多等慢性失血性病史 — 健康史

贫血貌或头晕、乏力、心悸等 — 症状

皮肤黏膜苍白、毛发干燥、反甲等 — 体征 — 身心状况

重点评估孕妇因长期疲倦或知识缺乏而引起的倦怠心理 — 心理-社会评估

外周血涂片为小红细胞低血红蛋白性贫血

血红蛋白 < 110g/L,血细胞比容 < 0.33,红细胞 < 3.5 × 10^{12}/L — 血象

孕妇血清铁 < 6.5μmol/L,即可诊断为缺铁性贫血 — 血清铁测定 — 辅助检查

红细胞系统呈轻度或中度增生活跃

骨髓铁染色可见细胞内外铁均减少,细胞外铁减少明显 — 骨髓象

护理评估

护理诊断/问题
- 有活动无耐力的危险 —— 与贫血引起的乏力有关
- 有感染的危险 —— 与血红蛋白低、机体免疫力低下有关
- 有受伤的危险 —— 与贫血引起的头晕、眼花等症状有关

护理措施
- 预防
  - 积极治疗慢性失血性疾病,改变长期偏食等不良饮食习惯
  - 调整饮食结构,增加营养
  - 必要时补充铁剂,以增加铁的储备
- 妊娠期
  - 饮食护理 —— 含铁及维生素C丰富的食物
  - 正确补充铁剂
    - 遵医嘱服用,同服维生素C,首选口服
    - 饭后或餐中服用
    - 与抗酸药错开服用
    - 注射铁剂采用深部肌内注射
  - 加强母儿监护
  - 健康指导 —— 依据贫血的程度安排工作及活动量,加强口腔护理
- 分娩期
  - 重度贫血产妇于临产后应配血备用
- 产褥期
  - 密切观察子宫收缩及阴道流血,按医嘱补充铁剂,纠正贫血,使用抗生素
  - 指导母乳喂养,重度贫血不宜哺乳者应采取正确的回奶方法
  - 提供家庭支持,增加休息和营养,避免疲劳

本章扫码做题

影响产妇分娩的主要因素包括产力、产道、胎儿和产妇精神心理因素,其中任何一个或一个以上因素发生异常,或几个因素间不能相互协调、适应,从而使分娩过程受到阻碍,称为异常分娩,又称难产。产力异常(子宫收缩力异常)是指在分娩过程中,子宫收缩的节律性、对称性及极性不正常或强度、频率有异常 —— **概述**

是导致继发性宫缩乏力的最常见原因 —— **头盆不称或胎位异常**

子宫壁过度膨胀,高龄产妇,宫内感染,子宫肌瘤,子宫发育不良,子宫畸形 —— **子宫局部因素**

多见于初产妇,尤其是35岁以上的高龄初产妇;精神过度紧张 —— **精神因素** —— **病因**

临产后,产妇体内雌激素、缩宫素、前列腺素合成及释放减少,孕激素下降缓慢,子宫平滑肌钙离子浓度降低 —— **内分泌失调**

产程中使用大量解痉、镇静、镇痛剂及宫缩抑制剂 —— **药物影响**

协调性子宫收缩乏力(低张性子宫收缩乏力)	正常节律性、对称性、极性收缩力弱,持续时间短宫缩<2次/10min	原发性宫缩乏力	产程开始即出现子宫收缩乏力
		继发性宫缩乏力	产程开始时子宫收缩正常,在某一阶段(活跃期或第二产程)减弱,常由于中骨盆与骨盆出口平面狭窄所致
不协调性子宫收缩乏力(高张性子宫收缩乏力)	多见于初产妇,表现为子宫收缩的极性倒置,下腹部有压痛,胎位触不清,胎心不规律,宫口扩张早期缓慢或停滞,潜伏期延长,胎先露部下降迟缓或停滞		

—— **分类**

潜伏期延长	从临产规律宫缩开始至宫口开大3cm为潜伏期,初产妇潜伏期正常约需8h,最大时期为16h,超过16h为潜伏期延长
活跃期延长	从宫口开大3cm至宫口开全为活跃期,初产妇活跃期正常的需4h,最大时限为8h,超过8h为活跃期延长
活跃期停滞	进入活跃期后,宫口扩张停止超过4h
第二产程延长	第二产程初产妇超过2h,镇痛分娩超过3h,经产妇超过1h
胎头下降延缓	活跃期晚期及第二产程,胎头下降速度初产妇每小时<1cm,经产妇每小时<2cm
胎头下降停滞	活跃期晚期胎头停留在原处不下降达1h以上
滞产	总产程超过24h

—— **产程异常** —— **临床表现**

体力消耗;产伤;产后出血;产后感染 —— **产妇**

胎儿宫内窘迫;新生儿窒息或死亡 —— **胎儿、新生儿** —— **对母儿的影响**

—— **产前预测**

—— **产时及时、准确诊断** —— **处理原则**

—— **针对原因适时处理**

一般情况及孕期情况 —— **健康史**

评估产程进展情况,区别宫缩乏力是协调性还是不协调性 —— **身心状况** —— **护理评估**

多普勒胎心听诊仪监测 —— **辅助检查**

尿液检查可出现尿酮体阳性 —— **实验室检查**

指标	分数			
	0	1	2	3
宫口开大(cm)	0	1~2	3~4	≥5
宫颈管消退(%)（未消退为3cm)	0~30	40~50	60~70	≥80
先露位置（坐骨棘水平=0)	-3	-2	-1~0	+1~+2
宫颈位置	硬	中	软	
宫口位置	后	中	前	

（续）护理评估 — **（续）辅助检查** — Bishop宫颈成熟度评分

护理诊断/问题
- 疲乏 — 与产程延长、孕妇体力消耗有关
- 有体液不足的危险 — 与产程延长、孕妇体力消耗、过度疲乏影响摄入有关

护理措施

协调性子宫收缩乏力
- 第一产程的护理
  - 改善全身情况
    - 保证休息,心理疏导,产妇过度疲劳或烦躁不安者,按医嘱给予镇静剂,如地西泮或哌替啶
    - 补充营养、水分、电解质
    - 开展陪伴分娩
    - 保持膀胱和直肠空虚状态
  - 加强子宫收缩
    - 胎头衔接而产程延缓者,宫颈扩张≥3cm,无头盆不称,行人工破膜
      - 破膜前检查有无脐带先露,于宫缩间歇期破膜
      - 破膜后术者手指应停留在阴道内,经过1~2次宫缩胎头入盆后术者再将手取出
      - 观察羊水量、性状和胎心变化
    - 缩宫素静脉滴注
      - 适用于产程延长且协调性宫缩乏力、胎心良好、胎位正常、头盆相称者
      - 以最小浓度获得最佳宫缩
      - 宫缩不强可逐渐加快滴数,最大剂量≤60滴/min
      - 若10min内宫缩≥5次、宫缩持续1min以上或胎心率异常应立即停止滴注缩宫素
    - 针刺穴位;刺激乳头
    - 地西泮静脉推注 — 适用于宫口扩张缓慢及宫颈水肿
  - 剖宫产术前准备 — 经上述处理,试产2~4h产程仍无进展出现胎儿宫内窘迫、产妇体力衰竭时
- 第二产程的护理 — 做好阴道助产和抢救新生儿的准备
- 第三产程的护理 — 预防产后出血及感染

不协调性子宫收缩乏力
- 调节子宫收缩,恢复正常节律性和极性
- 给予适当的镇静剂,保证充分休息
- 在恢复协调性宫缩之前,禁用缩宫素

提供心理支持,减少焦虑与恐惧 — 产妇心理状态是影响子宫收缩的重要因素,给予解释和支持,防止精神紧张

注:参照《妇产科学》第9版内容,已更新为:
潜伏期延长:从临产规律宫缩开始至活跃期起点(4~6cm)称为潜伏期,初产妇＞20h,经产妇＞14h称为潜伏期延长。
活跃期延长:从活跃期起点(4~6cm)至宫颈口开全为活跃期,活跃期宫颈口扩张速度＜0.5cm/h。
活跃期停滞:当宫口停止扩张≥6cm后,如宫缩正常,而宫口停止扩张≥4h可诊断为活跃期停滞;如宫缩欠佳,宫口停止扩张≥6h可诊断为活跃期停滞。活跃期停滞可作为剖宫产的指征。
第二产程延长:第二产程初产妇超过3h,经产妇超过2h(镇痛分娩初产妇超过4h,经产妇超过3h),产程无进展(胎头下降和旋转)。
本内容来源于《妇产科护理学》第6版第十一章第211~212页异常分娩妇女的护理。

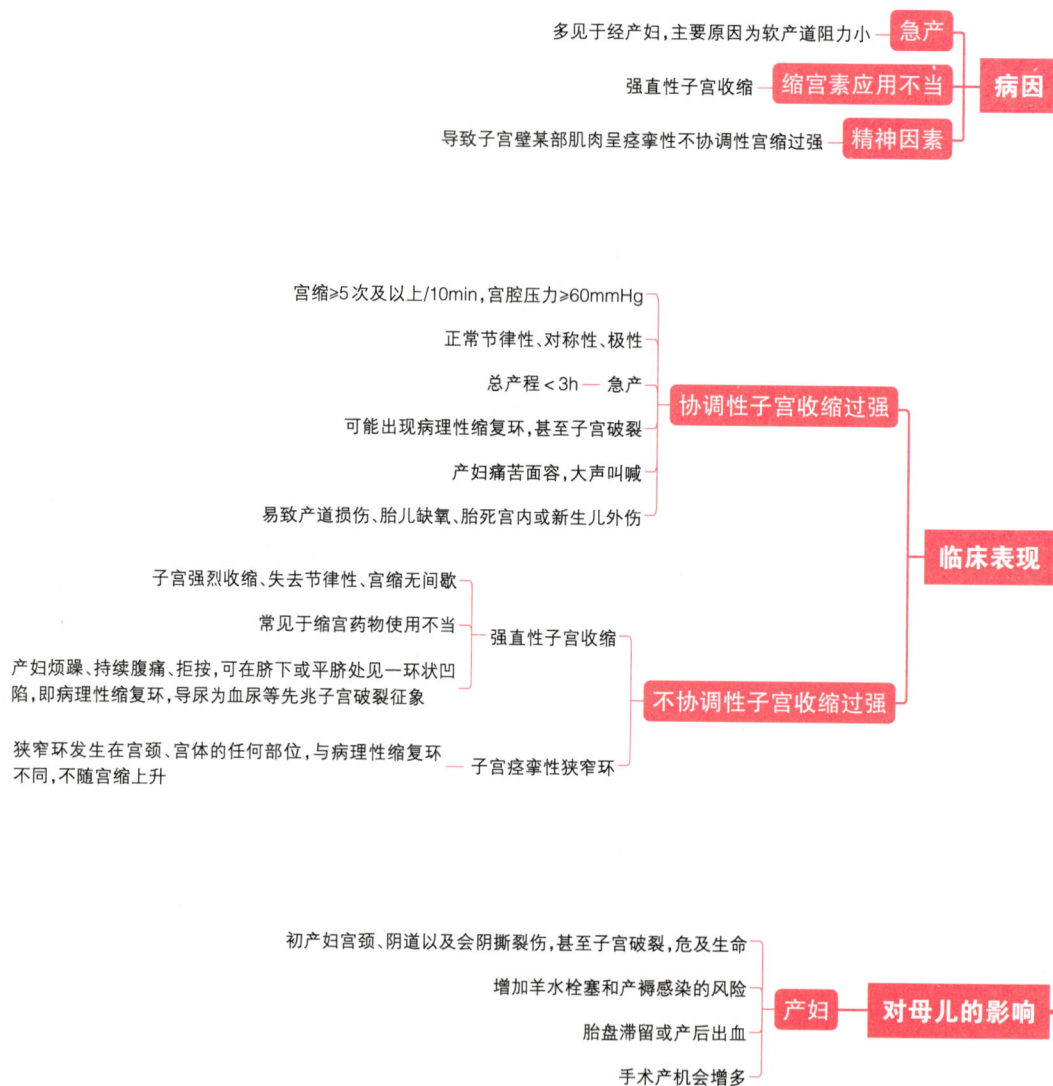

多见于经产妇,主要原因为软产道阻力小 — 急产

强直性子宫收缩 — 缩宫素应用不当

导致子宫壁某部肌肉呈痉挛性不协调性宫缩过强 — 精神因素

病因

宫缩≥5次及以上/10min,宫腔压力≥60mmHg

正常节律性、对称性、极性

总产程<3h — 急产

可能出现病理性缩复环,甚至子宫破裂

产妇痛苦面容,大声叫喊

易致产道损伤、胎儿缺氧、胎死宫内或新生儿外伤

协调性子宫收缩过强

子宫强烈收缩、失去节律性、宫缩无间歇

常见于缩宫药物使用不当

强直性子宫收缩

产妇烦躁、持续腹痛、拒按,可在脐下或平脐处见一环状凹陷,即病理性缩复环,导尿为血尿等先兆子宫破裂征象

狭窄环发生在宫颈、宫体的任何部位,与病理性缩复环不同,不随宫缩上升

子宫痉挛性狭窄环

不协调性子宫收缩过强

临床表现

初产妇宫颈、阴道以及会阴撕裂伤,甚至子宫破裂,危及生命

增加羊水栓塞和产褥感染的风险

胎盘滞留或产后出血

手术产机会增多

产妇

对母儿的影响

（续）对母儿的影响 —— 胎儿、新生儿 —— 胎儿窘迫甚至胎死宫内及新生儿窒息

处理原则
- 识别高危人群和急产征兆 —— 有急产史孕妇,提前住院待产,做好抢救新生儿的准备
- 正确处理急产
  - 胎儿娩出时,嘱产妇勿向下屏气
  - 若急产来不及消毒及新生儿坠地者,给予维生素 K_1 10mg 肌内注射,预防新生儿颅内出血,并尽早肌内注射精制破伤风抗毒素 1500U
  - 产后仔细检查有无软产道裂伤
  - 纠正导致子宫痉挛性狭窄环的原因
- 预防并发症

护理诊断/问题
- 急性疼痛 —— 与过频过强子宫收缩有关
- 焦虑 —— 与担心自身及胎儿安危有关

护理措施
- 分娩前护理
  - 高危者预产期前1~2周不宜外出,提前2周住院待产
  - 待产妇主诉有便意,先判断宫口大小及胎先露下降
  - 做好抢救新生儿的准备
- 分娩期护理
  - 属梗阻性原因,经处理未缓时,应行剖宫产
  - 新生儿按医嘱给维生素 K_1 肌内注射
- 产后护理
  - 观察宫体复旧、会阴伤口、阴道出血、生命体征等
  - 行健康教育及出院指导

产道包括骨产道(骨盆腔)及软产道(子宫下段、宫颈、阴道、外阴),是胎儿娩出的通道。产道异常包括骨产道异常及软产道异常,临床上以骨产道异常多见,可使胎儿娩出受阻 —— **概述**

分级	特点
Ⅰ级—临界性狭窄	对角径 11.5cm,多数可经阴道分娩,若胎头不入盆常出现胎膜破裂及脐带脱垂,继发性宫缩乏力
Ⅱ级—相对性狭窄	对角径 10.0~11.0cm,阴道分娩难度增加
Ⅲ级—绝对性狭窄	对角径≤9.5cm,以剖宫产结束分娩
初产妇呈尖腹,经产妇为悬垂腹,胎头跨趾征阳性	
骨盆入口临界狭窄时潜伏期及活跃早期延长;绝对狭窄常发生梗阻性难产	
胎先露长时间嵌入骨盆入口平面,血液循环障碍,可形成泌尿生殖道瘘	
胎头可出现颅骨重叠,严重时出现颅骨骨折及颅内出血	

—— 骨盆入口平面狭窄

分级	特点
较入口平面狭窄更常见,以坐骨棘间径及中骨盆后矢状径狭窄为主	
Ⅰ级—临界性狭窄	坐骨棘间径 10cm,坐骨棘间径加中骨盆后矢状径 13.5cm
Ⅱ级—相对性狭窄	坐骨棘间径 8.5~9.5cm,坐骨棘间径加中骨盆后矢状径 12~13cm
Ⅲ级—绝对性狭窄	坐骨棘间径≤8.0cm,坐骨棘间径加中骨盆后矢状径≤11.5cm

—— 中骨盆平面狭窄

分级	特点
Ⅰ级—临界性狭窄	坐骨结节间径 7.5cm,坐骨结节间径加骨盆出口后矢状径 15.0cm
Ⅱ级—相对性狭窄	坐骨结节间径 6.0~7.0cm,坐骨结节间径加骨盆出口后矢状径 12.0~14.0cm
Ⅲ级—绝对性狭窄	坐骨结节间径≤5.5cm,坐骨结节间径加骨盆出口后矢状径≤11.0cm
与中骨盆狭窄相伴行,多见于男型骨盆:坐骨结节间径狭窄、骨盆出口后矢状径狭窄	
中骨盆平面和出口平面狭窄类型	漏斗型骨盆:男型骨盆
	横径狭窄骨盆:类人猿型骨盆

—— 骨盆出口平面狭窄

三个平面径线均比正常值小 2cm —— 均小骨盆 —— 骨盆三个平面狭窄

畸形骨盆

— **骨产道**

— **临床表现**

阴道纵隔、阴道横隔、阴道包块 —— 阴道异常

宫颈粘连和瘢痕 —— 宫颈异常

子宫畸形、瘢痕子宫 —— 子宫异常

子宫肌瘤、卵巢肿瘤 —— 盆腔肿瘤

— **软产道**

继发性子宫收缩乏力,产程延长或停滞,病理性缩复环、子宫破裂 —— 骨盆入口狭窄

持续性枕后位、枕横位,生殖道瘘,感染率高,产程延长 —— 中骨盆狭窄

— **母体**

影响先露部衔接,下降,增加手术产,胎儿窘迫及新生儿产伤等 —— **胎儿、新生儿**

— **对母儿的影响**

处理原则 — 明确狭窄骨盆的类型和程度,综合分析判断决定分娩方式

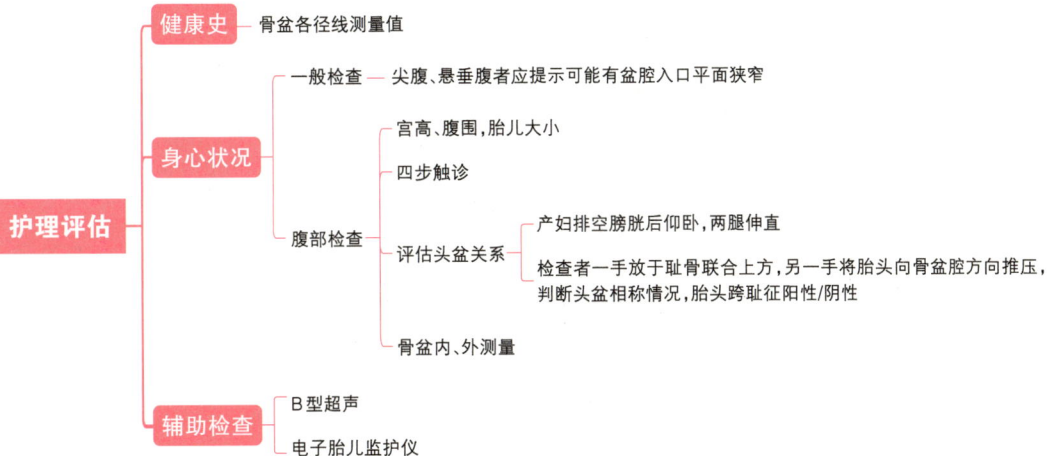

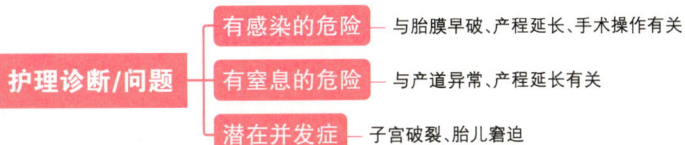

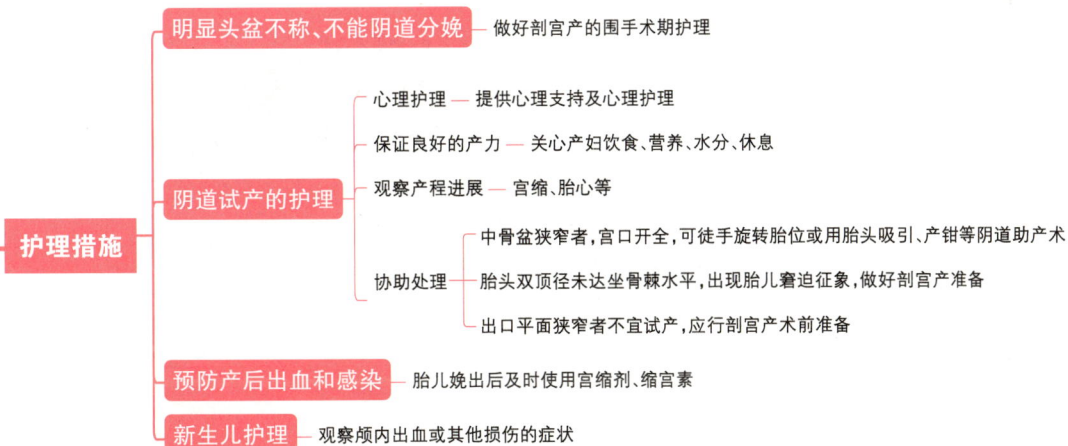

护理评估
- 健康史 — 骨盆各径线测量值
- 身心状况
  - 一般检查 — 尖腹、悬垂腹者应提示可能有盆腔入口平面狭窄
  - 腹部检查
    - 宫高、腹围,胎儿大小
    - 四步触诊
    - 评估头盆关系
      - 产妇排空膀胱后仰卧,两腿伸直
      - 检查者一手放于耻骨联合上方,另一手将胎头向骨盆腔方向推压,判断头盆相称情况,胎头跨耻征阳性/阴性
    - 骨盆内、外测量
- 辅助检查
  - B型超声
  - 电子胎儿监护仪

护理诊断/问题
- 有感染的危险 — 与胎膜早破、产程延长、手术操作有关
- 有窒息的危险 — 与产道异常、产程延长有关
- 潜在并发症 — 子宫破裂、胎儿窘迫

护理措施
- 明显头盆不称、不能阴道分娩 — 做好剖宫产的围手术期护理
- 阴道试产的护理
  - 心理护理 — 提供心理支持及心理护理
  - 保证良好的产力 — 关心产妇饮食、营养、水分、休息
  - 观察产程进展 — 宫缩、胎心等
  - 协助处理
    - 中骨盆狭窄者,宫口开全,可徒手旋转胎位或用胎头吸引、产钳等阴道助产术
    - 胎头双顶径未达坐骨棘水平,出现胎儿窘迫征象,做好剖宫产准备
    - 出口平面狭窄者不宜试产,应行剖宫产术前准备
- 预防产后出血和感染 — 胎儿娩出后及时使用宫缩剂、缩宫素
- 新生儿护理 — 观察颅内出血或其他损伤的症状

持续性枕后位或持续性枕横位

胎头高直位

枕横位入盆的胎头前顶骨先入盆 — 前不均倾位

面先露 ── 胎位异常

单臀先露最多见 — 臀先露

称为横产式 — 肩先露

胎头或胎臀伴有肢体作为先露部同时进入骨盆 — 复合先露

── 临床表现

出生体重≥4000g — 巨大胎儿

脑积水 ┐
　　　├ 胎儿畸形 ── 胎儿发育异常
联体儿 ┘

继发性宫缩乏力,产程延长,需手术助产

生殖道瘘、宫颈撕裂、子宫破裂 — 胎头位置异常 ── 母体

产褥感染、产后出血的发生率增加

── 对母儿的影响

胎膜早破、脐带先露、脐带脱垂

早产儿及低体重儿增多 ── 胎儿、新生儿

新生儿窒息、外伤、臂丛神经损伤、胸锁乳突肌损伤、颅内出血

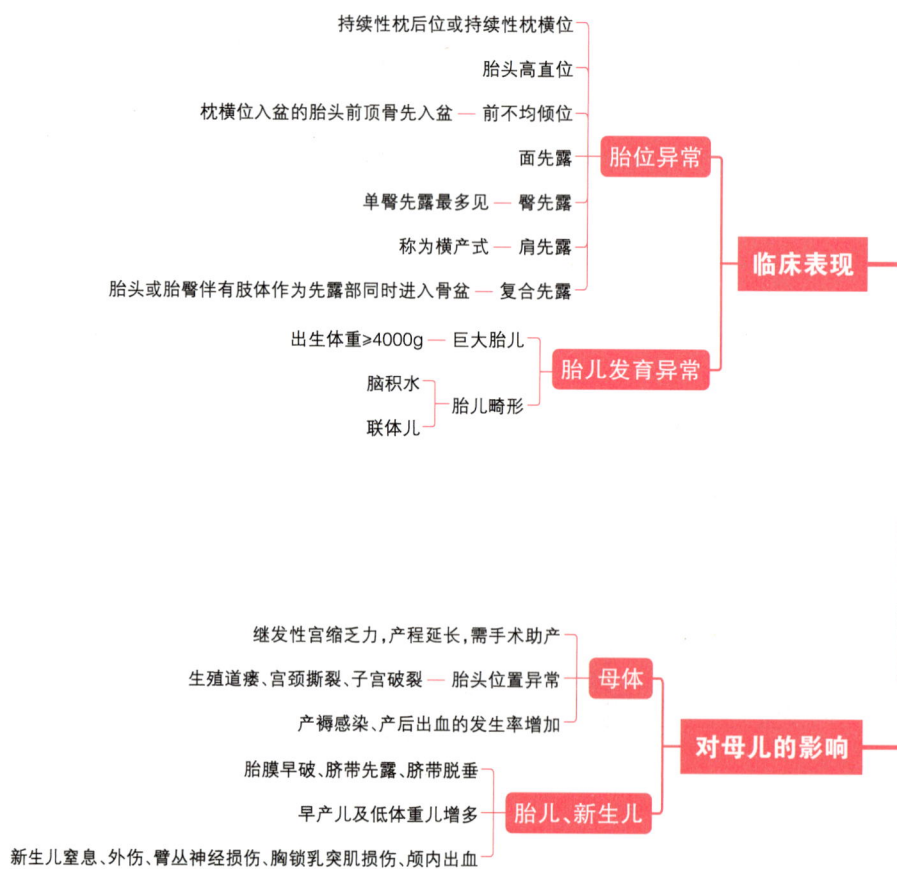

处理原则
- 临产前
  - 胎位异常者
    - 定期产前检查,妊娠30周以前顺其自然
    - 30周以后矫治,矫治失败提前一周住院待产,决定分娩方式
  - 胎儿发育异常 — 巨大胎儿及时查明原因治疗,畸形儿确诊后及时终止妊娠
- 临产后 — 具体情况综合分析,以对产妇和胎儿损伤最小为原则

护理评估
- 健康史 — 产前检查相关资料
- 身心状况
  - 腹部检查
    - 枕后位 — 胎心在脐下偏外侧处听得最清楚
    - 臀位 — 胎心在脐上左(右)侧听得最清楚
  - 肛门检查或阴道检查 — 次数不宜过多,预防感染
- 辅助检查
  - B型超声 — 头盆是否相称
  - 实验室检查

护理诊断/问题
- 有窒息的危险 — 与分娩因素异常有关
- 恐惧 — 与难产及胎儿发育异常的结果有关

护理措施
- 加强孕期保健
  - 胎位异常于30周以前多能自行转为头先露
  - 30周以后仍不纠正,可指导行膝胸卧位
  - 每日2次,每次15min,连做1周后复查
- 明显头盆不称、胎位异常、巨大胎儿 — 做好剖宫产围手术期护理
- 阴道分娩的孕妇
  - 鼓励待产妇进食,保持待产妇良好的营养状况
  - 防止胎膜早破
  - 协助医师做好阴道助产及新生儿抢救的准备
- 心理护理 — 提供心理支持,消除产妇及家属的紧张状态

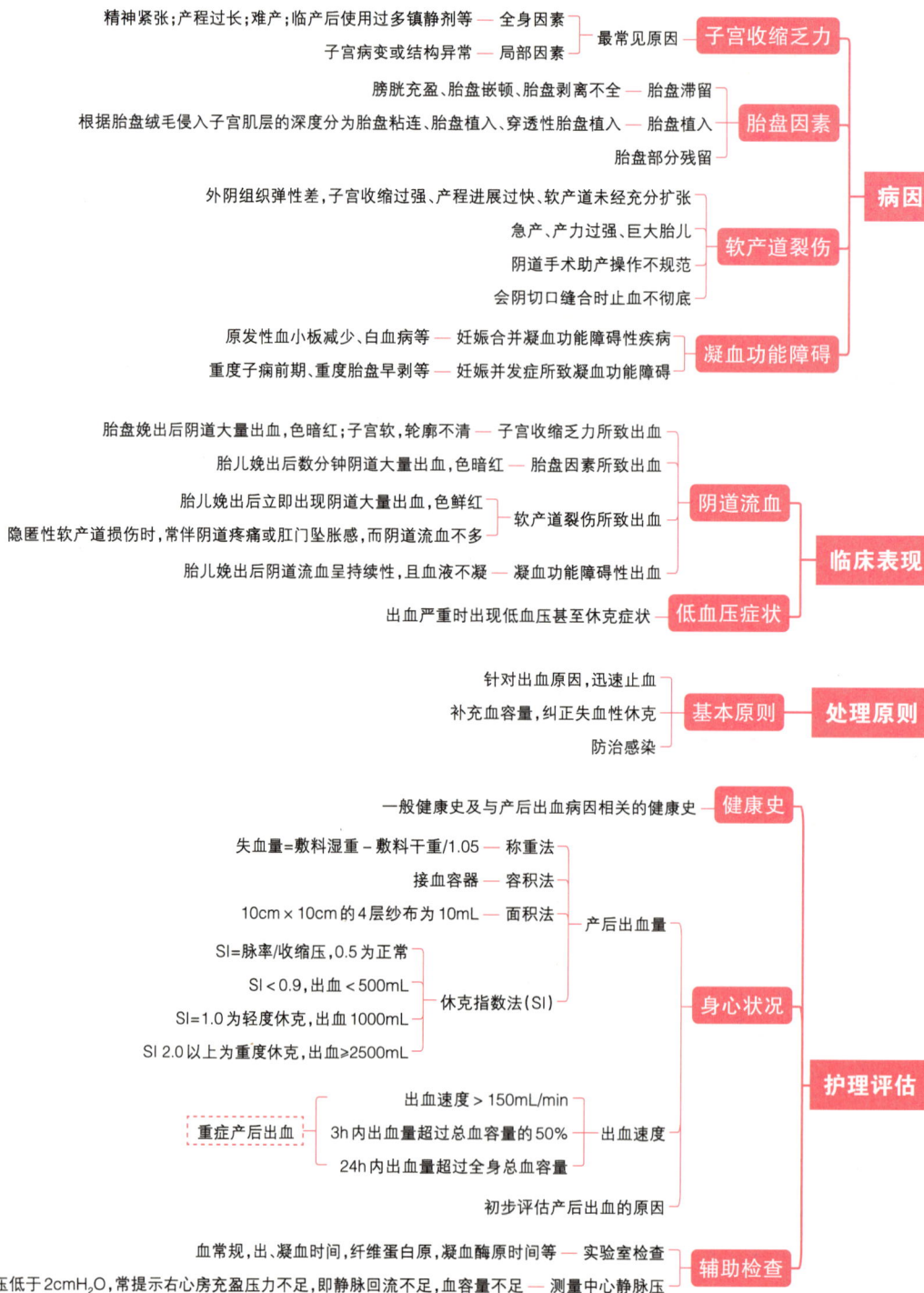

本章扫码做题

定义 — 产后出血是指胎儿娩出后24h内阴道分娩者出血量超过500mL，剖宫产超过1000mL。居我国产妇死亡原因首位

病因

子宫收缩乏力 — 最常见原因
- 精神紧张;产程过长;难产;临产后使用过多镇静剂等 — 全身因素
- 子宫病变或结构异常 — 局部因素

胎盘因素
- 膀胱充盈、胎盘嵌顿、胎盘剥离不全 — 胎盘滞留
- 根据胎盘绒毛侵入子宫肌层的深度分为胎盘粘连、胎盘植入、穿透性胎盘植入 — 胎盘植入
- 胎盘部分残留

软产道裂伤
- 外阴组织弹性差,子宫收缩过强、产程进展过快、软产道未经充分扩张
- 急产、产力过强、巨大胎儿
- 阴道手术助产操作不规范
- 会阴切口缝合时止血不彻底

凝血功能障碍
- 原发性血小板减少、白血病等 — 妊娠合并凝血功能障碍性疾病
- 重度子痫前期、重度胎盘早剥等 — 妊娠并发症所致凝血功能障碍

临床表现

阴道流血
- 胎盘娩出后阴道大量出血,色暗红;子宫软,轮廓不清 — 子宫收缩乏力所致出血
- 胎儿娩出后数分钟阴道大量出血,色暗红 — 胎盘因素所致出血
- 胎儿娩出后立即出现阴道大量出血,色鲜红 — 软产道裂伤所致出血
- 隐匿性软产道损伤时,常伴阴道疼痛或肛门坠胀感,而阴道流血不多
- 胎儿娩出后阴道流血呈持续性,且血液不凝 — 凝血功能障碍性出血

低血压症状 — 出血严重时出现低血压甚至休克症状

处理原则

基本原则
- 针对出血原因,迅速止血
- 补充血容量,纠正失血性休克
- 防治感染

护理评估

健康史 — 一般健康史及与产后出血病因相关的健康史

身心状况

产后出血量
- 失血量=敷料湿重－敷料干重/1.05 — 称重法
- 接血容器 — 容积法
- 10cm×10cm的4层纱布为10mL — 面积法

休克指数法(SI)
- SI=脉率/收缩压,0.5为正常
- SI<0.9,出血<500mL
- SI=1.0为轻度休克,出血1000mL
- SI 2.0以上为重度休克,出血≥2500mL

重症产后出血 — 出血速度
- 出血速度>150mL/min
- 3h内出血量超过总血容量的50%
- 24h内出血量超过全身总血容量

初步评估产后出血的原因

辅助检查
- 血常规,出、凝血时间,纤维蛋白原,凝血酶原时间等 — 实验室检查
- 中心静脉压低于2cmH2O,常提示右心房充盈压力不足,即静脉回流不足,血容量不足 — 测量中心静脉压

护理诊断/问题
- 恐惧 —— 与大量失血担心自身安危有关
- 潜在并发症 —— 出血性休克
- 有感染的危险 —— 与失血后抵抗力降低及手术操作有关

护理措施
- 积极预防产后出血
  - 妊娠期 —— 加强孕期保健;高危因素的孕妇加强产前检查;提供积极的心理支持
  - 分娩期
    - 第一产程
      - 密切观察产程进展
      - 合理使用宫缩药物
      - 注意补充水和营养
      - 防止产妇疲劳
      - 消除产妇紧张情绪
    - 第二产程
      - 建立静脉通道
      - 掌握会阴切开的指征
      - 指导产妇正确使用腹压
      - 避免胎儿娩出过快过急
      - 阴道检查及手术助产动作轻柔等
    - 第三产程
      - 胎肩娩出后立即使用缩宫素
      - 正确协助胎盘娩出
      - 检查胎盘胎膜的完整性
      - 检查软产道有无裂伤或出血
      - 准确收集和测量出血量
  - 产褥期
    - 产后2h严密监测,督促产妇排空膀胱,尽早实施母乳喂养
    - 有发生大出血的高危产妇,保持静脉通道,做好输血和急救的准备
- 针对原因迅速止血,纠正失血性休克,控制感染
  - 子宫收缩乏力
    - 按摩子宫
    - 应用宫缩剂
    - 填塞宫腔纱条
    - 结扎盆腔血管
    - 髂内动脉或子宫动脉栓塞
    - 切除子宫
  - 胎盘因素 —— 正确处理第三产程,检查胎盘胎膜完整性,必要时刮宫
  - 软产道裂伤 —— 按解剖层次逐层缝合,彻底止血
  - 凝血功能障碍 —— 尽快输新鲜全血,补充血小板,纤维蛋白原等
  - 失血性休克的护理 —— 发现早期休克,补充血容量,生命体征监测等
- 心理护理与健康教育
  - 安慰、解释,避免精神紧张
  - 饮食含铁、蛋白质、维生素的食物
  - 观察子宫复旧和恶露
  - 产后复查指导
  - 警惕晚期产后出血 —— 分娩24h后,子宫大量出血

子宫破裂是妊娠晚期或分娩期发生的子宫体部或子宫下段的破裂 — **定义**

常见原因

妊娠晚期或临产后发生子宫破裂的危险性更大

宫体部瘢痕常在妊娠晚期自发破裂，多为完全性破裂 — **瘢痕子宫**

子宫下段瘢痕破裂多发生于临产后，多为不完全破裂

常见于骨盆狭窄、头盆不称、胎位异常、胎儿畸形、软产道阻塞等 — **梗阻性难产**

子宫收缩过强，先露下降受阻 — **子宫收缩药物使用不当**

多发生于不恰当或粗暴的阴道助产手术 — **产科手术创伤**

病因

胎先露部下降受阻，子宫收缩过强，强有力的宫缩使子宫下段肌肉
拉长变薄，而子宫体部肌肉增厚变短，两者间形成明显的环状凹陷， — **子宫病理性缩复环**
此凹陷逐渐上升达脐部或脐部以上，压痛明显

子宫呈强直性或痉挛性收缩，下腹部剧痛难忍，拒按 — **下腹部疼痛**

血尿

胎心率改变

先兆子宫破裂

宫腔与腹腔不相通

多见于子宫下段剖宫产切口瘢痕破裂 — **不完全性子宫破裂**

仅在子宫不全破裂口处压痛

宫腔与腹腔相通，全腹压痛，反跳痛，胎心、胎动消失 — **完全性子宫破裂**

子宫破裂

临床表现

抑制子宫收缩，全身麻醉或肌注哌替啶100mg，立即剖宫产结束分娩 — **先兆子宫破裂**

输液、输血、吸氧、抢救休克；尽快剖宫产终止妊娠；控制感染 — **子宫破裂**

处理原则

除一般情况外，与子宫破裂相关的病史 — **健康史** **护理评估**

（续）护理评估
- **身心状况** — 产妇的临床表现及情绪变化
- **辅助检查**
  - 实验室检查
  - 其他
    - B型超声检查 — 确定子宫破裂的部位及胎儿和子宫的关系
    - 腹腔穿刺可证实腹腔内出血

护理诊断/问题
- **急性疼痛** — 与强直性子宫收缩、病理性缩复环或子宫破裂血液刺激腹膜有关
- **有心输出量减少的危险** — 与子宫破裂后大量出血有关
- **有感染的危险** — 与多次阴道检查、宫腔内损伤、大量出血有关
- **悲伤** — 与切除子宫与胎儿死亡有关

护理措施
- **预防子宫破裂**
  - 加强孕期保健；加强产前检查
  - 高危因素提前待产
  - 严密观察产程进展，尽早发现先兆子宫破裂征象
  - 严格掌握子宫收缩剂的使用指征和方法
  - 正确掌握手术助产指征及操作常规
- **先兆子宫破裂病人的护理**
  - 密切观察产程进展，发现导致难产的诱因
  - 出现病理性缩复环时立即报告医生，遵医嘱给予宫缩抑制药物
  - 停用宫缩剂和一切操作，做好术前准备
  - 心理护理
- **子宫破裂病人的护理**
  - 输液、输血、吸氧，抗休克处理
  - 快速做好术前准备
  - 使用抗生素预防感染
  - 观察生命体征、出入量
- **提供心理支持** — 解释、安慰；提供舒适的环境；产褥期护理

羊水栓塞是指羊水突然进入母体血液循环引起的急性肺栓塞、过敏性休克,弥散性血管内凝血(DIC),多器官功能衰竭或猝死等一系列严重症状的综合征 —— **定义**

羊水被挤入破损的微血管,进入母体血液循环 —— 羊膜腔压力过高

羊水可从子宫蜕膜或宫颈管破损处的小血管进入母体血液循环 —— 胎膜破裂 —— **病因**

羊水通过开放的静脉或血窦进入母体血液循环 —— 宫颈或宫体损伤处有开放的静脉或血窦

羊水有形成分形成栓子,进入肺循环,阻塞小血管并引起肺小血管痉挛 ┐

羊水有形物质可激活凝血过程,在肺毛细血管内形成广泛血栓,导致肺小血管阻塞引起肺动脉高压,继发急性右心衰竭、呼吸衰竭、休克、死亡 —— 肺动脉高压

羊水中的有形成分为致敏原,引起母体I型变态反应 —— 过敏性休克 —— **病理生理**

羊水中促凝物质激活凝血系统,产生大量的微血栓,消耗大量凝血因子及纤维蛋白原发生DIC —— 弥散性血管内凝血

休克和DIC的发生,使肾急性出血,加重为肾功能障碍和衰竭 —— 急性肾功能衰竭

骤然血压下降(血压下降程度与失血量不符)、组织缺氧、消耗性凝血病 —— 典型特征

心肺功能衰竭和休克,多发生在分娩过程或前后,尤其是破膜后 —— 休克期

突然出现寒战、呛咳,继而呼吸困难、昏迷、血压急剧下降、心率加快,短时间休克,约1/3病人可在数分钟内死亡,可在惊叫一声、一个哈欠或抽搐一下后,发生呼吸心搏骤停

难以控制的大量阴道流血、切口渗血、全身皮肤黏膜出血,针眼渗血、血尿及消化道大出血 —— 出血期 —— **临床表现**

少尿(或无尿)、尿毒症,部分病人在控制出血及休克后因肾功能衰竭而死亡 —— 肾功能衰竭期

以肺动脉高压、心功能衰竭和中枢神经系统严重损害为主要表现 —— 分娩期

出血和凝血功能障碍为主要特征 —— 产后

一旦确诊,立即抢救

抗过敏

纠正呼吸循环功能衰竭 —— 主要原则 —— **处理原则**

改善低氧血症、抗休克、防止DIC和肾功能衰竭

与肺动脉高压致肺血管阻力增加及肺水肿有关 —— 气体交换受损

与弥散性血管内凝血及失血有关 —— 外周组织灌注无效

与羊水栓塞、母体呼吸循环功能衰竭有关 —— 有窒息的危险 —— **护理诊断/问题**

与病情危重、濒死感有关 —— 恐惧

休克、肾衰竭、DIC —— 潜在并发症

羊水栓塞的预防
- 密切观察产程进展,严格掌握子宫收缩药物的使用指针及方法,防止宫缩过强
- 人工破膜时不兼行剥膜,减少子宫颈管部位的小血管破损,不在宫缩时人工破膜
- 剖宫产术中刺破羊膜前保护好子宫切口,避免羊水进入开放的血管
- 及时发现前置胎盘、胎盘早剥等并发症并及时处理
- 密切观察死胎及胎盘早剥的孕产妇出凝血情况
- 中期妊娠引产者,羊膜穿刺次数小于3次;行钳刮术时先刺破胎膜,流尽羊水后再钳夹胎块

护理措施

羊水栓塞病人的处理与配合
- 改善低氧血症
  - 吸氧 — 面罩给氧或气管插管及切开
  - 解痉 — 使用阿托品、罂粟碱、氨茶碱等药物缓解肺动脉高压,改善肺血流灌注
- 抗过敏 — 给予肾上腺皮质激素静脉推注
- 抗休克
  - 遵医嘱使用低分子右旋糖酐扩容,多巴胺升压
  - 毛花苷丙纠正心衰,5%碳酸氢钠纠正酸中毒
- 防治DIC
  - 早期抗凝,遵医嘱使用肝素钠,对抗羊水栓塞早期高凝状态
  - 及时输新鲜全血或血浆、纤维蛋白原,补充凝血因子
  - 晚期抗纤溶,防止大出血
- 预防肾功能衰竭 — 补足血容量仍少尿者,遵医嘱给予20%甘露醇或呋塞米利尿
- 预防感染 — 严格无菌操作,遵医嘱使用广谱抗生素
- 产科处理
  - 临产者密切观察产程进展、宫缩强度、胎儿情况
  - 第一产程发病者立即行剖宫产术结束分娩
  - 第二产程发病者在条件允许的情况下经阴道助产结束分娩
  - 观察出血情况,做好子宫切除术的术前准备
  - 中期妊娠钳刮术中或于羊膜腔穿刺时发作,立即停止手术,积极抢救
  - 发生羊水栓塞时,若正在滴注缩宫素,立即停药,严密监测生命体征变化,记录出入量等

提供心理支持
- 解释、安慰
- 取得配合
- 制定康复计划,健康宣教及出院指导

本章扫码做题

产褥感染是指分娩及产褥期内生殖道受病原体侵袭引起的局部和全身感染

产褥病率是指分娩24h以后的10d内，每日测量体温4次，间隔时间4h，有2次体温≥38℃（口表）。产褥病率的常见原因是产褥感染，也可由生殖道以外感染所致　**定义**

病因

- 胎膜早破、羊膜腔感染、产程延长、产前产后出血，产科手术操作
- 慢性疾病、孕期贫血、营养不良、体质虚弱及妊娠晚期性生活等　**诱发因素**

- 机体抵抗力降低、病原体数量、毒力增加，非致病微生物转化为致病微生物 — 内源性感染
- 消毒不严格或被污染的衣物、用具、手术器械或临产前性生活 — 外源性感染　**感染途径**

- 链球菌（外源性产褥感染主要致病菌）
- 杆菌（引起菌血症或感染性休克最常见致病菌）— 需氧菌
- 葡萄球菌（金黄色葡萄球菌多为外源性感染，易引起伤口严重感染）
- 革兰氏阳性菌、杆菌属、芽孢梭菌 — 厌氧菌
- 支原体与衣原体　**病原体**

临床表现

- 发热、疼痛、异常恶露 — **主要症状**

- 以葡萄球菌和大肠埃希菌感染为主

- 会阴部疼痛，坐位困难
- 局部伤口红肿、发硬、伤口裂开，有脓性分泌物流出 — 会阴裂伤或会阴后-侧切开伤口感染
- 压痛明显，较重时可有低热

- 阴道黏膜充血、水肿、溃疡；脓性分泌物增多
- 感染较深可引起阴道旁结缔组织炎 — 阴道裂伤及挫伤感染

- 宫颈裂伤向深部蔓延达宫旁组织，引起盆腔结缔组织炎

　急性外阴、阴道、宫颈炎

- 子宫内膜充血、坏死，阴道内有大量脓性分泌物，有臭味 — 急性子宫内膜炎
- 腹痛，恶露量多，呈脓性
- 子宫压痛明显，子宫复旧不良 — 子宫肌炎
- 可伴有高热、寒战、头痛、心率增快、白细胞增多等全身感染症状

　子宫感染

- 下腹痛伴肛门坠胀，伴有持续高热，寒战、脉速、头痛等全身症状　**急性盆腔结缔组织炎、急性输卵管炎**

- 弥漫性腹膜炎，全身中毒症状明显，可有腹泻，里急后重，排尿困难　**急性盆腔腹膜炎及弥漫性腹膜炎**

- 寒战、高热；下肢水肿、皮肤发白和疼痛（称股白肿）　**血栓性静脉炎**

- 严重全身症状及感染性休克症状　**脓毒血症及败血症**

处理原则

- 支持疗法 —— 纠正贫血和水、电解质紊乱
- 切开引流
  - 会阴伤口或腹部切口感染应及时行切开引流术
  - 盆腔脓肿可经腹或阴道后穹隆切开引流
- 胎盘胎膜残留处理 —— 抗感染的同时,清除宫腔内残留物
- 应用抗生素 —— 根据细菌培养和药敏实验结果选择抗生素
- 肝素治疗 —— 用于血栓性静脉炎
- 手术治疗 —— 严重子宫感染经积极治疗无效,炎症扩展出现不能控制的出血、败血症或脓毒血症时行子宫切除术清除感染源

护理诊断/问题

- 体温过高 —— 与病原体感染及产后机体抵抗力降低有关
- 急性疼痛 —— 与感染有关

护理措施

- 一般护理
  - 指导产妇取半卧位或抬高床头,利于恶露引流
  - 保持产妇休息,清洁卫生
  - 进食高热量、高蛋白、高维生素饮食
- 心理护理
  - 耐心解答疑惑,讲解疾病知识
  - 增加治疗信心,缓解焦虑情绪
- 病情观察
  - 生命体征的观察,重点是体温,每4h测一次
  - 是否有恶心、呕吐、全身乏力、腹胀、腹痛等症状
  - 恶露的颜色、性状与气味
  - 子宫复旧的情况及会阴伤口的情况
- 治疗配合 —— 支持治疗,增加抵抗力
- 健康教育与出院指导
  - 加强孕期卫生,临产前2个月避免性生活及盆浴
  - 及时治疗外阴炎、阴道炎、宫颈炎症
  - 避免胎膜早破、滞产、产道损伤、产后出血等
  - 严格无菌操作,必要时使用广谱抗生素预防感染
  - 教会产妇自我观察,会阴部保持清洁干净,及时更换会阴垫
  - 治疗期间不要盆浴,可采用淋浴

产后抑郁症是指产妇在产褥期出现抑郁症状,是产褥期非精神病性精神综合征中最常见的一种类型 — **定义**

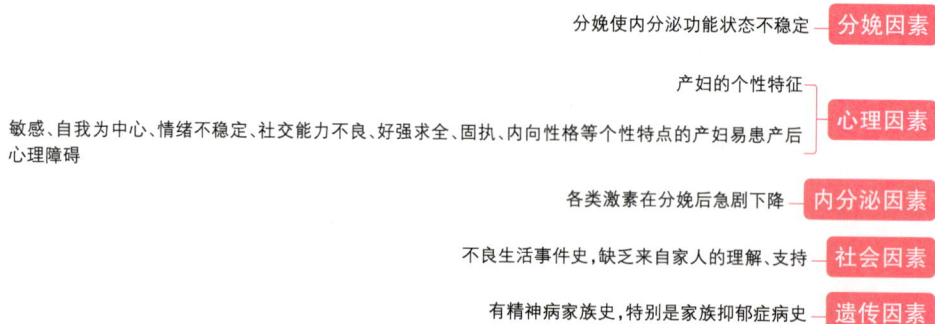

分娩使内分泌功能状态不稳定 — **分娩因素**

产妇的个性特征 ——

敏感、自我为中心、情绪不稳定、社交能力不良、好强求全、固执、内向性格等个性特点的产妇易患产后心理障碍 — **心理因素**

各类激素在分娩后急剧下降 — **内分泌因素**

不良生活事件史,缺乏来自家人的理解、支持 — **社会因素**

有精神病家族史,特别是家族抑郁症病史 — **遗传因素**

病因

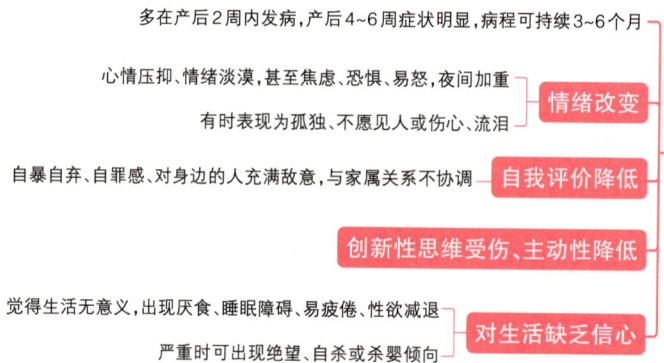

多在产后2周内发病,产后4~6周症状明显,病程可持续3~6个月

心情压抑、情绪淡漠,甚至焦虑、恐惧、易怒,夜间加重

有时表现为孤独、不愿见人或伤心、流泪 — **情绪改变**

自暴自弃、自罪感、对身边的人充满敌意,与家属关系不协调 — **自我评价降低**

创新性思维受伤、主动性降低

觉得生活无意义,出现厌食、睡眠障碍、易疲倦、性欲减退

严重时可出现绝望、自杀或杀婴倾向 — **对生活缺乏信心**

临床表现

处理原则
- 心理治疗 — 重要治疗手段(心理支持、咨询、社会干预)
- 药物治疗 — 首选5-羟色胺再吸收抑制剂

护理措施/问题
- 家庭运作过程失常 — 与无法承担母亲角色有关
- 有对自己实行暴力的危险 — 与产后严重的心理障碍有关

护理措施
- 一般护理
  - 提供温暖、舒适的环境;注意休息,保证充足的睡眠
  - 保证充足的营养摄入
  - 鼓励、协助母乳喂养
- 心理护理
  - 使产妇感到被支持、尊重、理解
  - 增强产妇信心,鼓励产妇宣泄、抒发自身感受
  - 让家人给予更多的关心和爱护,减少刺激
- 协助并促进产妇适应母亲角色 — 帮助产妇适应角色的转换
- 防止暴力行为发生
  - 注意安全保护,谨慎安排产妇生活和居住环境
  - 睡眠障碍主要表现为早醒,在此时间段加强巡视,防止自杀、自伤等不良事件发生
- 治疗配合 — 指导产妇正确使用药物,并观察有无不良反应发生
- 出院指导 — 本病预后良好,约70%的病人1年内治愈,为产妇提供心理咨询机会
- 预防
  - 加强对孕产妇的精神关怀,运用爱丁堡产后抑郁量表等筛查工具进行早期调查
  - 让产妇有愉快的分娩体验

本章扫码做题

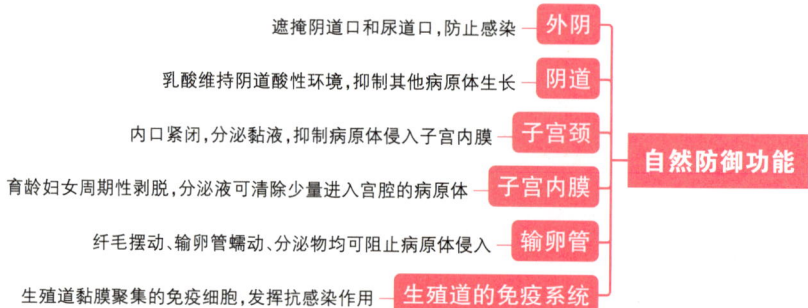

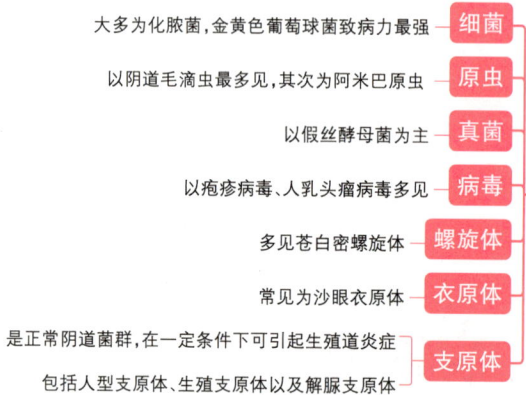

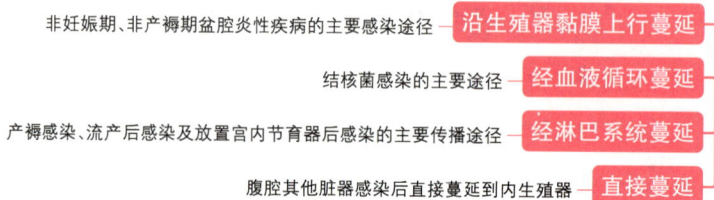

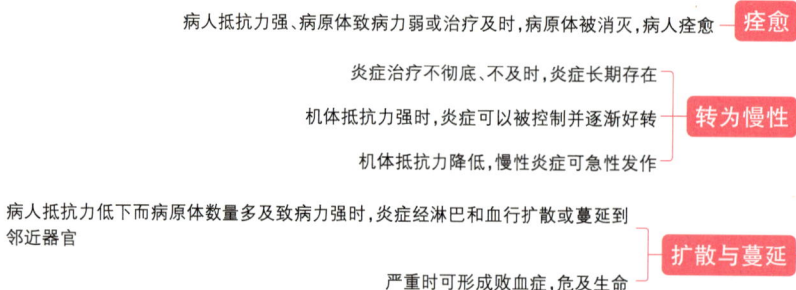

女性生殖系统炎症是指来自外阴、阴道、宫颈、子宫、输卵管、卵巢、盆腔腹膜和盆腔结缔组织的炎症。炎症可局限于一个部位或多个部位同时受累 —— **概述**

遮掩阴道口和尿道口,防止感染 —— 外阴

乳酸维持阴道酸性环境,抑制其他病原体生长 —— 阴道

内口紧闭,分泌黏液,抑制病原体侵入子宫内膜 —— 子宫颈

育龄妇女周期性剥脱,分泌液可清除少量进入宫腔的病原体 —— 子宫内膜

纤毛摆动、输卵管蠕动、分泌物均可阻止病原体侵入 —— 输卵管

生殖道黏膜聚集的免疫细胞,发挥抗感染作用 —— 生殖道的免疫系统

自然防御功能

大多为化脓菌,金黄色葡萄球菌致病力最强 —— 细菌

以阴道毛滴虫最多见,其次为阿米巴原虫 —— 原虫

以假丝酵母菌为主 —— 真菌

以疱疹病毒、人乳头瘤病毒多见 —— 病毒

多见苍白密螺旋体 —— 螺旋体

常见为沙眼衣原体 —— 衣原体

是正常阴道菌群,在一定条件下可引起生殖道炎症 —— 支原体
包括人型支原体、生殖支原体以及解脲支原体

病原体

非妊娠期、非产褥期盆腔炎性疾病的主要感染途径 —— 沿生殖器黏膜上行蔓延

结核菌感染的主要途径 —— 经血液循环蔓延

产褥感染、流产后感染及放置宫内节育器后感染的主要传播途径 —— 经淋巴系统蔓延

腹腔其他脏器感染后直接蔓延到内生殖器 —— 直接蔓延

传染途径

病人抵抗力强、病原体致病力弱或治疗及时,病原体被消灭,病人痊愈 —— 痊愈

炎症治疗不彻底、不及时,炎症长期存在
机体抵抗力强时,炎症可以被控制并逐渐好转
机体抵抗力降低,慢性炎症可急性发作 —— 转为慢性

病人抵抗力低下而病原体数量多及致病力强时,炎症经淋巴和血行扩散或蔓延到邻近器官
严重时可形成败血症,危及生命 —— 扩散与蔓延

炎症的发展与转归

临床表现

- **阴道分泌物异常**——若生殖道出现炎症,白带量显著增多,有臭味,且性状亦有改变
- **外阴不适**——受异常阴道分泌物刺激,常出现瘙痒、灼热、疼痛
- **下腹不适**——急性下腹痛,常伴恶心、呕吐、出汗及发热等症状;慢性下腹痛,多为隐痛或钝痛,病程长
- **不孕**——阴道及宫颈管炎症不利于精子穿过;输卵管炎症狭窄或子宫内膜炎症,妨碍受精卵到达宫腔并顺利着床

处理原则

- **加强预防**——注意个人卫生,增加营养,增强体质,提高机体抵抗力
- **控制炎症**——遵医嘱全身用药、局部药物治疗或局部热敷、坐浴、冲洗或熏洗
- **病因治疗**——寻找病因,针对病因处理
- **物理或手术治疗**
  - 物理治疗有微波、短波、超短波、激光、冷冻、离子透入(可加入各种药物)等
  - 手术治疗可根据情况选择经阴道、经腹部手术或腹腔镜手术,以彻底治愈为原则
- **中药治疗**——清热解毒、清热利湿或活血化瘀的中药

常见护理诊断/问题

- **组织完整性受损**——与炎性分泌物刺激引起局部瘙痒、搔抓等有关
- **舒适度减弱**——与炎症引起的瘙痒、疼痛等不适有关
- **焦虑**——与治疗效果不佳有关

护理措施

- **一般护理**——避免劳累;急性炎症期应卧床休息;增强营养;发热时多饮水
- **缓解症状,促进舒适**
  - 指导病人便后冲洗及会阴擦洗时应由前向后、从尿道到阴道,最后达肛门
  - 炎症急性期,病人宜半卧位,使炎症局限或便于引流;发热病人做好物理降温并及时更换衣服、床单
  - 疼痛症状明显者,遵医嘱给予止痛;局部奇痒难忍,酌情给予止痒药膏
- **执行医嘱,配合治疗**——帮助护理对象接受妇科诊疗;及时、正确收集各种送检标本
- **心理护理,精神支持**——耐心解释,告知及时就医重要性并鼓励坚持治疗和随访
- **病情观察,做好记录**——认真对待病人的主诉,注意观察及记录生命体征、阴道分泌物的量和性状、用药反应
- **健康教育,出院指导**
  - 卫生宣教——指导妇女穿用棉织品内裤,以减少局部刺激;治疗期间勿去公共浴池、游泳池,并禁止性生活;注意经期、孕期、分娩期和产褥期的卫生
  - 普查普治——积极开展普查普治,及早发现异常并治疗
  - 指导用药——教会病人清洁会阴及用药,保证疗程和疗效
  - 传授知识——讲解常见生殖系统炎症的相关知识
  - 信息告知——告知相关诊断检查可能出现的不适

外阴部炎症包括非特异性外阴炎、前庭大腺炎、前庭大腺脓肿、前庭大腺囊肿。前庭大腺脓肿急性炎症发作时,病原体首先侵犯腺管,导致前庭大腺导管炎,腺管开口往往因肿胀或渗出物凝聚而阻塞,脓液不能外流,积存而形成脓肿 —— **概述**

是由物理、化学因素而非病原体所致的外阴皮肤或黏膜的炎症 —— **定义**

月经血、产后恶露、阴道分泌物、尿液、粪便等刺激外阴

糖尿病病人的糖尿刺激、粪瘘病人的粪便刺激、尿瘘病人尿液长期浸渍外阴等 —— **病因**

穿紧身化纤内裤、月经垫通透性差、外阴局部潮湿等

外阴皮肤黏膜瘙痒、疼痛、红肿、灼热感,于性交、活动、排尿、排便时加重 —— **临床表现**

保持局部清洁、干燥,局部治疗应用抗生素 —— **处理原则**

病因治疗,若发现糖尿病则积极治疗糖尿病;若有尿瘘、粪瘘,应及时行修补术

非特异性外阴炎

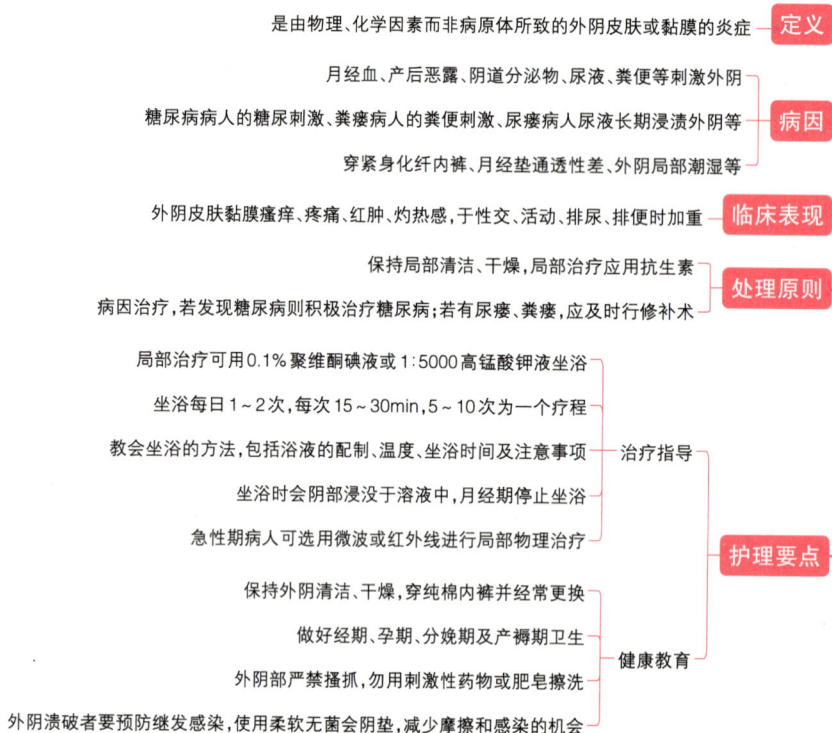

局部治疗可用0.1%聚维酮碘液或1:5000高锰酸钾液坐浴

坐浴每日1～2次,每次15～30min,5～10次为一个疗程

教会坐浴的方法,包括浴液的配制、温度、坐浴时间及注意事项 —— 治疗指导

坐浴时会阴部浸没于溶液中,月经期停止坐浴

急性期病人可选用微波或红外线进行局部物理治疗 —— **护理要点**

保持外阴清洁、干燥,穿纯棉内裤并经常更换

做好经期、孕期、分娩期及产褥期卫生 —— 健康教育

外阴部严禁搔抓,勿用刺激性药物或肥皂擦洗

外阴溃破者要预防继发感染,使用柔软无菌会阴垫,减少摩擦和感染的机会

前庭大腺炎
- 定义 —— 是病原体侵入前庭大腺引起的炎症
- 病因 —— 葡萄球菌、链球菌、大肠埃希菌、肠球菌等病原体侵犯腺管,导致前庭大腺导管炎
- 临床表现 —— 炎症多发生于一侧,局部肿胀、疼痛、灼烧感,行走不便,大小便困难、发热
- 处理原则 —— 根据病原体选择抗生素控制急性炎症;脓肿/囊肿形成后可切开引流并做造口术
- 护理要点
  - 急性期卧床休息,保持局部清洁,局部热敷或坐浴
  - 在前庭大腺开口处取分泌物行细菌培养和药敏试验,按医嘱给予抗生素及止痛剂
  - 脓肿或囊肿切开术后,局部引流条每日更换

前庭大腺囊肿
- 定义 —— 因前庭大腺腺管开口部阻塞、分泌物积聚于腺腔而形成
- 病因
  - 分泌物排出不畅 —— 腺管口粘连闭塞,腺管阻塞;先天性腺管狭窄或腺腔内黏液浓稠
  - 前庭大腺管损伤 —— 如分娩时会阴与阴道裂伤后瘢痕阻塞腺管口,或会阴后-侧切开术损伤腺管
- 临床表现
  - 若囊肿小且无感染,可无自觉症状
  - 若囊肿大可有外阴坠胀感或性交不适
- 处理原则 —— 行前庭大腺囊肿造口术,还可采用CO_2激光或微波行囊肿造口术
- 护理要点 —— 具体内容参见本节"前庭大腺炎"的护理要点

滴虫阴道炎是由阴道毛滴虫引起的阴道炎,是常见的性传播疾病 ── **定义**

月经前、后阴道 pH 发生变化,适宜滴虫繁殖,引起炎症的发作
妊娠期、产后等阴道环境也发生变化,适于滴虫生长繁殖 ── **阴道毛滴虫感染** ── **病因**
滴虫能消耗或吞噬阴道上皮细胞内糖原,使阴道 pH 升高而有利繁殖

主要传播方式 ── **经性交直接传播**
　　　　　　　　　　　　　　　　　　　　　　　　　　　　　　── **传播方式**
公共浴池、浴盆、浴巾、游泳池、坐便器、衣物、污染的器械及敷料等 ── **间接传播**

潜伏期 4～28d,25%～50% 的病人感染初期无症状
阴道分泌物增多及外阴、阴道口瘙痒 ── **主要症状**
灼热、疼痛、性交痛
　　　　　　　　　　　　　　　　　　　　　　　　　　　　── **临床表现**
呈稀薄脓性、黄绿色,泡沫状伴有臭味 ── **典型分泌物**
阴道毛滴虫能吞噬精子,可致不孕 ── **其他**
阴道黏膜充血,严重者宫颈有散在出血斑点,形成"草莓样"宫颈 ── **妇科检查**

全身用药,主要口服甲硝唑、替硝唑 ── **处理原则**

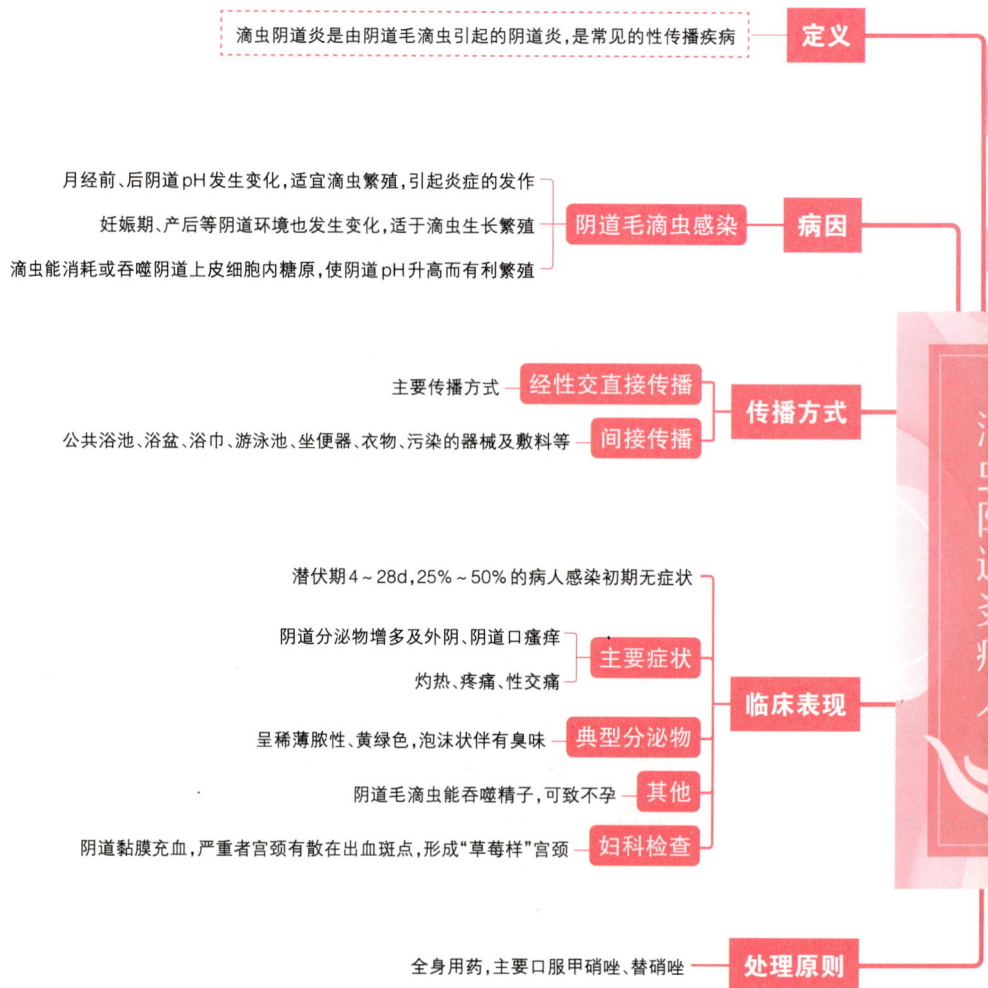

护理要点

- **指导病人自我护理**
  - 保持外阴清洁、干燥;尽量避免搔抓;治疗期间禁止性生活
  - 勤换内裤,内裤、坐浴及洗涤用物煮沸消毒 5～10min,避免交叉和重复感染

- **指导病人配合检查** 取分泌物前24～48h避免性交、阴道灌洗或局部用药

- **告知全身用药注意事项**
  - 口服甲硝唑
    - 食欲减退、恶心、呕吐,偶见头痛、皮疹、白细胞减少等
    - 用药期间及停药24h内禁止饮酒
    - 用药期间及用药后12～24h内不宜哺乳
  - 口服替硝唑
    - 用药期间及停药72h内禁止饮酒
    - 服药后3d内不宜哺乳

- **要求性伴侣同时治疗** 治愈前避免无保护性交

- **随访及治疗失败者的处理**
  - 对症状持续性存在或症状复发的病人进行随访和病原体检测
  - 对初次治疗失败且排除再次感染者,按医嘱增加甲硝唑疗程及剂量仍有效

- **说明妊娠期治疗的注意事项**
  - 滴虫阴道炎可致胎膜早破、早产及低出生体重儿
  - 治疗有症状的滴虫性阴道炎孕妇可减轻症状,减少传播,防止新生儿呼吸道和生殖道感染
  - 应用甲硝唑前须取得孕妇及家属的知情同意

概述 — 外阴阴道假丝酵母菌病(VVC)由假丝酵母菌引起的外阴阴道炎症,曾称为外阴阴道念珠菌病,发病率高

病因 — 白假丝酵母菌感染 — 有利于假丝酵母菌繁殖
- 长期应用抗生素,抑制乳杆菌生长
- 妊娠时、糖尿病病人,阴道组织内糖原增加
- 大量应用免疫抑制剂
- 应用含高剂量雌激素的避孕药
- 穿紧身化纤内裤和肥胖
- 胃肠道假丝酵母菌

传播方式
- 内源性感染 — 主要感染途径
- 性交感染
- 间接感染 — 接触感染的衣物

临床表现
- 主要症状 — 外阴瘙痒、灼痛、性交痛以及尿痛,部分病人阴道分泌物增多
- 尿痛特点 — 排尿时尿液刺激水肿的外阴及前庭导致疼痛
- 阴道分泌物特征 — 白色稠厚呈凝乳或豆腐渣样
- 妇科检查
  - 外阴红斑、水肿,常伴有皮肤抓痕,严重者可见皮肤皲裂、表皮脱落
  - 阴道黏膜红肿,急性期可见糜烂及浅表溃疡

处理原则
- 消除诱因
  - 积极治疗糖尿病
  - 及时停用广谱抗生素、雌激素及皮质类固醇激素
- 根据病人具体情况选择局部或全身应用抗真菌药物
- 单纯性VVC — 局部短疗程抗真菌药物为主
- 复杂性VVC — 采用强化治疗及巩固治疗
- 严重外阴阴道假丝酵母菌病者 — 外阴局部应用低浓度糖皮质激素软膏或唑类霜剂

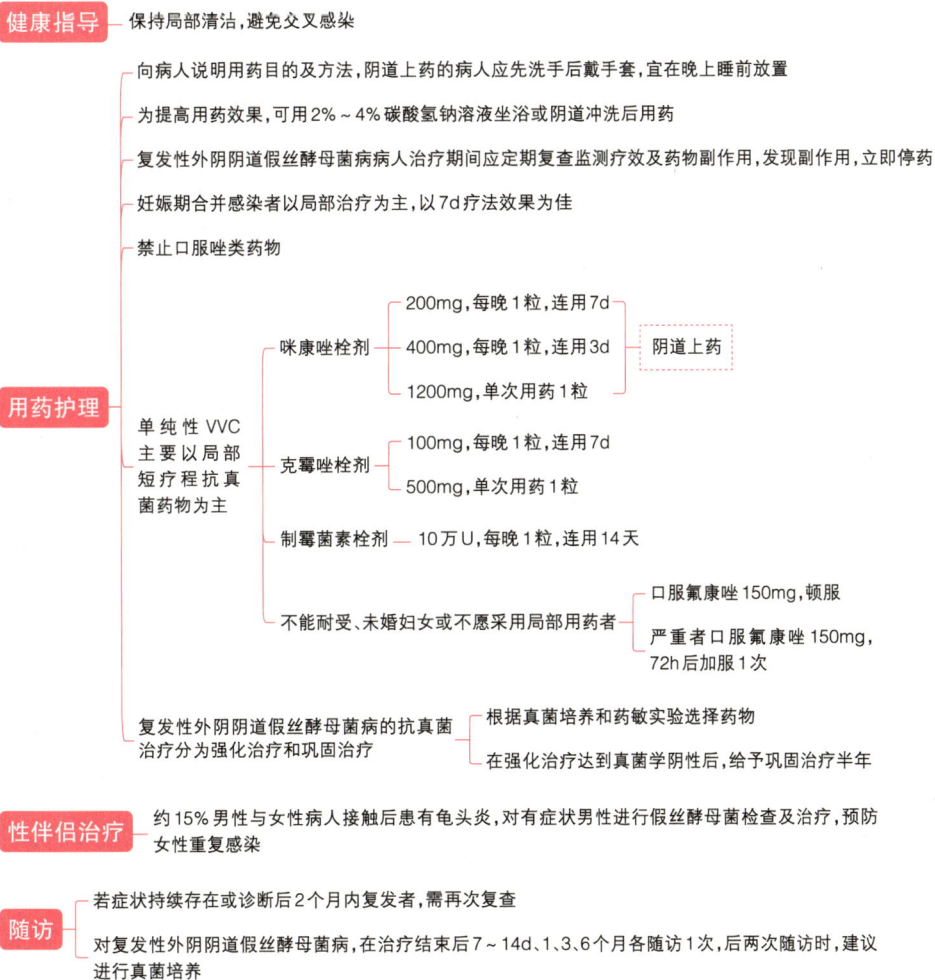

护理要点

健康指导
- 保持局部清洁,避免交叉感染
- 向病人说明用药目的及方法,阴道上药的病人应先洗手后戴手套,宜在晚上睡前放置
- 为提高用药效果,可用2%～4%碳酸氢钠溶液坐浴或阴道冲洗后用药
- 复发性外阴阴道假丝酵母菌病病人治疗期间应定期复查监测疗效及药物副作用,发现副作用,立即停药
- 妊娠期合并感染者以局部治疗为主,以7d疗法效果为佳
- 禁止口服唑类药物

用药护理
- 单纯性VVC主要以局部短疗程抗真菌药物为主
  - 咪康唑栓剂
    - 200mg,每晚1粒,连用7d
    - 400mg,每晚1粒,连用3d ┄ 阴道上药
    - 1200mg,单次用药1粒
  - 克霉唑栓剂
    - 100mg,每晚1粒,连用7d
    - 500mg,单次用药1粒
  - 制霉菌素栓剂　10万U,每晚1粒,连用14天
  - 不能耐受、未婚妇女或不愿采用局部用药者
    - 口服氟康唑150mg,顿服
    - 严重者口服氟康唑150mg,72h后加服1次
- 复发性外阴阴道假丝酵母菌病的抗真菌治疗分为强化治疗和巩固治疗
  - 根据真菌培养和药敏实验选择药物
  - 在强化治疗达到真菌学阴性后,给予巩固治疗半年

性伴侣治疗
- 约15%男性与女性病人接触后患有龟头炎,对有症状男性进行假丝酵母菌检查及治疗,预防女性重复感染

随访
- 若症状持续存在或诊断后2个月内复发者,需再次复查
- 对复发性外阴阴道假丝酵母菌病,在治疗结束后7～14d、1、3、6个月各随访1次,后两次随访时,建议进行真菌培养

概述 —— 萎缩性阴道炎常见于自然绝经或人工绝经后的妇女,也可见于产后闭经或药物假绝经治疗的妇女

病因 —— 绝经后卵巢功能衰退,局部抵抗力降低,致病菌入侵而引起炎症

临床表现

主要症状 —— 外阴灼热不适、瘙痒及阴道分泌物增多

阴道分泌物 —— 稀薄,呈淡黄色,感染严重者呈血样脓性白带

阴道黏膜萎缩,可伴有性交痛

妇科检查
- 阴道呈萎缩性改变,上皮皱襞消失、萎缩、菲薄
- 阴道黏膜充血,常伴有小出血点或点状出血斑,有时见浅表溃疡
- 若溃疡面与对侧粘连,炎症分泌物引流不畅,可形成阴道积脓或者宫腔积脓

处理原则
- 应用抗生素抑制细菌生长
- 补充雌激素增强阴道抵抗力

护理要点

- 加强健康教育 — 保持会阴部清洁,勤换内裤,出现症状及时就诊
- 用药护理
  - 使病人理解用药目的、方法与注意事项,主动配合治疗过程
  - 阴道冲洗后行局部用药
    - 采用1%乳酸或0.5%醋酸冲洗阴道,每日1次,抑制细菌生长繁殖
    - 对于阴道局部干涩明显者,可应用润滑剂
    - 抗生素
      - 诺氟沙星,100mg,放入阴道深部
      - 每日1次,7~10d为1个疗程
    - 雌激素制剂
      - 雌三醇软膏局部涂抹,每日1~2次,14d为1个疗程
      - 兼有广谱抗菌作用及局部雌激素样作用制剂,如氯喹那多普罗雌烯阴道片
  - 全身用药 — 对于同时需要性激素替代治疗,口服替勃龙,2.5mg,每日1次
  - 乳腺癌或子宫内膜癌慎用雌激素

细菌性阴道病(BV)是指阴道内正常菌群失调引起的一种混合感染,但临床及病理特征无炎症改变 —— **概述**

频繁性交、多个性伴侣或在阴道灌洗等情况下,乳杆菌减少引起 ┐
主要有加德纳菌、厌氧菌(居多)以及人型支原体 ┘ **微生物大量繁殖** ┐
　　　　　　　　　　　　　　　　　　　　　　　　　　　　　　　　　　　 病因
胺类物质使阴道分泌物增加并有臭味 ┐
酶和有机酸破坏宿主的防御机制,使致病微生物更易进入上生殖道,引起炎症 ┘ **微生物繁殖后代谢产物** ┘

多发生在性活跃期妇女,10%~40%病人无临床症状 ┐
阴道分泌物增多,伴有鱼腥臭味 ┐ **有症状者表现**
性交后加重,可出现轻度外阴瘙痒或灼烧感 ┘
　　　　　　　　　　　　　　　　　　　　　　　　 临床表现
阴道分泌物呈灰白色,稀薄,黏度低 ┐ **妇科检查**
阴道黏膜无充血的炎症表现 ┘
引起子宫内膜炎、盆腔炎、子宫切除术后阴道断端感染 ┐ **细菌性阴道病**
妊娠期时可导致绒毛膜炎、胎膜早破、早产 ┘

无症状者除早产高风险孕妇外,一般不需治疗 ┐
　　　　　　　　　　　　　　　　　　　　　　　 处理原则
选用抗厌氧菌药物,主要用甲硝唑和克林霉素 ┐ **有症状者均需治疗**
局部用药与口服药物疗效相似,治愈率80%左右 ┘

护理要点

- 指导病人自我护理
  - 注意个人卫生,保持外阴清洁、干燥,勤换内裤
  - 避免搔抓外阴部致皮肤破损

- 用药护理
  - 说明药物治疗的目的、方法,指导病人正确用药
  - 口服药物
    - 首选甲硝唑400mg,每日2次口服,共7d
    - 替代方案
      - 替硝唑2g口服,每日1次,连服3d
      - 替硝唑1g口服,每日1次,连服5d
      - 克林霉素300mg,每日2次,连服7d
  - 阴道局部用药
    - 甲硝唑栓剂200mg,每晚1次,连用7d
    - 2%克林霉素软膏阴道涂抹,每次5g,每晚1次,连用7d
  - 任何有症状的BV孕妇及无症状早产高风险孕妇均需筛查及治疗
  - 孕妇用药为甲硝唑或克林霉素,剂量及用药时间同非孕妇女

- 随访
  - 治疗后无症状者不需常规随访
  - 对妊娠合并BV需要随访治疗效果
  - 复发较常见,对症状持续或症状重复出现者,应告知病人复诊,接受治疗

子宫颈炎症是妇科常见的疾病之一,包括宫颈阴道部炎症及宫颈管黏膜炎症。临床上多见的是急性子宫颈管黏膜炎,若急性子宫颈管黏膜炎未经及时诊治或病原体持续存在,可导致慢性子宫颈炎症 —— **概述**

宫颈正常情况下具有多种防御功能,但因宫颈易受性交、分娩、流产或手术操作损伤,易发生感染

宫颈管单层柱状上皮抗感染能力较差,容易发生感染

宫颈阴道部鳞状上皮与阴道鳞状上皮相延续,阴道炎可引起宫颈阴道部炎症

如沙眼衣原体、淋病奈瑟菌,主要见于性传播疾病的高危人群 —— 性传播疾病病原体 ┐
　　　　　　　　　　　　　　　　　　　　　　　　　　　　　　　　　 病原体 ┤ **病因**
主要包括厌氧菌和需氧菌 ┐
　　　　　　　　　　　　内源性病原体 ┘
部分宫颈炎的病原体是引起细菌性阴道病的病原体 ┘

大部分病人无症状 ┐
主要表现为阴道分泌物增多,呈黏液脓性,刺激可引起外阴瘙痒及灼热感 ┤ 有症状者 ┐
经间期出血、性交后出血 ┘　　　　　　　　　　　　　　　　　　　　　　 │
若合并尿路感染,可出现尿急、尿频、尿痛 ┐　　　　　　　　　　　　　　 **临床表现**
宫颈充血、水肿、黏膜外翻,有黏液脓性分泌物附着,子宫颈管黏膜质脆,易诱发出血 ┤ 妇科检查 ┘
若为淋病奈瑟菌感染,可见尿道口、阴道口黏膜充血、水肿及脓性分泌物 ┘

主要为抗生素药物治疗 —— **处理原则**

急性子宫颈炎

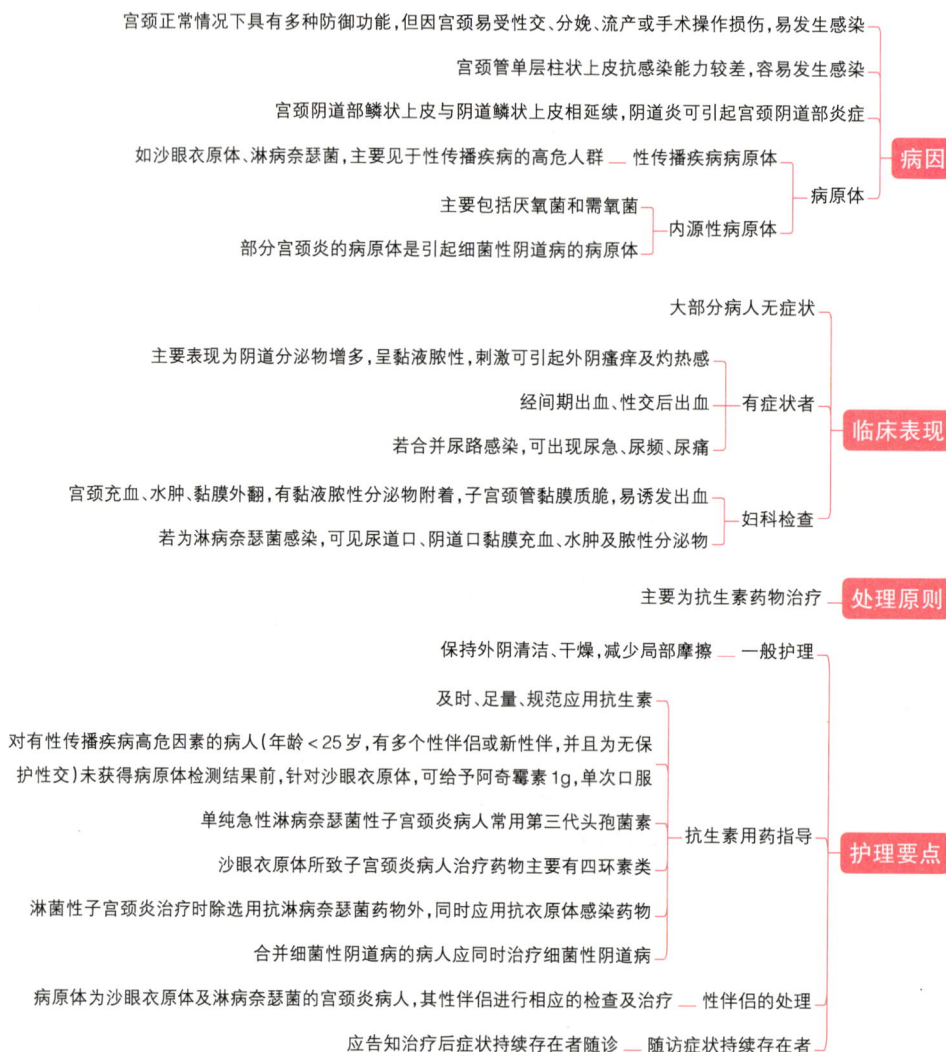

保持外阴清洁、干燥,减少局部摩擦 —— 一般护理

及时、足量、规范应用抗生素 ┐
对有性传播疾病高危因素的病人(年龄<25岁,有多个性伴侣或新性伴,并且为无保护性交)未获得病原体检测结果前,针对沙眼衣原体,可给予阿奇霉素1g,单次口服 ┤
单纯急性淋病奈瑟菌性子宫颈炎病人常用第三代头孢菌素 ┤ 抗生素用药指导
沙眼衣原体所致子宫颈炎病人治疗药物主要有四环素类 ┤ **护理要点**
淋菌性子宫颈炎治疗时除选用抗淋病奈瑟菌药物外,同时应用抗衣原体感染药物 ┤
合并细菌性阴道病的病人应同时治疗细菌性阴道病 ┘
病原体为沙眼衣原体及淋病奈瑟菌的宫颈炎病人,其性伴侣进行相应的检查及治疗 —— 性伴侣的处理
应告知治疗后症状持续存在者随诊 —— 随访症状持续存在者

慢性子宫颈炎

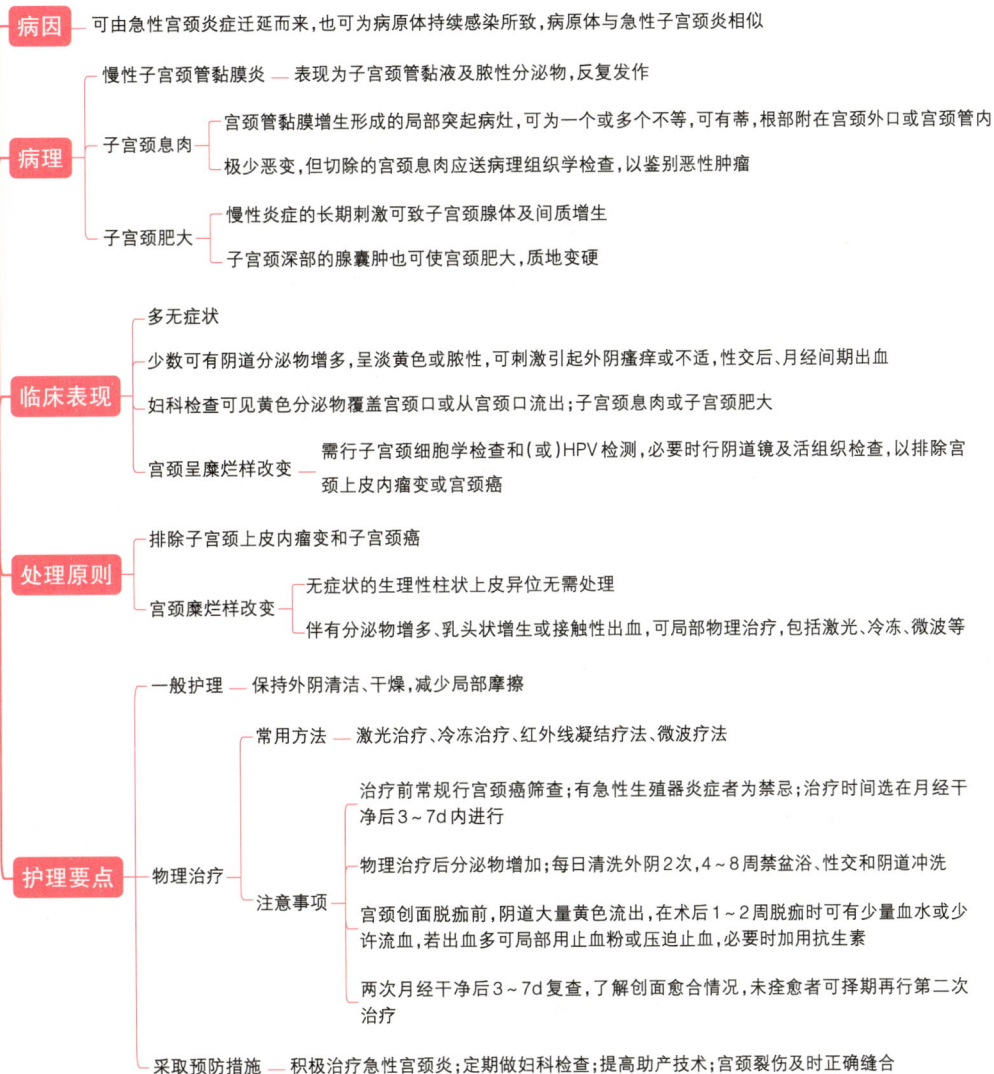

- **病因** —— 可由急性宫颈炎症迁延而来,也可为病原体持续感染所致,病原体与急性子宫颈炎相似

- **病理**
  - 慢性子宫颈管黏膜炎 —— 表现为子宫颈管黏液及脓性分泌物,反复发作
  - 子宫颈息肉
    - 宫颈管黏膜增生形成的局部突起病灶,可为一个或多个不等,可有蒂,根部附在宫颈外口或宫颈管内
    - 极少恶变,但切除的宫颈息肉应送病理组织学检查,以鉴别恶性肿瘤
  - 子宫颈肥大
    - 慢性炎症的长期刺激可致子宫颈腺体及间质增生
    - 子宫颈深部的腺囊肿也可使宫颈肥大,质地变硬

- **临床表现**
  - 多无症状
  - 少数可有阴道分泌物增多,呈淡黄色或脓性,可刺激引起外阴瘙痒或不适,性交后、月经间期出血
  - 妇科检查可见黄色分泌物覆盖宫颈口或从宫颈口流出;子宫颈息肉或子宫颈肥大
  - 宫颈呈糜烂样改变 —— 需行子宫颈细胞学检查和(或)HPV检测,必要时行阴道镜及活组织检查,以排除宫颈上皮内瘤变或宫颈癌

- **处理原则**
  - 排除子宫颈上皮内瘤变和子宫颈癌
  - 宫颈糜烂样改变
    - 无症状的生理性柱状上皮异位无需处理
    - 伴有分泌物增多、乳头状增生或接触性出血,可局部物理治疗,包括激光、冷冻、微波等

- **护理要点**
  - 一般护理 —— 保持外阴清洁、干燥,减少局部摩擦
  - 物理治疗
    - 常用方法 —— 激光治疗、冷冻治疗、红外线凝结疗法、微波疗法
    - 注意事项
      - 治疗前常规行宫颈癌筛查;有急性生殖器炎症者为禁忌;治疗时间选在月经干净后3~7d内进行
      - 物理治疗后分泌物增加;每日清洗外阴2次,4~8周禁盆浴、性交和阴道冲洗
      - 宫颈创面脱痂前,阴道大量黄色流出,在术后1~2周脱痂时可有少量血水或少许流血,若出血多可局部用止血粉或压迫止血,必要时加用抗生素
      - 两次月经干净后3~7d复查,了解创面愈合情况,未痊愈者可择期再行第二次治疗
  - 采取预防措施 —— 积极治疗急性宫颈炎;定期做妇科检查;提高助产技术;宫颈裂伤及时正确缝合

盆腔炎性疾病(PID)是指女性上生殖道的一组感染性疾病,主要包括子宫内膜炎、输卵管炎、输卵管卵巢脓肿、盆腔腹膜炎。最常见的是输卵管炎及输卵管卵巢炎,多发生于性活跃期、有月经的妇女。若盆腔炎性疾病被延误诊断或未能得到有效治疗,可能会发生盆腔炎性疾病后遗症 —— **概述**

需氧菌(金黄色葡萄球菌、溶血性链球菌);厌氧菌(脆弱类杆菌、消化球菌) —— 来自寄居于阴道的菌群 —— 内源性病原体

主要是性传播疾病原体,如淋病奈瑟菌、沙眼衣原体、支原体 —— 外源性病原体 ── **分类**

病因

刮宫术、输卵管通液术、子宫输卵管造影术、宫腔镜检查等消毒不严格或手术所致生殖道黏膜损伤等,致下生殖道病原体上行感染

经外阴、阴道、宫颈及宫体创伤处的淋巴管经淋巴蔓延

先侵入人体的其他系统再经血液循环传播(结核)　**感染途径**

腹腔内其他脏器感染后直接蔓延到内生殖器,如阑尾炎、腹膜炎等蔓延至盆腔

子宫内膜充血,水肿,有炎性渗出物,严重者内膜坏死、脱落形成溃疡 —— **急性子宫内膜炎及子宫肌炎**

引起输卵管黏膜炎,积脓,盆腔广泛粘连,附件炎;卵巢囊肿破入腹腔引起弥漫性腹膜炎 —— **急性输卵管炎、输卵管积脓、输卵管卵巢脓肿**

盆腔内器官发生严重感染时往往蔓延到盆腔腹膜,还可形成盆腔脏器粘连 —— **急性盆腔腹膜炎**

以宫旁结缔组织炎最常见 —— **急性盆腔结缔组织**

病理

当病原体毒性强、数量多、病人抵抗力降低时常发生败血症

发生盆腔炎性疾病后,若身体其他部位发现多处炎症病灶或脓肿者,应考虑脓毒血症存在,但需血培养证实 　**败血症及脓毒血症**

临床表现为继下腹痛后出现右上腹痛,或下腹痛与右上腹痛同时出现 —— **肝周围炎**

盆腔炎性疾病未得到及时正确的治疗,引起病理改变,导致输卵管阻塞、输卵管增粗、输卵管卵巢肿块、输卵管积水或输卵管卵巢囊肿 —— **盆腔炎性疾病后遗症**

轻者无症状或症状轻微;重者可有寒战、高热、头痛、食欲缺乏

常见症状为下腹痛、阴道分泌物增多,腹痛为持续性、活动或性交后加重

月经期发病者可出现经量增多,经期延长;腹膜炎者出现消化系统症状,如恶心、呕吐、腹胀、腹泻

排尿困难、尿频等膀胱刺激征 —— 压迫膀胱

里急后重、腹泻和排便困难 —— 压迫直肠 ── 若脓肿形成,可有下腹部包块及局部压迫刺激症状　**盆腔炎性疾病**

若包块在腹膜外,可破溃入直肠或阴道,流出脓性液体

若有输卵管炎的症状及体征并同时伴有右上腹疼痛者,应怀疑肝周围炎

临床表现

不孕、异位妊娠、慢性盆腔痛或盆腔炎性疾病反复发作、低热、乏力 —— 临床表现

子宫和骶韧带触痛;子宫和附件区粘连固定,活动受限　妇科检查 　**盆腔炎性疾病后遗症**

子宫被固定或封闭于周围瘢痕化组织中,呈"冰冻骨盆"

处理原则
- 盆腔炎性疾病 —— 及时、足量及个体化的抗生素治疗
- 盆腔炎性疾病后遗症 —— 综合性治疗方案 —— 中西医治疗、物理治疗、手术治疗等,同时增强抵抗力

护理要点

- **健康教育**
  - 做好经期、孕期及产褥期的卫生宣教
  - 指导性生活卫生,减少性传播疾病,经期禁止性交
  - 对淋病及沙眼衣原体感染的高危妇女进行筛查和治疗,减少盆腔炎性疾病发生率
  - 若有盆腔炎性疾病者,及时接受正规治疗,防止发生盆腔炎性疾病后遗症

- **对症护理**
  - 卧床休息,给予半卧位,使炎症局限
  - 高热量、高蛋白、高维生素饮食,纠正电解质紊乱和酸碱失衡
  - 高热时采用物理降温,若有腹胀,遵医嘱行胃肠减压
  - 减少不必要的盆腔检查,避免炎症扩散

- **执行医嘱**
  - 根据病原体的特点及时选择高效的抗生素,诊断48h内及时用药将明显降低盆腔炎性疾病后遗症
  - 配合医生选择给药途径
    - 症状轻,能耐受口服抗生素,并有随访条件,可口服或肌内注射抗生素
    - 病情重,不能耐受口服抗生素或门诊治疗无效,可给予静脉给药

- **心理护理** —— 关心病人,倾听其诉说;和病人及家属共同探讨治疗方案,取得家人的理解和帮助

- **防治盆腔炎性疾病后遗症**
  - 注意事项
    - 严格掌握手术指征及无菌操作规程
    - 及时诊断并积极正确治疗盆腔炎性疾病后遗症
    - 注意性生活卫生,减少性传播疾病
  - 综合治疗
    - 物理治疗 —— 如激光、短波、离子透入等,有利于炎症吸收和消退
    - 中药治疗 —— 通过清热利湿、活血化瘀或温经散寒达到治疗目的
    - 西药治疗 —— 针对病原菌选择有效抗生素抗炎治疗
    - 不孕妇女 —— 可选择辅助生育技术达到受孕目的

- **指导随访**
  - 接受抗生素的病人,应在72h内随诊,确定疗效
  - 若随访期间症状无改善,则需进一步检查,重新评估,必要时行腹腔镜或手术探查
  - 对沙眼衣原体及淋病奈瑟菌感染者,可在治疗后4~6周复查病原体

性传播疾病(STD)是指主要通过性接触、类似性行为及间接接触传播的一组传染病 ── **定义**

细菌、病毒、螺旋体、支原体、衣原体、真菌、原虫、寄生虫 ── **病原体**

除生殖器外,也可在口、唇、舌、扁桃体及肛门等处 ── **初发部位**

乙类传染病 ┬ 梅毒
　　　　　├ 淋病
　　　　　└ 艾滋病
尖锐湿疣
软下疳
性病性淋巴肉芽肿
生殖器疱疹
非淋菌性尿道炎
── **目前我国重点监测**

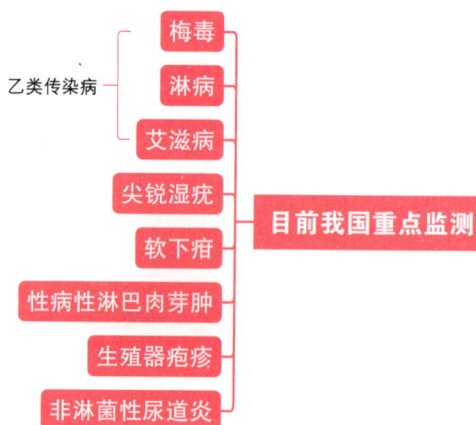

性行为传播 —— 主要传播方式,占95%以上,由于性行为的多样化,如口与生殖器接触、肛交、触摸、接吻等

间接接触传播 —— 接触污染的衣物、共用浴具可感染
- 滴虫
- 假丝酵母菌病
- 股藓
- 疥疮

医源性传播 —— 使用污染的医疗器械,如梅毒、艾滋病、乙肝等可通过输血或血液制品、人工授精、器官移植等传播

职业性传播 —— 医务人员或防疫人员工作时可被污染的器械误伤而感染

传播方式

母儿传播
- 孕妇感染,垂直传播给胎儿,致流产、早产、死胎、死产
- 分娩经产道传播
- 母乳传播
  - 乙肝
  - HIV

其他媒介 —— 不注意饮食卫生,食用污染食物;环境卫生不良、蚊虫叮咬

淋病是由淋病奈瑟菌(简称淋菌)引起的以泌尿生殖系统化脓性感染为主要表现的性传播疾病。近年其发病率居我国性传播疾病首位 —— **概述**

淋菌,人是其唯一天然宿主 —— **病原体**

侵袭生殖、泌尿系统黏膜的柱状上皮和移行上皮,传染性强 —— **淋病感染特点**

绝大多数是通过性交直接接触传染,多男性感染后传播感染女性

少数通过接触染菌衣物、毛巾、床单、浴盆,消毒不彻底检查器械等感染 —— **传染途径**

新生儿多在分娩通过软产道时接触污染的阴道分泌物传染

病因

潜伏期短,1~10d,平均3~5d;50%~70%的病人感染淋菌后无症状

初期病变局限于下生殖道、泌尿道,致宫颈管黏膜炎、尿道炎、前庭大腺炎 —— **女性无并发症淋病**

随病情发展或未及时治疗,累及上生殖道,导致淋菌性盆腔炎 —— **女性有并发症淋病**

感染后1~14d出现尿频、尿急、尿痛等急性尿道炎症状,白带增多呈黄色、脓性外阴部红肿、烧灼样疼痛随病情发展,继而出现前庭大腺炎、急性宫颈炎的表现

发生子宫内膜炎、急性输卵管炎及积脓、输卵管卵巢囊肿

盆腔脓肿、弥漫性腹膜炎,甚至中毒性休克 —— **急性淋病**

发热、寒战、恶心、呕吐、下腹两侧疼痛

由急性淋病未经治疗或治疗不彻底逐渐转变而来

慢性尿道炎、尿道旁腺炎、前庭大腺炎、慢性宫颈炎、慢性输卵管炎、输卵管积水等 —— **慢性淋病**

病程

临床表现

早期可致感染性流产与人流后感染;中晚期易发生绒毛膜羊膜炎、胎膜早破

分娩后易引起子宫内膜炎、输卵管炎等产褥感染,严重者可致淋菌性盆腔炎 —— **孕产妇**

早产、宫内感染、死胎、死产 —— **胎儿**

淋菌性结膜炎、肺炎,甚至出现淋菌败血症 —— **新生儿**

影响

处理原则
- 及时、足量、规范用药
- 首选第三代头孢菌素
- 妊娠期禁用喹诺酮类及四环素
- 性伴侣同时治疗

护理要点
- 急性淋病嘱卧床休息,做好床边隔离和用物消毒灭菌,防止交叉感染
- **用药护理**──指导正确用药
- **孕产妇护理**──在淋病高发地区,孕妇首次产前检查时筛查淋菌及做淋菌培养,以便及早确诊并彻底治疗
- **新生儿护理**──淋病产妇娩出的新生儿尽快用0.5%红霉素眼膏,预防淋菌性眼炎
- **健康教育**
  - 治疗期间禁止性交
  - 淋病可同时感染滴虫、梅毒,应同时监测阴道滴虫、梅毒血清反应
  - 自我隔离
    - 病人的内裤、浴盆、毛巾煮沸消毒5~10min
    - 病人所接触的物品及器具用1%苯酚浸泡
- **指导随访**
  - 无症状淋病治疗后无需随访
  - 治疗后症状持续存在者应行淋病奈瑟菌培养及药物敏感性试验
  - 治疗结束后2周内无性接触史的治愈标准
    - 临床症状和体征全部消失
    - 治疗结束后4~7d宫颈管分泌物涂片及培养连续3次阴性
- **心理护理**
  - 尊重病人,给予其关心、安慰,解除病人求医的顾虑
  - 强调急性期及时、彻底治疗的重要性和必要性,帮助病人树立治愈的信心

尖锐湿疣(CA)是由人乳头瘤病毒(HPV)感染生殖器官及附近表皮引起的鳞状上皮疣状增生病变。CA是常见的性传播疾病,发病率仅次于淋病,居第二位,常与多种性传播疾病同时存在 ─ **概述**

糖尿病病人和免疫功能低下或受抑者尖锐湿疣生长迅速,不易控制

约90%生殖道尖锐湿疣与低危型HPV6型、11型病毒感染有关

温暖潮湿的外阴皮肤易于HPV生长

主要是性传播,不排除间接传播 ─ **HPV感染** ─ **病因**

孕妇感染HPV可传染给新生儿

初次性交时年龄小、多个性伴侣

免疫力低下、吸烟、高性激素水平 ─ **高危因素**

潜伏期3周~8个月,平均3个月,好发于20~29岁女性

初起微小散在或呈簇状增生的粉色或白色小乳头状疣,或为小而尖的丘疹,质地稍硬

病灶逐渐增大、增多,互相融合成鸡冠状、桑葚状或菜花状,顶端可有角化或溃疡感染 ─ **典型体征** ─ **临床表现**

部分有外阴瘙痒、烧灼或性交后疼痛不适

多发生在外阴性交时易受损的阴唇后联合、小阴唇内侧、阴道前庭、尿道口等 ─ **病变部位**

细胞免疫功能降低,尖锐湿疣生长迅速,巨大尖锐湿疣可阻塞产道

尖锐湿疣组织脆弱,阴道分娩时易导致大出血 ─ **妊娠期**

产后部分尖锐湿疣可迅速缩小,甚至可能自然消退 ─ **影响**

胎儿宫内感染极罕见

新生儿有喉乳头瘤及眼结膜乳头瘤可能

处理原则
- 治疗方案
  - 去除外生疣体,改善症状和体征
  - 配偶或性伴侣同时治疗
- 妊娠期
  - 36周前
    - 病灶小、位于外阴者局部药物治疗,80%～90%三氯醋酸涂擦病灶局部,每周1次
    - 病灶大、有蒂,物理(激光、微波、冷冻、电灼等)及手术治疗
  - 近足月或足月
    - 若病灶局限于外阴者——冷冻或手术切除后经阴道分娩
    - 若病灶广泛——剖宫产结束分娩
  - 禁用足叶草碱、咪喹莫特乳膏和干扰素

护理要点
- 尊重病人
  - 尊重病人的人格和隐私,以耐心、热情、诚恳的态度对待病人,解除病人求医的顾虑
- 患病孕妇护理
  - 按医嘱正确用药
  - 行物理或手术治疗者,术后应观察宫缩、胎心情况
  - 疣体切除后每天用络合碘棉球擦洗阴道及外阴,注意观察创面有无渗出、出血
- 健康教育
  - 预防为主,保持外阴清洁,杜绝混乱性生活
  - 被污染衣裤、用品及时消毒
  - 生殖器尖锐湿疣的病人不宜坐浴,以免上行感染
  - 指导配偶或性伴侣进行尖锐湿疣检查并同时治疗
  - 推荐使用避孕套阻断传播途径
- 随访指导
  - 治愈标准是疣体消失
  - 治愈率高,有复发可能,需遵循医嘱随访接受指导
  - 对反复发作的顽固病例,应取活检排除恶变

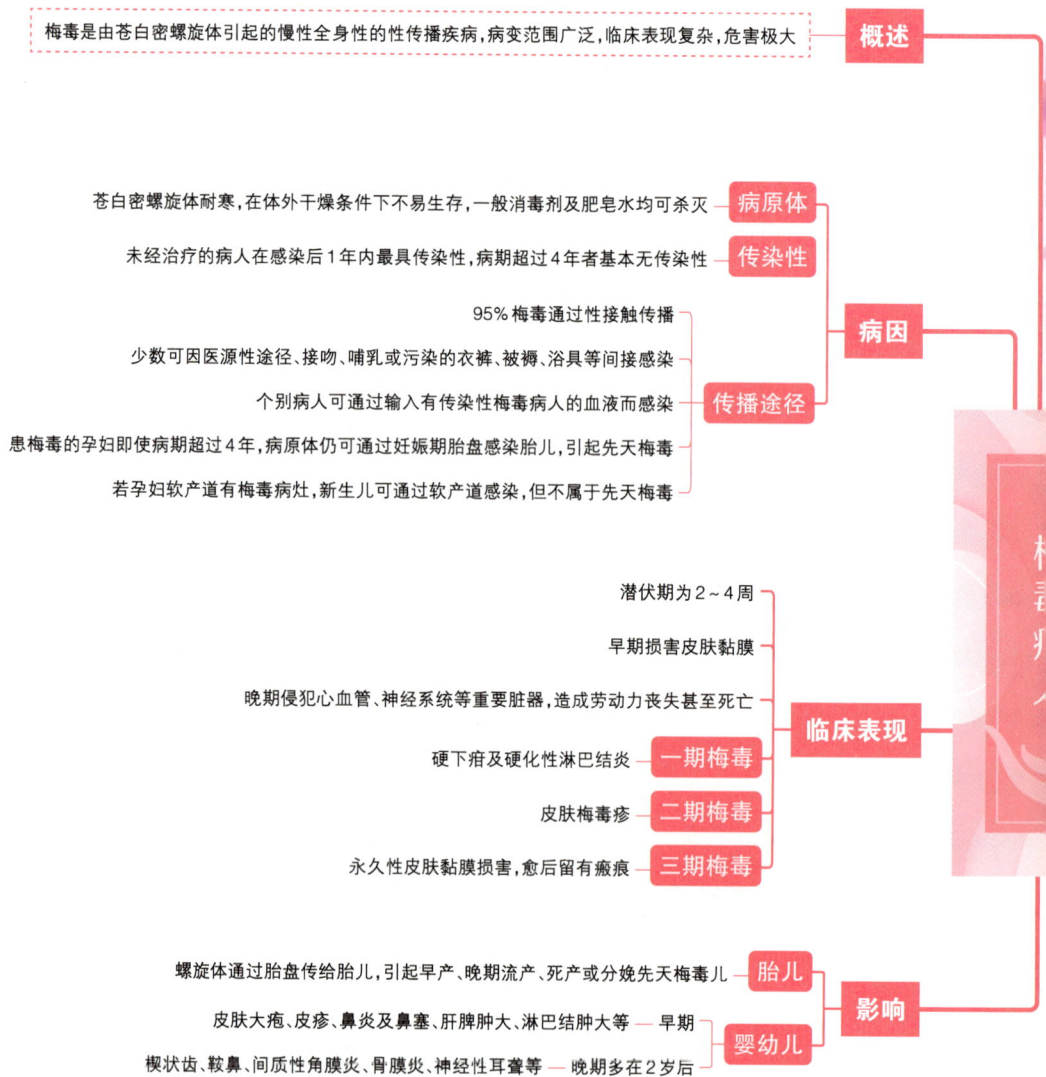

概述 —— 梅毒是由苍白密螺旋体引起的慢性全身性的性传播疾病,病变范围广泛,临床表现复杂,危害极大

病原体 —— 苍白密螺旋体耐寒,在体外干燥条件下不易生存,一般消毒剂及肥皂水均可杀灭

传染性 —— 未经治疗的病人在感染后1年内最具传染性,病期超过4年者基本无传染性

病因

传播途径
- 95%梅毒通过性接触传播
- 少数可因医源性途径、接吻、哺乳或污染的衣裤、被褥、浴具等间接感染
- 个别病人可通过输入有传染性梅毒病人的血液而感染
- 患梅毒的孕妇即使病期超过4年,病原体仍可通过妊娠期胎盘感染胎儿,引起先天梅毒
- 若孕妇软产道有梅毒病灶,新生儿可通过软产道感染,但不属于先天梅毒

临床表现
- 潜伏期为2~4周
- 早期损害皮肤黏膜
- 晚期侵犯心血管、神经系统等重要脏器,造成劳动力丧失甚至死亡
- 一期梅毒 —— 硬下疳及硬化性淋巴结炎
- 二期梅毒 —— 皮肤梅毒疹
- 三期梅毒 —— 永久性皮肤黏膜损害,愈后留有瘢痕

影响

胎儿 —— 螺旋体通过胎盘传给胎儿,引起早产、晚期流产、死产或分娩先天梅毒儿

婴幼儿
- 早期 —— 皮肤大疱、皮疹、鼻炎及鼻塞、肝脾肿大、淋巴结肿大等
- 晚期多在2岁后 —— 楔状齿、鞍鼻、间质性角膜炎、骨膜炎、神经性耳聋等

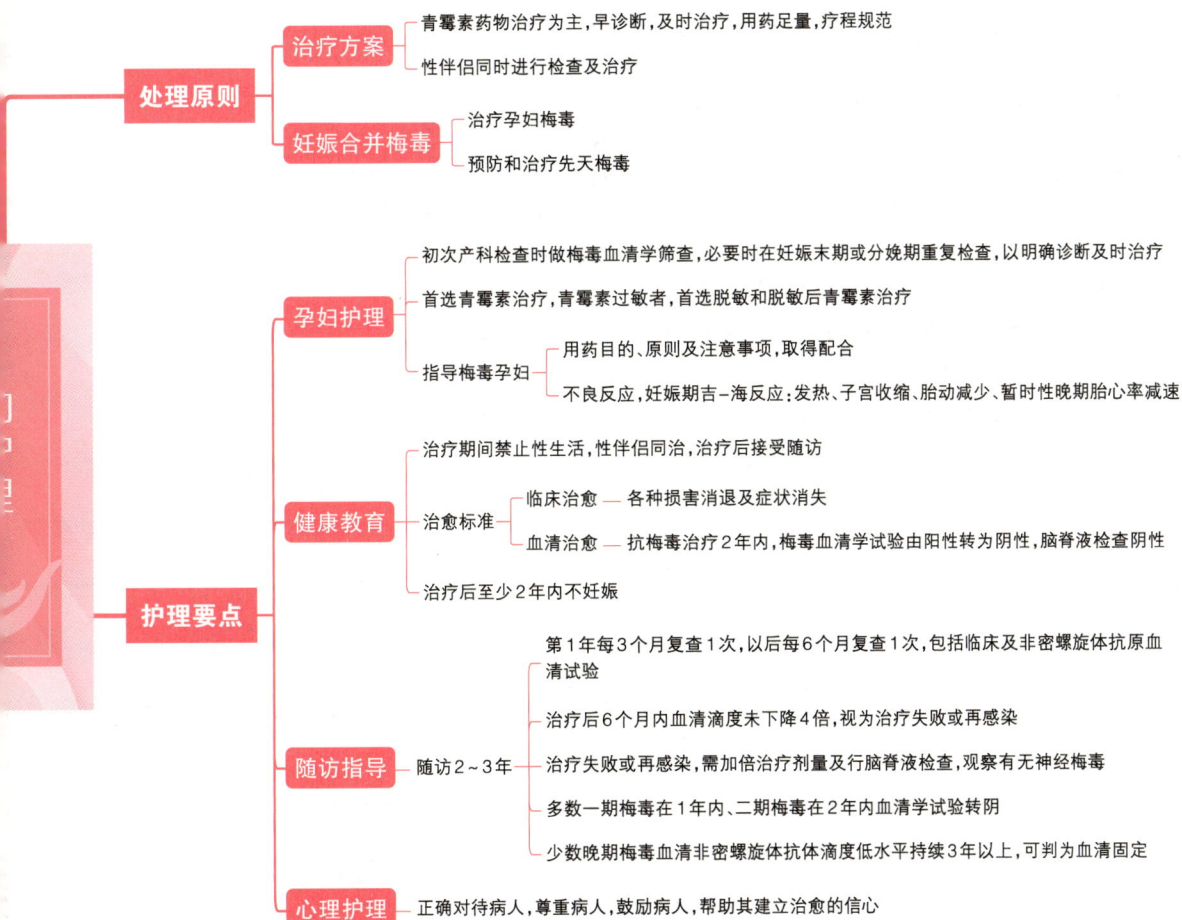

处理原则

治疗方案
- 青霉素药物治疗为主,早诊断,及时治疗,用药足量,疗程规范
- 性伴侣同时进行检查及治疗

妊娠合并梅毒
- 治疗孕妇梅毒
- 预防和治疗先天梅毒

护理要点

孕妇护理
- 初次产科检查时做梅毒血清学筛查,必要时在妊娠末期或分娩期重复检查,以明确诊断及时治疗
- 首选青霉素治疗,青霉素过敏者,首选脱敏和脱敏后青霉素治疗
- 指导梅毒孕妇
  - 用药目的、原则及注意事项,取得配合
  - 不良反应,妊娠期吉–海反应:发热、子宫收缩、胎动减少、暂时性晚期胎心率减速

健康教育
- 治疗期间禁止性生活,性伴侣同治,治疗后接受随访
- 治愈标准
  - 临床治愈 —— 各种损害消退及症状消失
  - 血清治愈 —— 抗梅毒治疗2年内,梅毒血清学试验由阳性转为阴性,脑脊液检查阴性
- 治疗后至少2年内不妊娠

随访指导
随访2~3年
- 第1年每3个月复查1次,以后每6个月复查1次,包括临床及非密螺旋体抗原血清试验
- 治疗后6个月内血清滴度未下降4倍,视为治疗失败或再感染
- 治疗失败或再感染,需加倍治疗剂量及行脑脊液检查,观察有无神经梅毒
- 多数一期梅毒在1年内、二期梅毒在2年内血清学试验转阴
- 少数晚期梅毒血清非密螺旋体抗体滴度低水平持续3年以上,可判为血清固定

心理护理
- 正确对待病人,尊重病人,鼓励病人,帮助其建立治愈的信心

概述：排卵障碍性异常子宫出血包括稀发排卵、无排卵及黄体功能不足,主要由于下丘脑-垂体-卵巢轴功能异常引起,常见于青春期、绝经过渡期,但也可发生于生育期。排卵障碍性异常子宫出血在临床上是异常子宫出血中最常见的一类

病因

无排卵性异常子宫出血
- 下丘脑-垂体-卵巢轴激素间的反馈调节尚未成熟 —— 青春期
- 卵巢功能下降,卵泡数量极少,卵泡发育受阻而不能排卵 —— 绝经过渡期
- 内、外环境刺激,如劳累、应激、流产、手术和疾病等引起的短暂的无排卵 —— 生育期
- 肥胖、多囊卵巢综合征、高催乳素血症等引起持续无排卵

黄体功能异常
- 卵泡发育不良、促黄体生成素排卵高峰分泌不足、促黄体生成素排卵峰后低脉冲缺陷 —— 黄体功能不足
- 下丘脑-垂体-卵巢轴调节功能紊乱,或溶黄体机制失常 —— 子宫内膜不规则脱落

病理

无排卵性异常子宫出血
- 子宫内膜增生症
  - 最常见,内膜呈弥漫性增生,发展为子宫内膜癌的概率约为1% —— 单纯性增生
  - 内膜增生呈息肉状,发展为子宫内膜癌的概率约为3% —— 复杂性增生
  - 只涉及腺体增生,通常为局灶性,发展为子宫内膜癌的概率约为23% —— 不典型增生
- 整个月经周期均表现为增殖期内膜形态 —— 增殖期子宫内膜
- 子宫内膜菲薄 —— 萎缩性子宫内膜

黄体功能异常
- 子宫内膜形态表现为分泌期内膜;内膜活检显示分泌反应较实际周期日至少落后2d —— 黄体功能不足
- 混合型子宫内膜,即残留的分泌期内膜出血坏死组织及新增生的内膜混合共存 —— 子宫内膜不规则脱落

临床表现

无排卵性异常子宫出血
- 月经周期紊乱、经期长短和经量多少不一

黄体功能异常
- 月经周期缩短,表现为月经频发 —— 黄体功能不足
- 月经周期正常,经期延长 —— 子宫内膜不规则脱落

处理原则

无排卵性异常子宫出血
- 药物治疗是一线治疗
- 青春期以止血、调整周期为主,有生育要求需促排卵治疗
- 绝经过渡期以止血、调整周期、减少经量,防止子宫内膜病变为主

黄体功能异常
- 调整性腺轴功能,促卵泡发育和排卵 —— 黄体功能不足
- 促进黄体功能 —— 子宫内膜不规则脱落

辅助检查

实验室检查
- 凝血功能检查、全血细胞计数、尿妊娠试验或血hCG检测、血清激素测定、宫颈黏液结晶检查

盆腔超声检查
- 了解子宫内膜厚度及回声,明确有无宫腔占位病变及其他生殖道器质性病变

其他检查
- 基础体温测定(BBT)
  - 测定排卵的简易可行方法,判断排卵和了解黄体功能
  - 黄体功能不足者BBT双相型 < 11d
  - 子宫内膜不规则脱落者BBT呈双相型,但下降缓慢
  - 无排卵性异常子宫出血者BBT无上升改变而呈单相曲线,提示无排卵
- 诊断性刮宫
  - 目的是止血和明确子宫内膜病理诊断
  - 不规则阴道流血或大量出血时,可随时刮宫;子宫内膜不规则脱落者在月经第5~6d诊刮
  - 拟确定卵巢排卵功能或了解子宫内膜增生程度时,宜在经前期或月经来潮6h内刮宫
  - 年龄 > 35岁、药物治疗无效或存在子宫内膜癌高危因素者行分段诊刮,以排除宫颈管病变
- 宫腔镜检查
  - 直接观察子宫内膜情况,表面是否光滑,有无组织突起及充血

常见护理诊断/问题
- **疲乏** —— 与子宫异常出血导致的贫血有关
- **有感染的危险** —— 与子宫不规则出血、出血量多导致贫血,机体抵抗力下降有关

护理措施
- **补充营养** —— 病人机体抵抗力较低,应加强营养,可补充铁剂、维生素C和蛋白质
- **诊疗配合**
  - **无排卵性异常子宫出血**
    - **止血**
      - 对少量出血者,使用最低有效量激素,减少药物副作用
      - 对大量出血者,要求性激素8h见效,24～48h内出血基本停止
      - **性激素**
        - 雌孕激素联合用药 —— 可有效治疗青春期和生育期无排卵性异常子宫出血
        - 单纯雌激素(子宫内膜修复法)
          - 适用于急性大出血病人
          - 存在血液高凝状态或血栓性疾病史的病人禁用大量雌激素止血
        - 单纯孕激素(子宫内膜脱落法或药物刮宫) —— 用于已有一定雌激素水平、血红蛋白＞80g/L、生命体征平稳者
      - **刮宫术** —— 适用于急性大出血、存在子宫内膜癌高危因素、病程长的生育期和绝经过渡期病人
      - **辅助治疗**
        - 一般止血药 —— 氨甲环酸、维生素K、巴曲酶等
        - 雄激素 —— 丙酸睾酮等
        - 矫正凝血功能、贫血、预防或控制感染
    - **调整月经周期**
      - 雌、孕激素序贯法(人工周期)
        - 模拟自然月经周期中卵巢的内分泌变化,使子宫内膜周期性剥脱
        - 适用于青春期及生育期内源性激素水平较低者
        - 从撤退性出血第5d开始,口服戊酸雌二醇或结合雌激素片,每晚1次,连服21d,服雌激素第11～16d起加用孕激素
      - 雌、孕激素联合法
        - 常用口服避孕药,适用于有避孕需求的生育期病人
        - 有血栓性疾病、心脑血管病等高危因素及40岁以上吸烟女性不宜口服避孕药
        - 自周期撤退性出血第5d起,每日1片,连服21d,1周为药物撤退性出血间隔,连续3个周期为一个疗程
      - 孕激素法 —— 适用于有内源性雌激素的青春期或组织学检查为子宫内膜增生期的病人
      - 宫内孕激素释放系统(宫内节育器) —— 适用于已无生育要求的育龄期病人
      - 手术治疗(子宫内膜或子宫切除) —— 适用于药物治疗疗效不佳或不宜用药、无生育要求的病人
  - **黄体功能不足**
    - 口服氯米芬或采用人绝经后尿促性腺激素联合人绒毛膜促性腺激素疗法
    - 肌内注射绒毛膜促性腺激素;选用天然黄体酮制剂;对于合并高催乳素血症者,口服溴隐亭
  - **子宫内膜不规则脱落** —— 口服甲羟孕酮或肌内注射黄体酮等孕激素
- **遵医嘱使用性激素**
  - 按时、按量正确服用性激素,不得随意停服和漏服,治疗期间如出现不规则阴道流血及时就诊
  - 药物减量必须按医嘱规定在血止后开始,每3d减量1次,每次减量不得超过原剂量1/3,直至维持量
  - 维持量服用时间,按停药后发生撤退性出血的时间与病人上次行经时间相应考虑
- **维持正常血容量** —— 观察并记录病人的生命体征;出血量较多者,督促卧床休息,避免过度劳累和剧烈活动;贫血严重者,做好配血、输血、止血措施
- **预防感染** —— 监测白细胞计数和分类,做好会阴部护理
- **加强心理护理** —— 鼓励病人表达内心感受,耐心倾听其诉说,帮助解除思想顾虑
- **手术治疗** —— 具体内容参见第十五章第一节"腹部手术病人的一般护理"

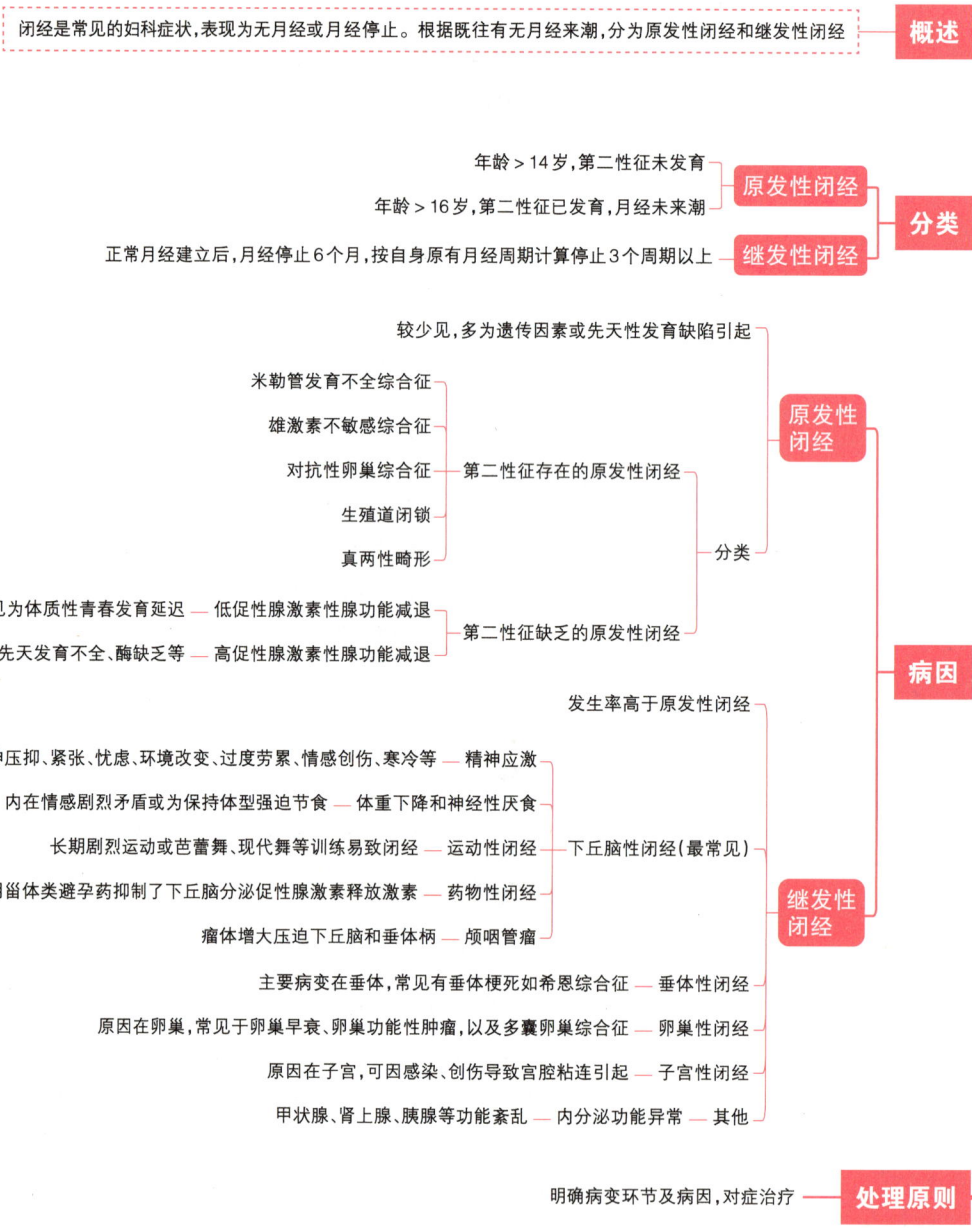

概述

闭经是常见的妇科症状，表现为无月经或月经停止。根据既往有无月经来潮，分为原发性闭经和继发性闭经

分类

原发性闭经
- 年龄>14岁，第二性征未发育
- 年龄>16岁，第二性征已发育，月经未来潮

继发性闭经
- 正常月经建立后，月经停止6个月，按自身原有月经周期计算停止3个周期以上

病因

原发性闭经
- 较少见，多为遗传因素或先天性发育缺陷引起

分类
- 第二性征存在的原发性闭经
  - 米勒管发育不全综合征
  - 雄激素不敏感综合征
  - 对抗性卵巢综合征
  - 生殖道闭锁
  - 真两性畸形
- 第二性征缺乏的原发性闭经
  - 低促性腺激素性腺功能减退 — 最常见为体质性青春发育迟缓
  - 高促性腺激素性腺功能减退 — 包括性腺先天发育不全、酶缺乏等

继发性闭经
- 发生率高于原发性闭经
- 下丘脑性闭经（最常见）
  - 精神应激 — 精神压抑、紧张、忧虑、环境改变、过度劳累、情感创伤、寒冷等
  - 体重下降和神经性厌食 — 内在情感剧烈矛盾或为保持体型强迫节食
  - 运动性闭经 — 长期剧烈运动或芭蕾舞、现代舞等训练易导致闭经
  - 药物性闭经 — 长期应用甾体类避孕药抑制了下丘脑分泌促性腺激素释放激素
  - 颅咽管瘤 — 瘤体增大压迫下丘脑和垂体柄
- 垂体性闭经 — 主要病变在垂体，常见有垂体梗死如希恩综合征
- 卵巢性闭经 — 原因在卵巢，常见于卵巢早衰、卵巢功能性肿瘤，以及多囊卵巢综合征
- 子宫性闭经 — 原因在子宫，可因感染、创伤导致宫腔粘连引起
- 其他 — 内分泌功能异常 — 甲状腺、肾上腺、胰腺等功能紊乱

处理原则
- 明确病变环节及病因，对症治疗

辅助检查 — **功能试验**
- 孕激素试验
  - 阳性反应 — 停药后出现撤退性出血,提示子宫内膜已受一定水平雌激素影响
  - 阴性反应 — 停药后无撤退性出血,应行雌孕激素序贯试验
- 雌孕激素序贯试验
  - 阳性反应 — 停药后出现撤退性出血,提示子宫内膜功能正常,排除子宫性闭经
  - 阴性反应 — 停药后无撤退性出血,重复一次试验,仍无出血则可诊断为子宫性闭经
- 垂体兴奋试验(GnRH刺激试验)
  - 注射黄体生成素释放激素后促黄体生成素升高,说明垂体功能正常,病变在下丘脑
  - 多次重复试验,促黄体生成素值无升高或升高不显著,说明垂体功能减退,如希恩综合征

常见护理诊断/问题
- 长期低自尊 — 与长期闭经,治疗效果不明显,月经不能正常来潮而出现自我否定等有关
- 焦虑 — 与担心疾病对健康、性生活、生育的影响有关
- 持续性悲伤 — 与担心丧失女性形象有关

护理措施
- 减轻或消除诱发闭经的原因
- 诊疗配合
  - 激素治疗
    - 性激素补充治疗
      - 雌激素补充治疗 — 适用于无子宫者
      - 雌、孕激素人工周期疗法 — 适用于有子宫者
      - 孕激素疗法 — 适用于体内有一定内源性雌激素水平者
    - 促排卵 — 适用于有生育要求者
  - 其他治疗
    - 溴隐亭 — 恢复排卵
    - 肾上腺皮质激素 — 适用于先天性肾上腺皮质增生引起的闭经
    - 甲状腺素 — 适用于甲状腺功能减退引起的闭经
    - 辅助生殖技术 — 适用于有生育要求者
    - 手术治疗 — 适用于生殖器畸形、肿瘤等
- 指导合理用药 — 嘱病人严格遵医嘱用药,不得擅自停服、漏服、不随意更改药剂量;指导药物作用、不良反应、剂量,具体用药方法、用药时间
- 加强心理护理 — 鼓励病人表达自己感受,提供正确诊疗信息,缓解病人的心理压力

痛经是妇科最常见的症状之一,指月经期出现的子宫痉挛性疼痛,可伴下腹坠痛、腰酸或合并头痛、乏力、头晕恶心等不适,严重者可影响生活和工作质量。痛经分为原发性和继发性两类,本章只叙述原发性痛经 —— **概述**

生殖器官无器质性病变的痛经 —— **原发性闭经**

由盆腔器质性疾病如子宫内膜异位症、盆腔炎等引起的痛经 —— **继发性痛经** —— **分类**

月经时子宫内膜前列腺素(PG)含量增高或失衡

前列腺素类激素含量升高是主要原因

精神、神经因素、个体痛阈

血管加压素、内源性缩宫素及β−内啡肽等物质的增加 —— **病因**

多见于青春期,常在初潮后1~2年内发病

下腹部疼痛,通常位于下腹部耻骨上

疼痛常呈痉挛性,多自月经来潮后开始

最早出现在经前12h,以行经第1日疼痛最剧烈,持续2~3日后缓解 —— **主要症状** —— **临床表现**

可伴有恶心、呕吐、腹泻、头晕、乏力等症状,严重时面色发白、出冷汗

以对症治疗为主,避免精神刺激和过度劳累 —— **处理原则**

常见护理诊断/问题
- **急性疼痛** —— 与月经期子宫收缩,子宫缺血缺氧有关
- **焦虑** —— 与反复痛经造成的精神紧张有关

护理措施
- **加强保健**
  - 保持经期清洁卫生,经期禁止性生活
  - 足够的休息和睡眠、加强营养、适度锻炼、戒烟可缓解疼痛
- **重视精神心理护理**
  - 讲解有关痛经的生理知识
  - 关心并理解病人的不适和焦虑心理
- **缓解症状**
  - 腹部局部热敷和进食热的饮料,如热汤或热茶,可缓解疼痛
  - 增加病人的自我控制感,使身体放松,以解除痛经
  - 疼痛不能忍受时可遵医嘱服药,注意防止成瘾
- **诊疗配合**
  - 口服避孕药
    - 适用于有避孕要求的痛经妇女
    - 通过降低前列腺素和加压素水平,缓解疼痛
  - 前列腺素合成酶抑制剂
    - 通过减少前列腺素产生,减轻子宫收缩和痉挛从而减轻或消除痛经
    - 适用于不要求避孕或口服避孕药效果不佳的原发性痛经病人
    - 常用药物有布洛芬、酮洛芬、甲氯芬那酸、萘普生等

经前期综合征(PMS)是指月经前周期性发生的影响妇女日常生活和工作、涉及躯体、精神和行为的综合征 —— **定义**

经前期综合征病人对安慰剂治疗的反应率高达30%~50% —— **精神社会因素**

可能与黄体后期雌、孕激素撤退有关 —— **卵巢激素失调** —— **病因**

影响精神、神经及行为方面的表现 —— **神经递质异常**

多见于25~45岁妇女

周期性反复出现

月经前1~2周,逐渐加重,月经来潮前2~3d最严重 —— **临床特点**

月经来潮后减轻直至消失

头痛、背痛、乳房胀痛

腹部胀满、便秘、肢体水肿 —— 躯体症状

体重增加、运动协调功能减退

易怒(主要)、焦虑、抑郁、情绪不稳定 —— 精神症状 —— **主要症状** —— **临床表现**

疲乏及饮食、睡眠、性欲改变

注意力不集中、工作效率低 —— 行为改变

记忆力减退、神经质、易激动等

心理治疗、调整生活状态为主,药物治疗为辅 —— **处理原则**

常见护理诊断/问题
- 焦虑 —— 与月经前周期性出现不适症状有关
- 体液过多 —— 与雌、孕激素失调有关

护理措施
- 心理护理
  - 给予心理安慰与疏导,症状重者可行认知-行为心理治疗
  - 指导应对压力的技巧,如
    - 腹式呼吸
    - 生物反馈训练
    - 渐进性肌肉松弛
- 调整生活状态
  - 饮食
    - 宜富含高维生素、低蛋白、高碳水化合物
    - 水肿者限制盐、糖、酒、咖啡因的摄入
  - 鼓励有氧运动,如舞蹈、慢跑、游泳等缓解神经紧张和焦虑
- 指导用药
  - 药物治疗以缓解症状为主,如利尿、镇静、止痛等
  - 明显焦虑或抑郁,但对躯体症状疗效不佳者
    - 抗焦虑药,如阿普唑仑
    - 抗抑郁药,如氟西汀
  - 月经前体重增加明显者 —— 利尿剂如螺内酯,减轻水潴留,改善精神症状
  - 维生素B_6调节自主神经系统与下丘脑-垂体-卵巢轴的关系,抑制催乳素合成
  - 有避孕要求的可口服避孕药
- 健康教育 —— 讲解疾病相关知识,指导病人记录月经周期及其症状

绝经综合征(MPS)是指妇女绝经前后出现性激素波动或减少所致的一系列躯体及精神心理症状 —— **定义**

卵泡生理性耗竭或残余卵泡对促性腺激素失去反应,卵泡不再发育和分泌雌激素致绝经 —— **自然绝经**

手术切除双侧卵巢或放疗、化疗等损伤卵巢功能,更易发生绝经综合征 —— **人工绝经**

绝经分类

前后最明显的是卵巢功能衰退,随后是下丘脑-垂体功能退化
主要信号是卵泡闭锁导致雌激素和抑制素水平降低及促卵泡激素水平升高 —— **绝经**

卵巢功能衰退的最早征象是卵泡对促卵泡激素敏感性降低,促卵泡激素水平升高
绝经过渡期早期雌激素可高于正常卵泡期水平,在卵泡完全停止生长发育后,雌激素迅速下降 —— **雌激素**
绝经后卵巢极少分泌雌激素,主要来自肾上腺皮质和卵巢睾酮分泌水平低雌激素

绝经过渡期卵巢尚有排卵功能,卵泡期延长,黄体功能不良,分泌少量孕激素 —— **孕激素**
绝经后期少量孕酮可能来自肾上腺

来源于卵巢间质细胞及肾上腺,总体水平下降 —— **雄激素**

绝经过渡期促卵泡激素水平升高;绝经后促卵泡激素升高较促黄体生成素更显著 —— **促性腺激素**

血抑制素水平下降,可能成为反应卵巢功能衰退更敏感的指标 —— **抑制素**

内分泌变化

是绝经过渡期最早出现的症状
月经周期缩短、经量减少、最后绝经;月经突然停止,较少见 —— **月经紊乱**
月经周期不规则,周期和经期延长,经量增多,然后逐渐减少而停止

潮热,特点是反复出现短暂的面部、颈部及胸部皮肤发红,伴有轰热,继之出汗
持续1～3min,症状轻者每日发作数次,严重者更多次,夜间或应激状态易促发 —— **血管舒缩症状**
可持续1～2年,有时长达5年甚至更长;严重时影响工作、睡眠和生活,是性激素治疗的主要原因

心悸、眩晕、头痛、失眠、耳鸣等 —— **自主神经失调症状**

注意力不易集中、情绪波动大、激动易怒、焦虑不安、情绪低落、抑郁、不能自我控制、记忆力减退等 —— **精神神经症状**

近期症状

阴道干燥、性交困难及反复阴道感染、子宫脱垂、膀胱或直肠膨出
压力性尿失禁、尿频、尿急、反复发作的尿路感染 —— **泌尿生殖道症状**

绝经后妇女缺乏雌激素使骨质吸收增加,导致骨量快速丢失而出现骨质疏松
一般发生在绝经后5～10年内,最常发生在椎体 —— **骨质疏松**

绝经后期妇女比老年男性患病风险高 —— **阿尔茨海默病**

绝经后妇女糖、脂代谢异常增加,动脉硬化、冠心病的发病风险明显增加 —— **心血管疾病**

远期症状

临床表现

缓解近期症状,早期发现,并有效预防骨质疏松症、动脉硬化等老年性疾病 —— **处理原则**

与绝经过渡期内分泌改变或个性特点、精神因素有关 —— **焦虑**

缺乏绝经期生理心理变化知识及应对技巧 —— **知识缺乏**

常见护理诊断/问题

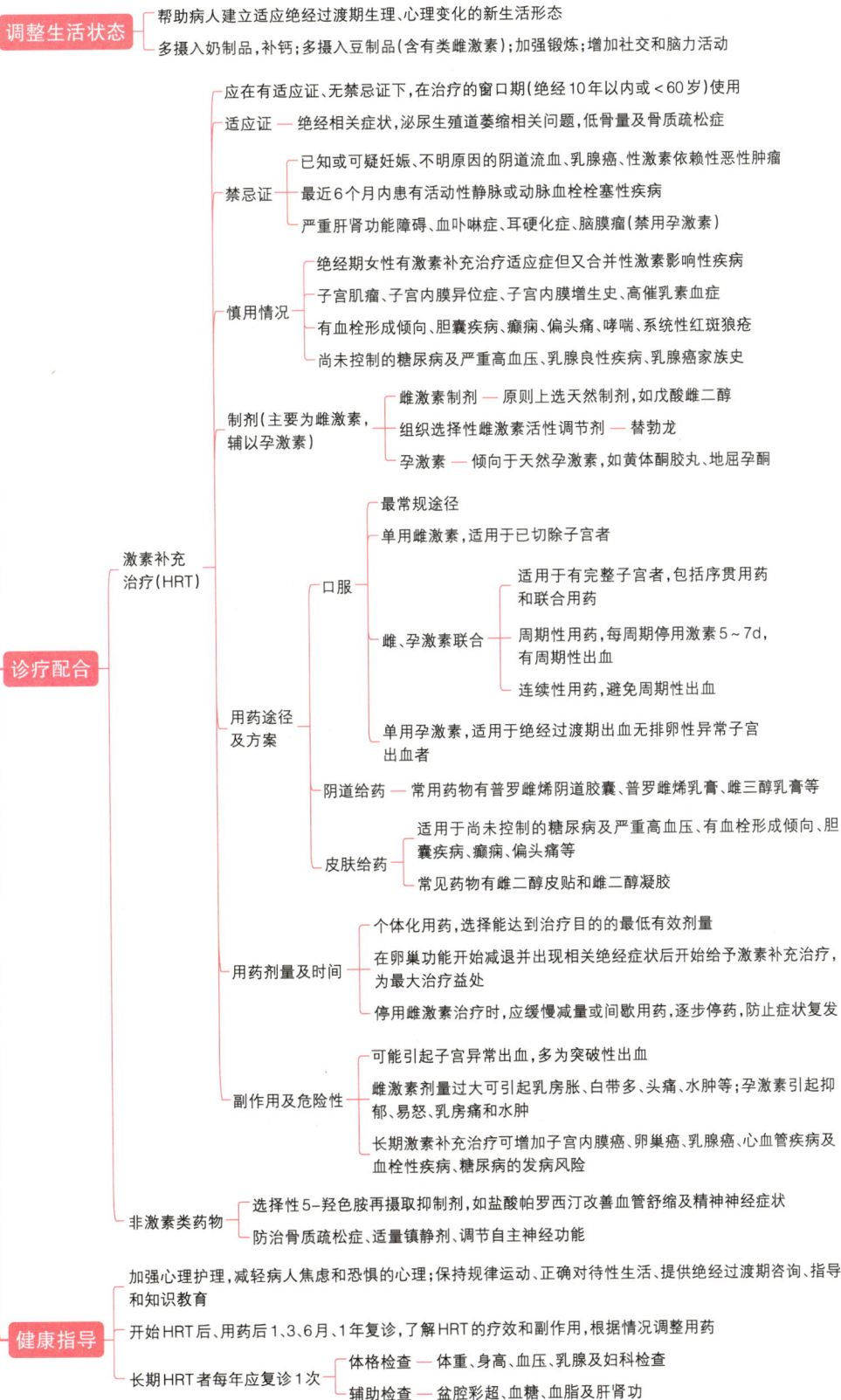

护理措施
- 护理措施
  - 诊疗配合
    - 调整生活状态
      - 帮助病人建立适应绝经过渡期生理、心理变化的新生活形态
      - 多摄入奶制品,补钙;多摄入豆制品(含有类雌激素);加强锻炼;增加社交和脑力活动
    - 激素补充治疗(HRT)
      - 应在有适应证、无禁忌证下,在治疗的窗口期(绝经10年以内或<60岁)使用
      - 适应证 — 绝经相关症状,泌尿生殖道萎缩相关问题,低骨量及骨质疏松症
      - 禁忌证
        - 已知或可疑妊娠、不明原因的阴道流血、乳腺癌、性激素依赖性恶性肿瘤
        - 最近6个月内患有活动性静脉或动脉血栓栓塞性疾病
        - 严重肝肾功能障碍、血卟啉症、耳硬化症、脑膜瘤(禁用孕激素)
      - 慎用情况
        - 绝经期女性有激素补充治疗适应症但又合并性激素影响性疾病
        - 子宫肌瘤、子宫内膜异位症、子宫内膜增生史、高催乳素血症
        - 有血栓形成倾向、胆囊疾病、癫痫、偏头痛、哮喘、系统性红斑狼疮
        - 尚未控制的糖尿病及严重高血压、乳腺良性疾病、乳腺癌家族史
      - 制剂(主要为雌激素,辅以孕激素)
        - 雌激素制剂 — 原则上选用天然制剂,如戊酸雌二醇
        - 组织选择性雌激素活性调节剂 — 替勃龙
        - 孕激素 — 倾向于天然孕激素,如黄体酮胶丸、地屈孕酮
      - 用药途径及方案
        - 口服
          - 最常规途径
          - 单用雌激素,适用于已切除子宫者
          - 雌、孕激素联合
            - 适用于有完整子宫者,包括序贯用药和联合用药
            - 周期性用药,每周期停用激素5~7d,有周期性出血
            - 连续性用药,避免周期性出血
          - 单用孕激素,适用于绝经过渡期出血无排卵性异常子宫出血者
        - 阴道给药 — 常用药物有普罗雌烯阴道胶囊、普罗雌烯乳膏、雌三醇乳膏等
        - 皮肤给药
          - 适用于尚未控制的糖尿病及严重高血压、有血栓形成倾向、胆囊疾病、癫痫、偏头痛等
          - 常见药物有雌二醇皮贴和雌二醇凝胶
      - 用药剂量及时间
        - 个体化用药,选择能达到治疗目的的最低有效剂量
        - 在卵巢功能开始减退并出现相关绝经症状后开始给予激素补充治疗,为最大治疗益处
        - 停用雌激素治疗时,应缓慢减量或间歇用药,逐步停药,防止症状复发
      - 副作用及危险性
        - 可能引起子宫异常出血,多为突破性出血
        - 雌激素剂量过大可引起乳房胀、白带多、头痛、水肿等;孕激素引起抑郁、易怒、乳房痛和水肿
        - 长期激素补充治疗可增加子宫内膜癌、卵巢癌、乳腺癌、心血管病及血栓性疾病、糖尿病的发病风险
    - 非激素类药物
      - 选择性5-羟色胺再摄取抑制剂,如盐酸帕罗西汀改善血管舒缩及精神神经症状
      - 防治骨质疏松症、适量镇静剂,调节自主神经功能
  - 健康指导
    - 加强心理护理,减轻病人焦虑和恐惧的心理;保持规律运动、正确对待性生活、提供绝经过渡期咨询、指导和知识教育
    - 开始HRT后、用药后1、3、6月、1年复诊,了解HRT的疗效和副作用,根据情况调整用药
    - 长期HRT者每年应复诊1次
      - 体格检查 — 体重、身高、血压、乳腺及妇科检查
      - 辅助检查 — 盆腔彩超、血糖、血脂及肝肾功

本章扫码做题

葡萄胎是妊娠后胎盘绒毛滋养细胞增生、间质水肿变性，形成大小不一的水泡，水泡间借蒂相连成串形如葡萄，是一种滋养细胞的良性病变 —— **概述**

宫腔内充满水泡状组织，没有胎儿及其附属物

包括地域差异、年龄、营养状况、社会经济因素、既往葡萄胎史、流产和不孕等 —— 发生相关因素 | **完全性葡萄胎**

胎盘绒毛部分水泡状变性合并胚胎或胎儿(多已死亡，足月儿极少且常伴发育迟缓或多发性畸形)

发病率较完全性葡萄胎低，高危因素了解较少，可能的相关因素有口服避孕药和不规则月经等 —— **部分性葡萄胎**

分类

镜下为弥漫性滋养细胞增生，绒毛间质水肿呈水泡样，间质内胎源性血管消失 —— **完全性葡萄胎**

镜下见部分绒毛水肿，呈显著的扇贝样轮廓，局限性滋养细胞增生，间质内可见胎源性血管 —— **部分性葡萄胎**

病理

最常见症状，一般在停经后8～12周开始出现，量多少不定 —— 停经后阴道流血

大多数子宫大于停经月份，伴有血清hCG水平异常升高 —— 子宫异常增大、变软

出现较正常妊娠早，症状严重，持续时间长 —— 妊娠呕吐

多发生于子宫异常增大者，发生子痫罕见 —— 子痫前期征象

一般无症状，常为双侧性，偶可发生扭转，在水泡状胎块清除后2～4个月自行消退 —— 卵巢黄素化囊肿

完全性葡萄胎

阵发性下腹痛 —— 腹痛

表现为心动过速、皮肤潮湿和震颤，突眼少见 —— 甲状腺功能亢进征象

除阴道流血外，常没有完全性葡萄胎的典型症状

易误诊为不全流产或过期流产，需对流产组织进行病检才能确诊 —— **部分性葡萄胎**

临床表现

首选，及时清除子宫腔内容物

减少出血和预防子宫穿孔，在手术室输液、备血准备下进行，充分扩张宫颈管和开始吸宫后使用缩宫素 —— **吸刮术**

对于子宫大于妊娠12周或术中感到一次刮净有困难者，可于一周后行第二次刮宫

处理原则

是诊断葡萄胎的重要辅助检查方法

完全性葡萄胎的典型超声图像为子宫内无妊娠囊或胎心搏动，呈"落雪状"或"蜂窝状" —— **超声检查**

血清hCG测定是诊断葡萄胎的另一项重要辅助检查 —— **hCG测定**

血、尿hCG处于高值范围且持续不降或超出正常妊娠水平

辅助检查

常见护理诊断/问题
- 焦虑 — 与担心清宫手术及预后有关
- 自我认同紊乱 — 与分娩的期望得不到满足及对将来妊娠担心有关
- 有感染的危险 — 与长期阴道流血、贫血造成免疫力下降有关

护理措施
- 心理护理 — 评估病人对疾病的心理承受能力;向病人讲解葡萄胎相关知识,说明尽快清宫手术的必要性
- 严密观察病情 — 观察腹痛及阴道流血情况、生命体征等,阴道排出物需送病检
- 术前准备
  - 完善全身检查,注意休克、子痫前期、甲状腺功能亢进及贫血表现
  - 排空膀胱,建立静脉通路,备血,备好抢救物品及药品
- 术中护理
  - 观察生命体征,有无休克征象,观察有无羊水栓塞等
  - 观察阴道出血及腹痛情况,每次的刮出物送组织学检查
  - 对合并子痫前期者做好相应的治疗配合及护理
- 健康教育
  - 指导家属及病人坚持正规治疗和随访是根治的基础
  - 指导病人摄入高蛋白、富含维生素A、易消化饮食
  - 适当活动,保证充足睡眠时间和质量,刮宫术后禁止性生活及盆浴1个月
- 预防性化疗
  - 不常规推荐,不替代随访
  - 适用于
    - 年龄＞40岁,黄素化囊肿直径＞6cm
    - 刮宫前hCG值异常升高,刮宫后hCG值不进行性下降
    - 子宫比相应的妊娠月份明显大或短期内迅速增大
    - 滋养细胞高度增生或伴有不典型增生,出现可疑的转移灶或无随访条件的病人
- 随访指导
  - 葡萄胎病人清宫后必须定期随访
  - 随访内容包括
    - 血清hCG测定,清宫后每周随访1次,直至3次连续正常,以后每月1次共6个月,再2月1次共6个月
    - 注意月经是否规律;有无阴道异常流血、咳嗽、咯血等其他转移灶症状
    - 妇科检查 — 必要时做盆腔B超、胸部X线或CT检查
- 避孕指导
  - 葡萄胎病人随访期间避孕1年,hCG成对数下降者阴性后6个月可有妊娠,但对hCG下降缓慢者,延长避孕时间
  - 避孕方法可选用避孕套或口服避孕药,一般不选用宫内节育器,以免混淆子宫出血原因
  - 再次妊娠,应早期做B型超声和hCG检查,产后随访hCG至正常

妊娠滋养细胞肿瘤(GTT)是滋养细胞的恶性病变,组织学分类上包括侵蚀性葡萄胎、绒毛膜癌、胎盘部位滋养细胞肿瘤和上皮样滋养细胞肿瘤。侵蚀性葡萄胎全部继发于葡萄胎妊娠。妊娠滋养细胞肿瘤60%继发于葡萄胎,30%继发于流产,10%继发于足月妊娠或异位妊娠。侵蚀性葡萄胎恶性程度低,预后较好,绒毛膜癌恶性程度极高 —— **概述**

子宫肌壁内有大小不等、深浅不一的水泡状组织;当侵蚀病灶接近子宫浆膜层时,子宫表面可见紫蓝色结节 —— **侵蚀性葡萄胎** —— **病理**

镜下表现为滋养细胞不形成绒毛或水泡状结构,极度不规则增生 —— **绒毛膜癌**

多继发于葡萄胎后,表现为不规则阴道流血、子宫复旧不全或不均匀增大、卵巢黄素化囊肿、腹痛、假孕 —— **无转移滋养细胞肿瘤**

最常见的转移部位是肺(80%),其次是阴道(30%)、盆腔(20%)、肝(10%)、脑(10%)等

各转移部位症状的共同特点是局部出血

常见症状是咳嗽、血痰或反复咯血、胸痛及呼吸困难 —— 肺转移

转移灶常位于阴道前壁,局部表现紫蓝色结节,破溃后引起不规则阴道流血 —— 阴道转移

预后不良,多伴有肺转移,表现为上腹部或肝区疼痛 —— 肝转移

一过性脑缺血,如暂时性失语、失明、突然跌倒等 —— 瘤栓期

头痛、喷射性呕吐、偏瘫等 —— 脑瘤期 —— 脑转移(主要死亡原因)

颅内压升高,脑疝形成压迫中枢死亡 —— 脑疝期

脾、肾、膀胱、消化道、骨等 —— 其他转移

—— **转移性滋养细胞肿瘤** —— **临床表现**

病变局限于子宫 —— **Ⅰ期**

病变扩散,但局限于生殖器官(附件、阴道、阔韧带) —— **Ⅱ期**

病变转移至肺,有或无生殖系统病变 —— **Ⅲ期**

所有其他转移 —— **Ⅳ期** —— **临床分期**

以化疗为主,手术和放疗为辅

低危病人选择单一药物

高危病人选择联合化疗,首选EMA-CO方案或氟尿嘧啶为主的联合方案 —— **化疗**

控制大出血等各种并发症、切除耐药病灶、减少肿瘤负荷和缩短化疗疗程 —— **手术** —— **处理原则**

应用较少,主要用于肝、脑转移和肺部耐药病灶治疗 —— **放疗**

常见护理诊断/问题
- 自我认同角色紊乱 —— 与较长时间住院和接受化疗有关
- 潜在并发症 —— 肺转移、阴道转移、脑转移

护理措施

心理护理
- 让病人宣泄痛苦心理及失落感
- 向病人提供有关化学药物治疗及其护理信息，以减少恐惧及无助感

严密观察病情
- 观察病人腹痛及阴道流血情况，记录出血量，观察生命体征
- 动态观察并记录人绒毛促性腺激素变化，识别转移灶症状

有转移灶者,对症护理

阴道转移
- 禁止做不必要的检查和阴道窥器检查
- 配血备用，准备各种抢救器械和物品
- 观察阴道转移灶有无破溃出血，及时通知医生
- 填塞纱条止血者必须于24～48h内取出

肺转移
- 卧床休息，有呼吸困难者给予半卧位并吸氧
- 遵医嘱给予镇静剂及化疗药物
- 咯血时，取头低患侧卧位并保持呼吸道通畅

脑转移
- 卧床休息，起床时应有人陪伴，以防瘤栓期的一过性症状发生时造成意外
- 观察颅内压增高症状，记录出入量，观察有无电解质紊乱的症状
- 按医嘱给予静脉补液，严格控制补液总量和速度，防止颅内压升高
- 预防跌倒、咬伤、吸入性肺炎、角膜炎、压疮等发生

健康教育
- 进食高蛋白、高维生素、易消化食物，以增强机体抵抗力
- 不宜劳累，有转移灶症状应卧床休息
- 注意外阴清洁，防止感染，节制性生活，做好避孕指导
- 出院后严密随访，警惕复发
- 随访 —— 第1次在出院后3个月，后每6个月1次至3年，此后每年1次至5年，以后可以每2年1次
- 具体随访内容参见本章第一节"葡萄胎病人的护理"
- 随访期间严格避孕，应于化疗停止≥12个月方可妊娠

概述 — 化学药物治疗(简称化疗)恶性肿瘤已取得了肯定的功效,目前化疗已成为恶性肿瘤的主要治疗方法之一。滋养细胞疾病是所有肿瘤中对化疗最为敏感的一种

化疗药物作用机制
- 影响去氧核糖核酸(DNA)的合成
- 直接干扰核糖核酸(RNA)的复制
- 干扰转录、抑制信使核糖核酸(mRNA)的合成
- 阻止纺锤丝的形成
- 阻止蛋白质的合成

常用化疗药物种类
- 烷化剂 — 常用邻脂苯芥和硝卡芥,以静脉给药为主,副作用有骨髓抑制,白细胞下降
- 抗代谢药物 — 常用有甲氨蝶呤和氟尿嘧啶;甲氨蝶呤一般经口服、肌内、静脉给药;氟尿嘧啶需静脉给药
- 抗肿瘤抗生素 — 常用有放线菌素D,即更生霉素
- 抗肿瘤植物药 — 长春碱及长春新碱,一般经静脉给药
- 铂类化合物 — 常用顺铂和卡铂;顺铂副作用有胃肠道反应和肾毒性、神经毒性;卡铂副作用有骨髓抑制

化疗药物常见毒副反应
- 骨髓抑制
  - 主要表现为外周白细胞和血小板计数减少
  - 骨髓抑制作用最强的时间为化疗后7~14d,恢复时间为之后的5~10d
- 消化系统损害
  - 最常见的表现恶心、呕吐,多数在用药后2~3d开始,5~6d达高峰,停药后逐步好转
  - 如呕吐过多造成离子紊乱,出现低钠、低钾或低钙症状,可有腹胀、乏力、精神淡漠及痉挛
  - 腹泻或便秘;消化道溃疡,以口腔溃疡多见,多在用药后7~8d出现,一般于停药后消失
- 神经系统损害
  - 长春新碱对神经系统有毒性作用,表现为指、趾端麻木,复视等
  - 氟尿嘧啶大剂量可发生小脑共济失调
- 药物中毒性肝炎 — 用药后血转氨酶值升高,偶见黄疸;在停药后一定时期恢复正常,但未恢复者不能继续化疗
- 泌尿系统损伤 — 环磷酰胺对膀胱有损害,顺铂、甲氨蝶呤对肾脏有一定毒性,肾功能正常者才能使用
- 皮疹和脱发
  - 皮疹最常见于甲氨蝶呤,严重者可引起剥脱性皮炎
  - 脱发最常见于放线菌素D,1个疗程后即可全脱,停药后均可生长

常见护理诊断/问题
- 营养失调 — 低于机体需要量,与化疗所致的消化道反应有关
- 体像紊乱 — 与化疗所致头发脱落有关
- 有感染的危险 — 与化疗引起的白细胞减少有关

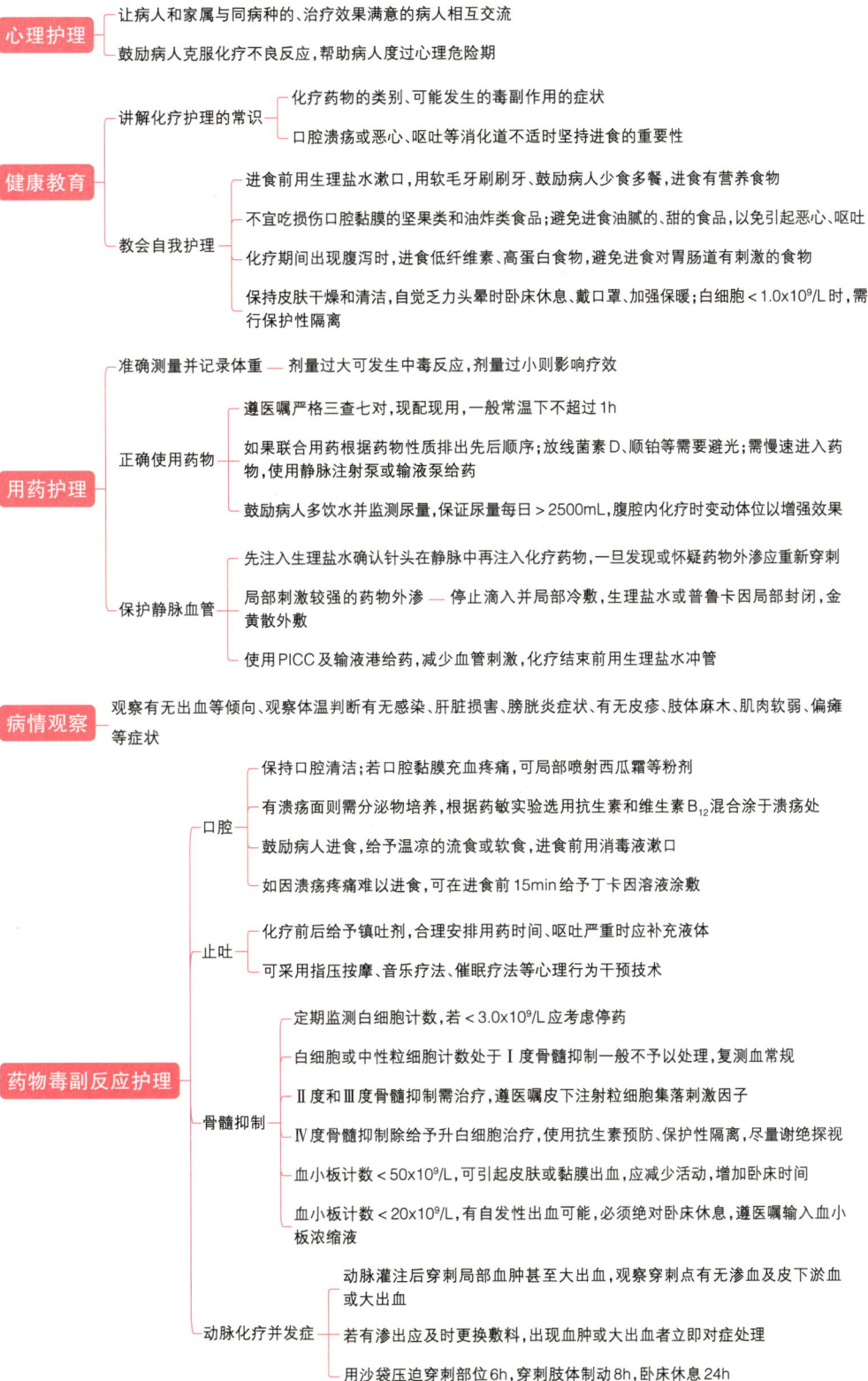

护理措施

- **心理护理**
  - 让病人和家属与同种的、治疗效果满意的病人相互交流
  - 鼓励病人克服化疗不良反应,帮助病人度过心理危险期

- **健康教育**
  - 讲解化疗护理的常识
    - 化疗药物的类别、可能发生的毒副作用的症状
    - 口腔溃疡或恶心、呕吐等消化道不适时坚持进食的重要性
  - 教会自我护理
    - 进食前用生理盐水漱口,用软毛牙刷刷牙、鼓励病人少食多餐,进食有营养食物
    - 不宜吃损伤口腔黏膜的坚果类和油炸类食品;避免进食油腻的、甜的食品,以免引起恶心、呕吐
    - 化疗期间出现腹泻时,进食低纤维素、高蛋白食物,避免进食对胃肠道有刺激的食物
    - 保持皮肤干燥和清洁,自觉乏力头晕时卧床休息、戴口罩、加强保暖;白细胞 $< 1.0 \times 10^9/L$ 时,需行保护性隔离

- **用药护理**
  - 准确测量并记录体重 — 剂量过大可发生中毒反应,剂量过小则影响疗效
  - 正确使用药物
    - 遵医嘱严格三查七对,现配现用,一般常温下不超过 1h
    - 如果联合用药根据药物性质排出先后顺序;放线菌素D、顺铂等需要避光;需慢速进入药物,使用静脉注射泵或输液泵给药
    - 鼓励病人多饮水并监测尿量,保证尿量每日 $> 2500mL$,腹腔内化疗时变动体位以增强效果
  - 保护静脉血管
    - 先注入生理盐水确认针头在静脉中再注入化疗药物,一旦发现或怀疑药物外渗应重新穿刺
    - 局部刺激较强的药物外渗 — 停止滴入并局部冷敷,生理盐水或普鲁卡因局部封闭,金黄散外敷
    - 使用PICC及输液港给药,减少血管刺激,化疗结束前用生理盐水冲管

- **病情观察**
  - 观察有无出血等倾向、观察体温判断有无感染、肝脏损害、膀胱炎症状、有无皮疹、肢体麻木、肌肉软弱、偏瘫等症状

- **药物毒副反应护理**
  - 口腔
    - 保持口腔清洁;若口腔黏膜充血疼痛,可局部喷射西瓜霜等粉剂
    - 有溃疡面则需分泌物培养,根据药敏实验选用抗生素和维生素 B_{12} 混合涂于溃疡处
    - 鼓励病人进食,给予温凉的流食或软食,进食前用消毒液漱口
    - 如因溃疡疼痛难以进食,可在进食前15min给予丁卡因溶液涂敷
  - 止吐
    - 化疗前后给予镇吐剂,合理安排用药时间、呕吐严重时应补充液体
    - 可采用指压按摩、音乐疗法、催眠疗法等心理行为干预技术
  - 骨髓抑制
    - 定期监测白细胞计数,若 $< 3.0 \times 10^9/L$ 应考虑停药
    - 白细胞或中性粒细胞计处于Ⅰ度骨髓抑制一般不予以处理,复测血常规
    - Ⅱ度和Ⅲ度骨髓抑制需治疗,遵医嘱皮下注射粒细胞集落刺激因子
    - Ⅳ度骨髓抑制除给予升白细胞治疗,使用抗生素预防、保护性隔离,尽量谢绝探视
    - 血小板计数 $< 50 \times 10^9/L$,可引起皮肤或黏膜出血,应减少活动,增加卧床时间
    - 血小板计数 $< 20 \times 10^9/L$,有自发性出血可能,必须绝对卧床休息,遵医嘱输入血小板浓缩液
  - 动脉化疗并发症
    - 动脉灌注后穿刺局部血肿甚至大出血,观察穿刺点有无渗血及皮下淤血或大出血
    - 若有渗出应及时更换敷料,出现血肿或大出血者立即对症处理
    - 用沙袋压迫穿刺部位6h,穿刺肢体制动8h,卧床休息24h

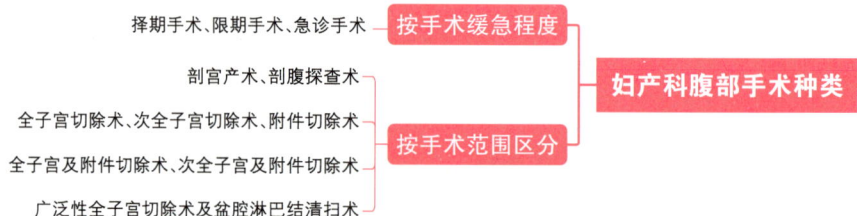

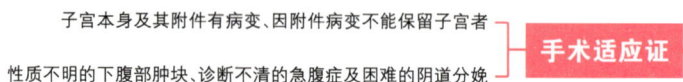

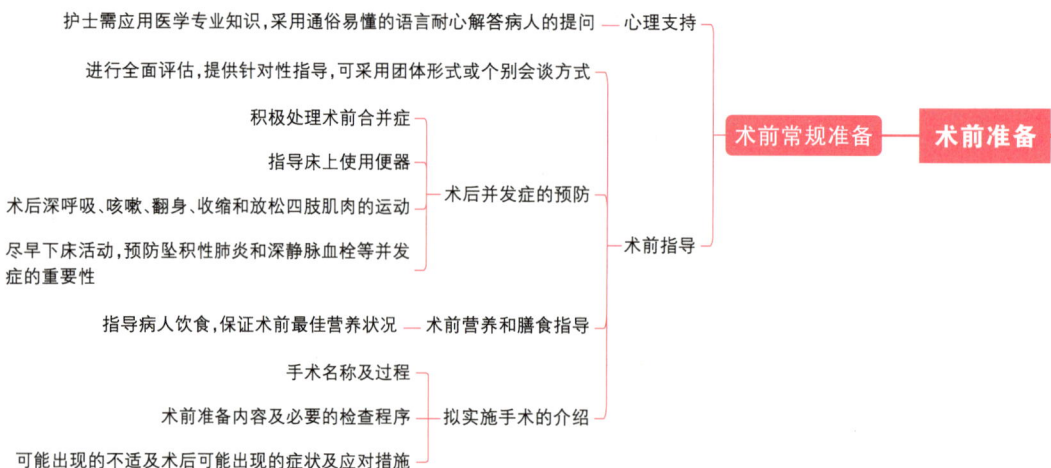

择期手术、限期手术、急诊手术 — 按手术缓急程度

剖宫产术、剖腹探查术

全子宫切除术、次全子宫切除术、附件切除术

全子宫及附件切除术、次全子宫及附件切除术 — 按手术范围区分

广泛性全子宫切除术及盆腔淋巴结清扫术

妇产科腹部手术种类

子宫本身及其附件有病变、因附件病变不能保留子宫者

性质不明的下腹部肿块、诊断不清的急腹症及困难的阴道分娩 — **手术适应证**

护士需应用医学专业知识，采用通俗易懂的语言耐心解答病人的提问 — 心理支持

进行全面评估，提供针对性指导，可采用团体形式或个别会谈方式

积极处理术前合并症

指导床上使用便器

术后深呼吸、咳嗽、翻身、收缩和放松四肢肌肉的运动 — 术后并发症的预防

尽早下床活动，预防坠积性肺炎和深静脉血栓等并发症的重要性

术前指导

指导病人饮食，保证术前最佳营养状况 — 术前营养和膳食指导

手术名称及过程

术前准备内容及必要的检查程序 — 拟实施手术的介绍

可能出现的不适及术后可能出现的症状及应对措施

术前常规准备 — **术前准备**

- （续）术前准备
  - 术前一日护理
    - 皮肤准备
      - 术前一日完成沐浴更衣等个人卫生
      - 术前即刻进行备皮，采用脱毛剂或剪毛器去除毛发，如腹腔镜辅助手术的病人，注意清洁脐孔
    - 肠道准备
      - 肠道准备可防止术中由于肠管膨胀而误伤
      - 方法
        - 术前禁食禁饮
          - 防止麻醉插管引起逆流窒息，也可使肠道得以休息，促进肠功能恢复
          - 术前2h禁清淡流质，6h禁清淡饮食，8h禁肉类、油炸及高脂饮食
        - 口服导泻剂（顺行）——复方聚乙二醇电解质散（效果最好）、50%硫酸镁、20%甘露醇
        - 灌肠（逆行）——灌肠常用溶液0.1%~0.2%肥皂水、甘油灌肠剂、等渗盐水、清水
    - 镇静剂——遵医嘱可给适量镇静剂，如有必要，可第二次给镇静剂，但应在术前4h，防止出现呼吸抑制
    - 其他——认真核对受术者生命体征、药物敏感试验结果、交叉配血情况等
  - 手术日护理
    - 核查生命体征，观察患者情绪和月经情况，送病人去手术室前允许家属短暂探视
    - 长发者应梳成辫子，以防更换体位时弄乱头发或呕吐；取下可活动假牙、发卡、首饰及贵重物品交给家属保管
    - 拟行全子宫切除术、广泛性全子宫切除术、卵巢癌细胞减灭术等病人，需清洁、消毒阴道和宫颈
    - 于术前半小时给基础麻醉药物，常用药物有苯巴比妥和阿托品或地西泮、山莨菪碱等，安置导尿管
    - 根据麻醉方式铺好麻醉床，准备好术后监护用具及急救用物
- 急诊手术病人的护理要点
  - 提供安全环境
    - 护士通过娴熟技术使病人确信自己正在被救治中，感到安全
    - 配合医师向家属耐心解说病情，解答提问，并告知注意事项
    - 在条件许可的情况下，允许家属陪伴，避免病人到新环境感到孤独
  - 迅速完成术前准备
    - 在最短时间内扼要、重点地了解病史；观察病情，记录体温、血压、脉搏、呼吸等
    - 在抢救休克同时，术前准备力求快捷；肥皂水擦洗腹部；常规备皮后不必灌肠
    - 问清医师准备实施的手术类型，医护密切配合使工作有条不紊
    - 阴道准备与手术准备同时进行，麻醉前不必常规给药

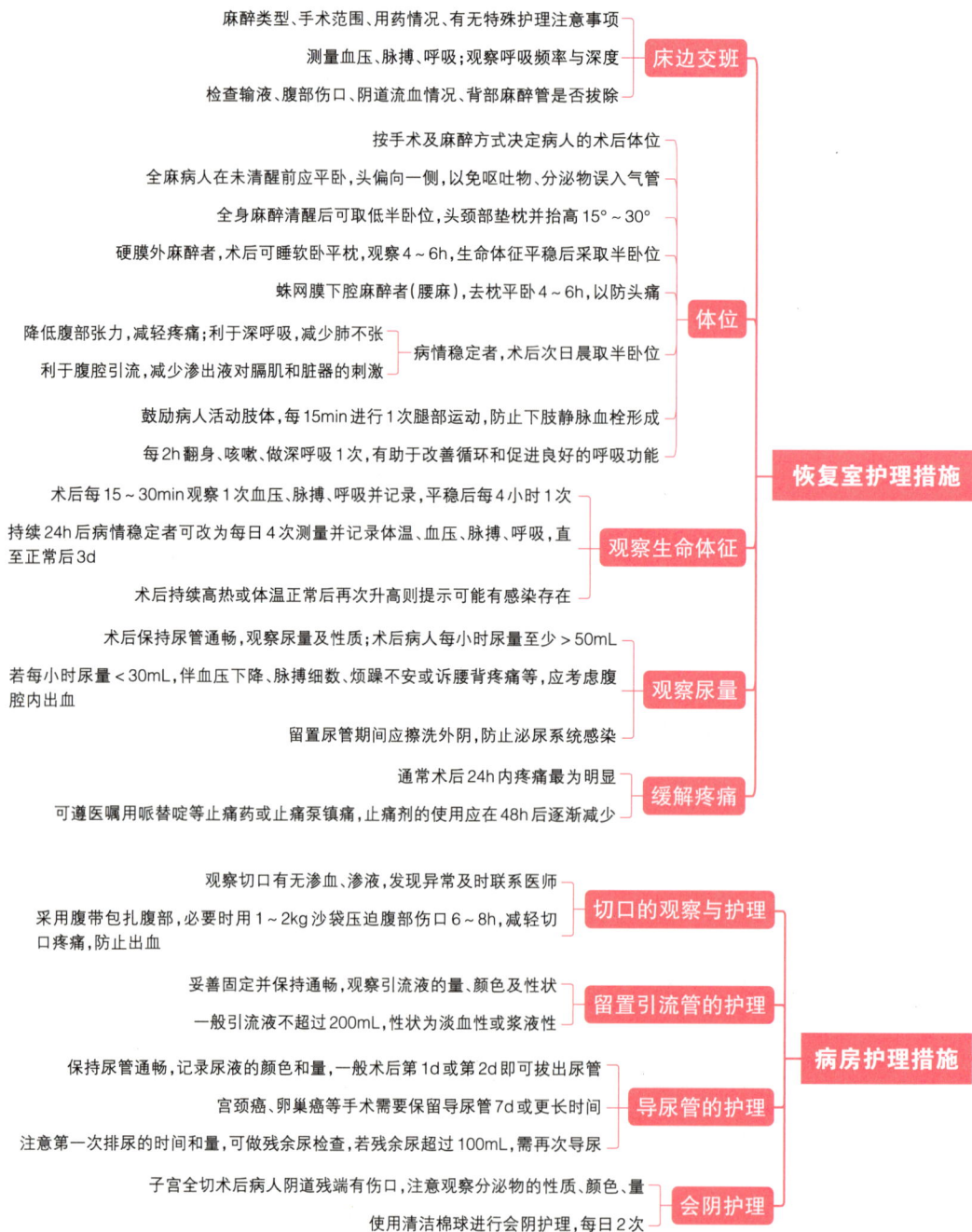

麻醉类型、手术范围、用药情况、有无特殊护理注意事项

测量血压、脉搏、呼吸;观察呼吸频率与深度 ── 床边交班

检查输液、腹部伤口、阴道流血情况、背部麻醉管是否拔除

按手术及麻醉方式决定病人的术后体位

全麻病人在未清醒前应平卧,头偏向一侧,以免呕吐物、分泌物误入气管

全身麻醉清醒后可取低半卧位,头颈部垫枕并抬高15°~30°

硬膜外麻醉者,术后可睡软卧平枕,观察4~6h,生命体征平稳后采取半卧位

蛛网膜下腔麻醉者(腰麻),去枕平卧4~6h,以防头痛 ── 体位

降低腹部张力,减轻疼痛;利于深呼吸,减少肺不张

利于腹腔引流,减少渗出液对膈肌和脏器的刺激 ── 病情稳定者,术后次日晨取半卧位

鼓励病人活动肢体,每15min进行1次腿部运动,防止下肢静脉血栓形成

每2h翻身、咳嗽、做深呼吸1次,有助于改善循环和促进良好的呼吸功能

术后每15~30min观察1次血压、脉搏、呼吸并记录,平稳后每4小时1次

持续24h后病情稳定者可改为每日4次测量并记录体温、血压、脉搏、呼吸,直至正常后3d ── 观察生命体征

术后持续高热或体温正常后再次升高则提示可能有感染存在

术后保持尿管通畅,观察尿量及性质;术后病人每小时尿量至少>50mL

若每小时尿量<30mL,伴血压下降、脉搏细数、烦躁不安或诉腰背疼痛等,应考虑腹腔内出血 ── 观察尿量

留置尿管期间应擦洗外阴,防止泌尿系统感染

通常术后24h内疼痛最为明显 ── 缓解疼痛

可遵医嘱用哌替啶等止痛药或止痛泵镇痛,止痛剂的使用应在48h后逐渐减少

恢复室护理措施

观察切口有无渗血、渗液,发现异常及时联系医师

采用腹带包扎腹部,必要时用1~2kg沙袋压迫腹部伤口6~8h,减轻切口疼痛,防止出血 ── 切口的观察与护理

妥善固定并保持通畅,观察引流液的量、颜色及性状

一般引流液不超过200mL,性状为淡血性或浆液性 ── 留置引流管的护理

保持尿管通畅,记录尿液的颜色和量,一般术后第1d或第2d即可拔出尿管

宫颈癌、卵巢癌等手术需要保留导尿管7d或更长时间 ── 导尿管的护理

注意第一次排尿的时间和量,可做残余尿检查,若残余尿超过100mL,需再次导尿

子宫全切术后病人阴道残端有伤口,注意观察分泌物的性质、颜色、量 ── 会阴护理

使用清洁棉球进行会阴护理,每日2次

病房护理措施

术后常见并发症及护理

腹胀
- 通常术后48h恢复正常肠蠕动,一经排气,腹胀即可缓解
- 刺激肠蠕动、缓解腹胀的措施有用生理盐水低位灌肠、"1、2、3"灌肠或热敷下腹部等
- 在肠蠕动已恢复但不能排气时,可针刺足三里、肛管排气或遵医嘱皮下或肌内注射新斯的明等
- 早期下床活动可改善胃肠功能,预防或减轻腹胀

泌尿系统问题
- 尿潴留
  - 盆腔内和经阴道手术后常见的并发症和发生膀胱感染的重要原因之一
  - 主要原因
    - 不习惯卧位排尿、留置尿管机械性刺激或止痛剂减低了膀胱膨胀感
  - 预防尿潴留
    - 术后鼓励病人定期坐起来排尿,增加液体入量,听流水声等
    - 拔除留置尿管前,注意夹管定时开放以训练膀胱恢复收缩力
    - 措施无效应导尿,一次导尿量不超过1000mL
  - 若手术范围较大导致膀胱功能恢复需要更长时间,则要长期保留尿管
- 尿路感染
  - 多饮水,保持会阴清洁
  - 出现尿频、尿痛并有高热等症状者,应做尿培养,确认是否有泌尿系统感染

切口血肿、感染、裂开
- 妇科手术切口多是清洁封闭伤口,能迅速愈合,甚少形成瘢痕
- 切口出血甚多或压痛明显、肿胀、检查有波动感,应考虑为切口血肿

下肢深静脉血栓
- 形成因素——静脉血流缓慢、血液呈高凝状态、血管内膜损伤
- 高危因素
  - 高龄、肥胖、高血压或糖尿病及其他心脑血管疾病、既往有血栓史、盆腔恶性肿瘤手术时间长
  - 口服避孕药及雌激素、应用止血药等
- 影响——血栓脱落,随血液运行,引起栓塞,最危险的是肺栓塞,可危及生命
- 预防措施
  - 术前长期禁食、清洁灌肠、年老体弱排泄多者,应及时补充水分及电解质,防止体液丢失过多,血液浓缩
  - 术后注意保暖,防止冷刺激引起静脉痉挛造成血液淤积
  - 腹带应松紧适宜,避免过紧,增加下肢静脉回流阻力
  - 术后尽早活动双下肢
    - 感觉未恢复前,以被动做趾屈和背屈运动、足内外翻运动、足踝的环转运动
    - 感觉恢复,督促其进行膝关节屈伸运动和踝关节自主运动
  - 高危病人卧床期间可穿着压力梯度弹力袜或使用充气压力泵促静脉回流,同时加强观察双下肢
  - 遵医嘱使用抗凝药物,如低分子肝素皮下注射进行预防

出院准备
- 指导腹部肌肉增强运动,术后2个月内避免提举重物
- 避免从事会增加盆腔充血的活动,如跳舞、久站等
- 未经医生同意,避免阴道冲洗和性生活,避免影响阴道伤口愈合并引起感染
- 出现阴道流血、异常分泌物应告诉医生,遵医嘱如期返院接受追踪调查
- 澄清病人及家属的疑问

子宫颈上皮内瘤变(CIN)是与子宫颈浸润癌密切相关的一组子宫颈病变。大部分低级别病变可自然消退,但高级别病变可能发展为浸润癌,被视为宫颈癌的癌前病变。通过筛查宫颈病变,及时治疗高级别病变,是预防宫颈癌的有效措施 —— **概述**

人乳头瘤病毒(HPV)是最常见的性传播病毒,分型很多,最常见的高危型是HPV16型和HPV18型

一般感染2年内均可自然消失,持续高危HPV感染可发展成子宫颈上皮内瘤变和宫颈癌

多个性伴侣、早年性生活、早年分娩、多次分娩史 —— 感染高危因素

与高危男子(阴茎癌、前列腺癌病人或其性伴侣曾患子宫颈癌)性接触等

免疫力下降、慢性感染、合并其他性传播疾病、吸烟等 —— 感染协同因素

HPV高危型持续感染 —— **病因**

胎儿期的原始鳞-柱状交界部和青春期后生理性鳞-柱状交界部称为转化区,是宫颈癌及其癌前病变的好发部位,其未成熟的化生鳞状上皮代谢活跃,在HPV等的刺激下,形成CIN —— **发病机制**

传统分类	WHO分类	特点
轻度非典型增生	CIN I 级(LSIL)	上皮1/3层细胞核增大,核染色稍加深,属于低级别病变,转换为宫颈癌的风险较低
中度非典型增生	CIN II 级(HSIL)	上皮1/3~2/3层细胞核增大,属于高级别病变,宫颈癌前病变
重度非典型增生和原位癌	CIN III 级(HSIL)	病变细胞几乎全部占据上皮全层。原位癌的特点是癌细胞仅限于上皮内,基底膜完整,无间质浸润。属于高级别病变,宫颈癌前病变

—— **病理学诊断和分级**

若宫颈细胞学检查结果是ASC-US伴高危型HPV DNA阳性,或LSL及以上病变应行检查 —— **阴道镜检查**

是确诊CIN和宫颈癌的可靠办法

采用碘试验或醋酸染色法,在碘不着色区或醋酸白区取材行活检可提高诊断率 —— **子宫颈活组织检查**

若无明显病变,可选择在宫颈转化区3、6、9、12点处取材活检

—— **CIN的诊断方法**

(续)CIN的诊断方法

- **子宫颈管内膜刮取术**
  - 如果宫颈刮片细胞学检查阳性但阴道镜检查宫颈无异常或宫颈活检为阴性时,病变可能位于宫颈管
  - 需用小刮匙搔刮宫颈管将刮出物送检
- **宫颈锥切术**
  - 适用于宫颈细胞学检查多次阳性而宫颈活检阴性或宫颈活检为CINⅡ及以上病变需要确切了解病灶浸润情况者
  - 采用冷刀切除等方法行宫颈锥切,切除组织送连续病理切片检查

宫颈癌的预防和筛查

- **一级预防**
  - 青少年女性预防性接种HPV疫苗,从源头上控制宫颈癌的发生
- **二级预防**
  - 筛查对象
    - 既往无CINⅡ或更高病变的全子宫切除术的妇女不需再筛查
    - WHO推荐30~65岁妇女应进行宫颈癌及癌前病变的筛查
  - 筛查策略
    - 宫颈细胞学检查
      - 是筛查的基本方法,特异性高,但敏感性较低(巴氏涂片或液基细胞学)
    - HPV DNA检测——常规的宫颈癌筛查手段,可与细胞学检查联合筛查
    - 醋酸染色肉眼观察法
      - 异常宫颈组织涂以2%~5%的醋酸1~2min,会暂时变白
      - 适用于整个宫颈转化区可见的妇女,不适合绝经妇女
    - 在30~65岁无高危因素的妇女
      - 若细胞学及HPV检测均为阴性,筛查间隔时间为5年
      - 若仅行宫颈细胞学检查,则筛查间隔时间为3年

处理原则

- **CINⅠ**
  - 约60%CINⅠ会自然消退,若细胞学检查为LSIL及以下病变,可仅观察随访
  - 若在随访过程中病变发展或持续存在2年,宜进行治疗
- **CINⅡ和CINⅢ**
  - 约20%CINⅡ会发展成为CINⅢ,5%会发展成浸润癌,所以均需治疗
  - 阴道镜检查满意的CINⅡ可用物理治疗或子宫锥切术
  - 阴道镜检查不满意的CINⅡ和所有CINⅢ通常采用子宫锥切术,包括子宫颈环形电切术和冷刀锥切术
  - 经子宫颈锥切确诊、年龄较大、无生育要求、合并有其他手术指征的妇科良性疾病的CINⅢ也可行全子宫切除术
  - 治疗后1年均需随访

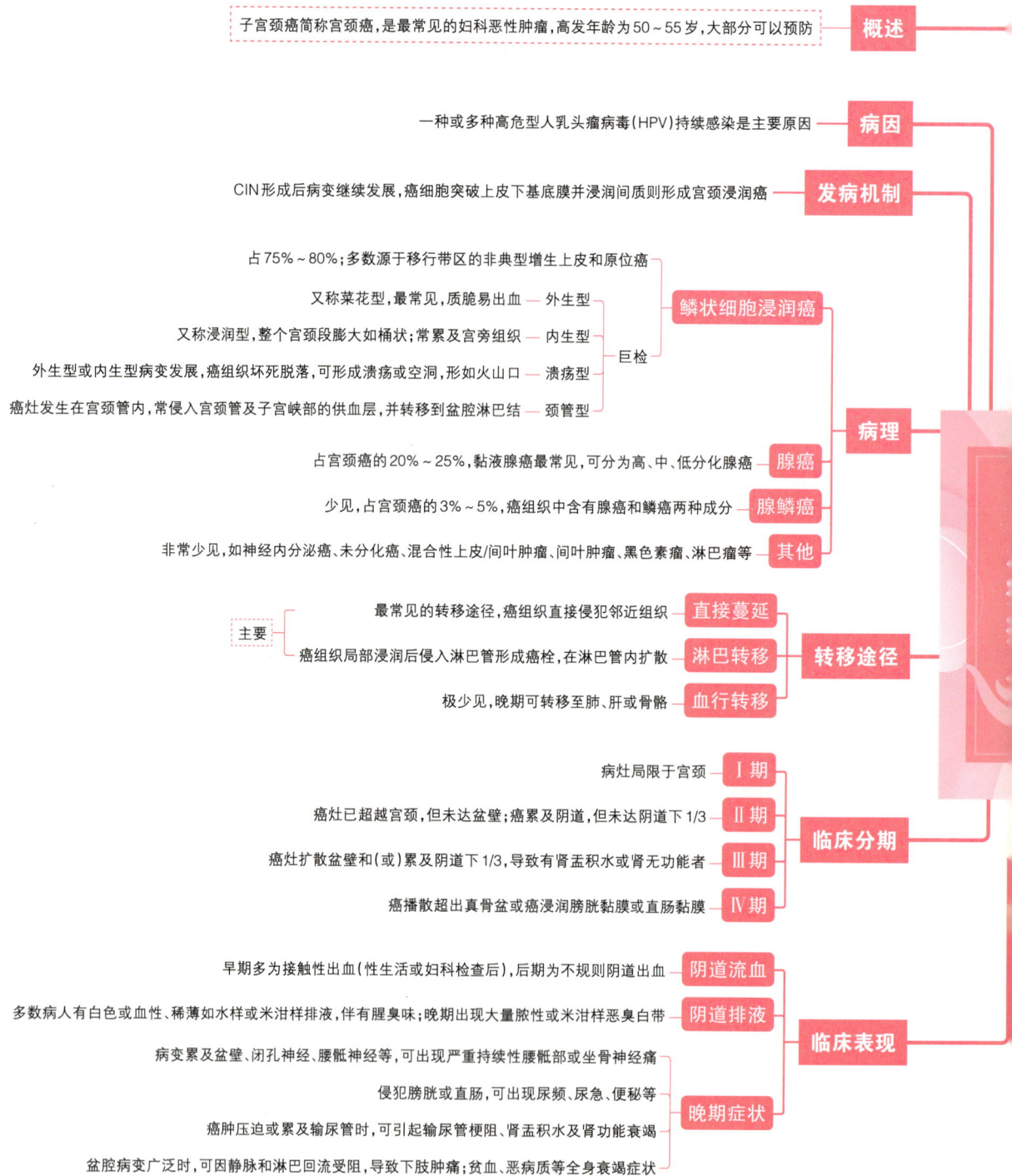

子宫颈癌简称宫颈癌,是最常见的妇科恶性肿瘤,高发年龄为50～55岁,大部分可以预防 ── **概述**

一种或多种高危型人乳头瘤病毒(HPV)持续感染是主要原因 ── **病因**

CIN形成后病变继续发展,癌细胞突破上皮下基底膜并浸润间质则形成宫颈浸润癌 ── **发病机制**

占75%～80%;多数源于移行带区的非典型增生上皮和原位癌

又称菜花型,最常见,质脆易出血 ── 外生型

又称浸润型,整个宫颈段膨大如桶状;常累及宫旁组织 ── 内生型 ── 巨检

外生型或内生型病变发展,癌组织坏死脱落,可形成溃疡或空洞,形如火山口 ── 溃疡型

癌灶发生在宫颈管内,常侵入宫颈管及子宫峡部的供血层,并转移到盆腔淋巴结 ── 颈管型

── **鳞状细胞浸润癌**

占宫颈癌的20%～25%,黏液腺癌最常见,可分为高、中、低分化腺癌 ── **腺癌**

少见,占宫颈癌的3%～5%,癌组织中含有腺癌和鳞癌两种成分 ── **腺鳞癌**

非常少见,如神经内分泌癌、未分化癌、混合性上皮/间叶肿瘤、间叶肿瘤、黑色素瘤、淋巴瘤等 ── **其他**

── **病理**

最常见的转移途径,癌组织直接侵犯邻近组织 ── **直接蔓延**

癌组织局部浸润后侵入淋巴管形成癌栓,在淋巴管内扩散 ── **淋巴转移** ── 主要

极少见,晚期可转移至肺、肝或骨骼 ── **血行转移**

── **转移途径**

病灶局限于宫颈 ── **Ⅰ期**

癌灶已超越宫颈,但未达盆壁;癌累及阴道,但未达阴道下1/3 ── **Ⅱ期**

癌灶扩散盆壁和(或)累及阴道下1/3,导致有肾盂积水或肾无功能者 ── **Ⅲ期**

癌播散超出真骨盆或癌浸润膀胱黏膜或直肠黏膜 ── **Ⅳ期**

── **临床分期**

早期多为接触性出血(性生活或妇科检查后),后期为不规则阴道出血 ── **阴道流血**

多数病人有白色或血性、稀薄如水样或米泔样排液,伴有腥臭味;晚期出现大量脓性或米泔样恶臭白带 ── **阴道排液**

病变累及盆壁、闭孔神经、腰骶神经等,可出现严重持续性腰骶部或坐骨神经痛

侵犯膀胱或直肠,可出现尿频、尿急、便秘等

癌肿压迫或累及输尿管时,可引起输尿管梗阻、肾盂积水及肾功能衰竭 ── **晚期症状**

盆腔病变广泛时,可因静脉和淋巴回流受阻,导致下肢肿痛;贫血、恶病质等全身衰竭症状

── **临床表现**

处理原则

- **治疗方案** — 手术和放疗为主,化疗为辅的综合方案
- **手术治疗**
  - **适应证** — ⅠA~ⅡA的早期病人,无严重内外科合并症,无手术禁忌证者
  - **方式** — 未生育的年轻病人可根据病情选择子宫颈锥形切除术或广泛性子宫颈切除术及盆腔淋巴结清扫术
  - **优点** — 使年轻病人可保留卵巢和阴道的功能
- **放射治疗**
  - **适应证**
    - ⅠB2和ⅡA2期及ⅡB~ⅣA期病人;全身不宜手术的早期病人
    - 宫颈局部病灶较大者术前放疗;术后病理报告显示存在高危因素需辅助放疗者
  - **部位** — 腔内照射、体外照射;早期以局部腔内照射为主,晚期以体外照射为主
  - **优点** — 疗效高、危险少
  - **缺点** — 个别对放疗不敏感,并有放射性直肠炎、膀胱炎等并发症
- **化学药物治疗**
  - **适应证**
    - 宫颈癌灶>4cm的手术前新辅助化疗;与放疗同步化疗,增强放疗的敏感性
    - 不能耐受放疗的晚期或复发转移病人的姑息治疗
  - **方案** — 以铂类为基础的联合化疗 — 顺铂、卡铂、紫杉醇、吉西他滨、托泊替康

常见护理诊断/问题

- **恐惧** — 与确诊宫颈癌需要进行手术治疗有关
- **排尿障碍** — 与宫颈癌根治术后影响膀胱正常张力有关

护理措施

- **协助病人接受各种诊疗方案** — 评估病人目前的身心状况,向病人介绍有关宫颈癌的医学常识、可能出现的不适及有效的应对措施
- **鼓励病人摄入足够的营养** — 纠正病人不良的饮食习惯,维持体重不继续下降
- **以最佳身心状态接受手术治疗**
  - 术前3d选用消毒剂或氯己定等消毒宫颈及阴道
  - 菜花型癌病人有活动性出血可能,需用消毒纱条填塞止血,遵医嘱及时取出或更换
  - 术前做好清洁灌肠,保证肠道呈清洁、空虚状态
- **协助术后康复**
  - **病情观察** — 每15~30min观察并记录1次病人的生命体征及出入量,平稳后改为每4小时1次
  - **管道护理**
    - 保持引流管通畅,记录引流性状及量,通常术后48~72h取出腹腔引流管,7~14d拔除尿管
    - 拔除尿管前3d开始夹管,每2h开放1次,定时间放尿以训练膀胱功能
    - 病人于拔管后1~2h自行排尿1次,如不能自解应及时处理,必要时重新留置尿管
    - 拔尿管后测残余尿量1次,>100mL则留置尿管,可采用生物电反馈治疗仪预防和治疗尿潴留
  - **体位活动** — 指导病人进行床上肢体运动,以预防长期卧床并发症的发生
- **做好出院指导**
  - 手术治疗的病人,根据病理报告中的高危因素决定放疗或化疗
  - 出院1个月后首次随访,治疗后2年内每3个月复查1次;3~5年内,每半年复查1次;第6年开始,每年复查1次
  - **随访内容**
    - 盆腔检查、阴道涂片细胞学检查和高危HPV检测、胸片、血常规及子宫颈鳞状细胞癌抗原
    - 性生活的恢复需依术后复查结果而定

概述 —— 子宫肌瘤是女性生殖器官中最常见的良性肿瘤,多见于育龄妇女

病因 —— 确切发病因素尚不清楚,可能与女性性激素长期刺激有关

分类

按肌瘤生长部位
- 子宫体部肌瘤(最常见),约占90%
- 子宫颈部肌瘤
- 多发性子宫肌瘤

按肌瘤与子宫肌壁关系
- 肌壁间肌瘤 —— 肌瘤位于子宫肌壁间,最常见类型,占60%~70%
- 浆膜下肌瘤
  - 肌瘤突出于子宫表面,由浆膜层覆盖,约占20%
  - 肌瘤继续向浆膜面生长,可形成带蒂的浆膜下肌瘤
  - 若肌瘤向阔韧带两叶腹膜间伸展后形成阔韧带肌瘤
- 黏膜下肌瘤
  - 宫腔内突出,子宫黏膜层覆盖,占10%~15%
  - 容易形成蒂,肌瘤在宫腔内生长犹如异物,刺激引子宫收缩

肌瘤变性
- 指肌瘤失去原有的典型结构
- 玻璃样变 —— 也叫透明变性,最为常见
- 囊性变 —— 内部出现大小不等的囊腔,内含清亮液体,或呈胶冻状
- 红色变性 —— 常发生于妊娠期或产褥期,是一种特殊类型的坏死
- 肉瘤样变 —— 非常少见
- 钙化 —— 多见于蒂部细小、血供不足的浆膜下肌瘤及绝经后妇女的肌瘤

临床表现
- 经量增多及经期延长 —— 最常见症状,多见于肌壁间肌瘤及黏膜下肌瘤;长期经量过多可继发贫血
- 下腹部包块 —— 当肌瘤增大致子宫>3个月妊娠大小时,于下腹正中扪及实性、可活动、无压痛的肿块
- 白带增多
  - 肌壁间肌瘤使宫腔面积增大,内膜腺体分泌增加
  - 脱出于阴道内的黏膜下肌瘤,可产生大量脓血性排液、腐肉样组织排出,伴有恶臭的阴道溢液
- 压迫症状
  - 子宫前壁下端肌瘤可压迫膀胱引起尿急、尿频;子宫后壁肌瘤可引起下腹坠胀、便秘等
  - 阔韧带肌瘤向侧方发展嵌入盆腔内压迫输尿管,可形成输尿管扩张甚至发生肾积水
- 其他
  - 腰酸背痛、下腹坠胀,经期加重;肌瘤红色样变时有急性下腹痛,并伴发热、恶心
  - 浆膜下肌瘤发生蒂扭转时可出现急性腹痛;黏膜下肌瘤由宫腔向外排出时也可引起腹痛
  - 黏膜下和引起宫腔变形的肌壁间肌瘤可引起不孕或流产

处理原则
- **保守治疗**
  - **随访观察** —— 肌瘤小、症状不明显，或已近绝经期的妇女，可每3~6个月随访1次
  - **药物治疗**
    - 适用于症状不明显或较轻，近绝经期或全身情况不能手术，排除子宫内膜癌者
    - **常用药物**
      - 雄激素或促性腺激素释放激素类似物，降低雌激素水平
      - 米非司酮，可作为术前用药或提前绝经使用，但不宜长期使用
      - 中药制剂，如桂枝茯苓胶囊、宫瘤消胶囊等
- **手术治疗（主要）**
  - **适应证**
    - 月经过多致继发贫血，药物治疗无效；有膀胱、直肠压迫症状
    - 严重腹痛、性交痛或慢性腹痛、有蒂肌瘤扭转引起的急性腹痛
    - 能确定肌瘤是不孕或反复流产的唯一原因者；肌瘤生长较快，怀疑有恶变者
  - 手术可经腹、经阴道或采用宫腔镜及腹腔镜进行
  - **肌瘤切除术**
    - 适用于年轻又希望保留生育功能的病人
    - 术前排除子宫及宫颈的癌前病变后可考虑经腹或腹腔镜下切除肌瘤
  - **子宫切除术**
    - 适用于肌瘤大、个数多、临床症状明显者或经保守治疗效果不明显、又无需保留生育功能者
    - 术前应行常规检查排除宫颈恶性病变
  - **其他** —— 冷冻疗法、射频消融技术、高强度聚焦超声、子宫动脉栓塞术等

常见护理诊断/问题
- **知识缺乏** —— 缺乏子宫切除术后保健知识
- **应对无效** —— 与选择子宫肌瘤治疗方案的无助感有关

护理措施
- **提供信息，增强信心** —— 建立良好的护患关系，讲解疾病知识；消除不必要的顾虑，增强康复信心
- **积极配合治疗，缓解病人不适**
  - 出血多需住院治疗者，应观察和记录其生命体征，评估出血量
  - 按医嘱给予止血药和子宫收缩剂；必要时输血，纠正贫血状态
  - 巨大肌瘤出现局部压迫致尿、便不畅应予导尿，或用缓泻剂软化粪便
  - 若肌瘤脱出阴道内，应保持局部清洁，防止感染
- **提供随访及出院指导**
  - **保守及手术治疗** —— 指导病人返院检查的内容、具体时间、地点及联系人
  - **药物治疗**
    - 讲解药物相关知识、可能出现的不良反应及应对措施
    - 雄激素，如丙酸睾酮25mg肌注，每5日1次，每月总量不宜超过300mg，以免男性化
    - 促性腺激素释放激素类似物，用药6个月以上可产生绝经综合征、骨质疏松等副作用
- **子宫肌瘤合并妊娠者的护理**
  - 黏膜下肌瘤可影响受精卵着床导致早期流产
  - 较大的肌壁间肌瘤因宫腔变形或内膜供血不足等可引起流产
  - 分娩时影响胎先露正常下降，导致胎位异常、产道梗阻等情况
  - 子宫肌瘤合并中晚期妊娠者需定期接受孕期检查，多能自然分娩，不需急于干预
  - 警惕妊娠期及产褥期肌瘤容易发生红色样变，积极预防产后出血
  - 肌瘤阻碍胎先露下降或至产程异常发生难产时，遵医嘱做好术前准备和术后护理

子宫内膜癌是发生于子宫体内膜层的一组上皮性恶性肿瘤,以来源于子宫内膜腺体的腺癌最为常见,其前驱病变为子宫内膜增生过长和子宫内膜不典型性增生。占女性生殖道恶性肿瘤的20%～30%,是女性生殖道常见三大恶性肿瘤之一 ── **概述**

病因

雌激素依赖型(Ⅰ型)
- 主要原因是长期无孕激素拮抗的雌激素刺激子宫内膜增生症,继而癌变
- 该类型占子宫内膜癌的大多数,均为内膜样腺癌,预后好
- 病人较年轻,常伴肥胖、高血压、糖尿病、不孕或不育及绝经延迟

非雌激素依赖型(Ⅱ型)
- 发病与雌激素无明确关系,预后不良,病人多为老年体瘦妇女

病理

巨检
- 子宫内膜大部或全部为癌组织侵犯并突向宫腔,较少浸润肌层 ── 弥散型
- 癌灶局限于宫腔的一小部分,早期病灶小,呈息肉或菜花状,易浸润肌层 ── 局灶型

镜检
- 占80%～90%,按分化程度分3级,分级愈高,恶性程度愈高 ── 内膜样腺癌
- 腺癌伴鳞状上皮分化
- 恶性程度高,预后极差,无明显肌层浸润时也可发生腹腔播散 ── 浆液性腺癌
- 较少见,预后较好 ── 黏液性癌
- 恶性程度较高,易早期转移 ── 透明细胞癌

转移途径
直接蔓延、淋巴转移(主要转移途径)、血行转移(晚期病人转移常见部位为肺、肝、骨等)

手术-病理分期
- 肿瘤局限于子宫体 ── Ⅰ期
- 肿瘤侵犯宫颈间质,但无宫体外蔓延 ── Ⅱ期
- 肿瘤局部和(或)区域扩散 ── Ⅲ期
- 肿瘤累及膀胱和(或)直肠黏膜,远处转移 ── Ⅳ期

临床表现

异常子宫出血
- 是子宫内膜增生过长和子宫内膜癌最常见的临床表现
- 绝经后阴道出血为主要症状;尚未绝经者可表现为经量增多、经期延长或月经紊乱

阴道异常排液
- 多为血性或浆液性分泌物,合并感染有脓性或脓液性排液,有恶臭

下腹疼痛及其他症状
- 晚期出现腰骶部疼痛、贫血、消瘦及恶病质等体征

处理原则

原则
- 早期病人以手术为主,晚期病人则采用手术、放疗、药物等综合治疗方案

治疗方案
- 通过手术切除病灶,同时进行手术-病理分期 ── 手术治疗(首选)
- 治疗子宫内膜癌的有效方法,用于已有转移或可疑淋巴结转移及复发的内膜癌病人 ── 放射治疗
- 适用于晚期或癌症复发者,不能手术切除或年轻、早期、要求保留生育功能者 ── 孕激素 ── 药物治疗
- 适应证与孕激素相同 ── 抗雌激素制剂 ── 药物治疗
- 适用于晚期不能手术或治疗后复发者;常用顺铂、阿霉素、紫杉醇等,多联合应用 ── 化学药物

辅助检查

分段诊断性刮宫
- 是早期诊断子宫内膜癌最常用且最有价值的诊断方法,病理检查结果是确诊子宫内膜癌的依据
- 优点是鉴别子宫内膜癌和子宫颈管腺癌,明确子宫内膜癌是否累及宫颈管
- 先环刮宫颈管后探宫腔,再行宫腔搔刮内膜,标本分瓶做好标记并送病检

细胞学检查
- 采用特制的宫腔吸管或宫腔刷放入宫腔,吸取分泌物做细胞学检查

宫腔镜检查
- 直接观察子宫腔及宫颈管的病灶生长情况,并在直视下取可疑病灶活组织送病理检查

B型超声检查
- 了解子宫大小、宫腔形状、宫腔内赘生物、子宫内膜厚度、肌层有无浸润及深度

常见护理诊断/问题

焦虑
- 与住院、需接受的诊治方案有关

知识缺乏
- 缺乏术前常规、术后锻炼及活动方面的知识

睡眠型态紊乱
- 与环境(住院)变化有关

护理措施

普及防癌知识
- 宣传防癌检查的重要性,中年妇女应每年接受一次妇科检查
- 督促围绝经期、月经紊乱及绝经后出现不规则阴道流血者,进行必要检查,排除子宫内膜癌
- 严格掌握雌激素的用药指征,加强用药期间的监护、随访措施

提供疾病知识,缓解焦虑
- 鼓励病人及家属讨论有关疾病及治疗的疑虑,耐心解答增强治病信心
- 提供安静、舒适的睡眠环境,减少夜间不必要的治疗程序
- 教会病人应用放松等技巧促进睡眠,必要时按医嘱使用镇静剂

协助病人配合治疗
- 做好腹部及阴道手术前准备,标本及时送检
- 严密观察病人术后6～7d残端出血情况,此期间病人应减少活动
- 用药护理
  - 讲解孕激素治疗的作用机制、疗效、不良反应
  - 观察孕激素药物副作用
    - 类似围绝经期综合征的表现
    - 轻度的白细胞、血小板计数下降等骨髓抑制表现
    - 子宫内膜癌的发生风险随用药延长而增加
- 放疗配合
  - 术前放疗可缩小病灶,利于手术;术后放疗是最主要的术后辅助治疗方法,降低局部复发,提高生存率
  - 盆腔放疗者,事先灌肠并留置导尿管,避免放射性损伤
  - 腔内置入放射源期间,保证绝对卧床休息,可床上肢体运动,取出放射源后,鼓励病人渐进性下床活动
- 晚期病例需化疗者具体内容参见第十四章第二节"化疗病人的护理"

出院指导
- 定期随访
  - 随访时间为术后2～3年每3个月1次,3年后每6个月1次,5年后每年1次
  - 详细病史、盆腔检查、阴道细胞学检查、胸部X线摄片、血清CA125等,必要时可做CT及MRI检查
- 子宫根治术后、服药或放射治疗后,病人可能出现阴道分泌物减少、性交痛等症状
- 指导病人局部使用水溶性润滑剂等以增进性生活舒适度

卵巢肿瘤是常见的妇科肿瘤,可发生于任何年龄。20%~25%卵巢恶性肿瘤病人有家族史,高胆固醇饮食、内分泌因素为卵巢肿瘤发病的高危因素,由于卵巢位于盆腔深部,早期无症状,一旦出现症状已属晚期病变,故死亡率高居妇科恶性肿瘤之首 —— **概述**

占原发性卵巢肿瘤的50%~70%,恶性程度高,是最常见的卵巢肿瘤,多见于老年妇女,少发于青春期前及婴幼儿

卵巢上皮性肿瘤分良性、交界性和恶性,交界性肿瘤是低度潜在恶性肿瘤,生长慢,转移率低,复发迟

未产、不产、初潮早、绝经迟等 —— 高危因素
多次妊娠、哺乳和口服避孕药 —— 保护因素 } 卵巢癌

较为常见,多为单侧,囊内充满淡黄清澈浆液 —— 浆液性囊腺瘤
中等大小,多为双侧,多向囊外生长无间质浸润,预后好 —— 交界性浆液性囊腺瘤 } 浆液性肿瘤
最常见的卵巢恶性肿瘤,多为双侧,生长速度快,预后差 —— 浆液性囊腺癌

是人体中生长最大的肿瘤,多为单侧多房性,囊液呈胶冻样 —— 黏液性囊腺瘤
多为单侧,表面光滑,常为多房,无间质浸润 —— 交界性黏液性囊腺瘤 } 黏液性肿瘤
多为单侧,瘤体较大,囊液浑浊或为血性 —— 黏液性囊腺癌

良性肿瘤及交界性肿瘤较少见,常并发子宫内膜异位症和子宫内膜癌 —— 卵巢子宫内膜样肿瘤
来源于苗勒氏管上皮,良性罕见,常合并透明细胞癌、子宫内膜异位 —— 透明细胞肿瘤

卵巢上皮性肿瘤

属于卵巢良性肿瘤,好发于20~40岁 —— 成熟畸胎瘤
是恶性肿瘤,平均年龄11~19岁,其复发和转移率高 —— 未成熟畸胎瘤 } 畸胎瘤
属于中等恶性的实性肿瘤,主要发生于青春期及生育期妇女;对放疗特别敏感 —— 无性细胞瘤
属高度恶性肿瘤,多见于儿童及青少年,易发生破裂,易早期转移,预后差,但对化疗十分敏感
测定病人血清中AFP浓度可作为诊断和治疗监护时的重要指标 } 卵黄囊瘤

卵巢生殖细胞肿瘤

该类肿瘤常有内分泌功能,故又称为卵巢功能性肿瘤
最常见功能性肿瘤,可发生在任何年龄,45~55岁为发病高峰,属于低度恶性肿瘤
肿瘤能分泌雌激素,有女性化作用;青春期前的可出现性早熟;育龄期出现月经紊乱
绝经后病人出现不规则阴道流血,常合并子宫内膜增生过快甚至癌变
一般预后较好,5年生存率达80%以上,但仍有远期复发倾向 } 颗粒细胞瘤

良性肿瘤,可分泌雌激素,故有女性化作用;常合并颗粒细胞瘤、子宫内膜增生、子宫内膜癌 —— 卵泡膜细胞瘤
为较常见卵巢良性肿瘤,多见于中年妇女;偶见纤维瘤病人伴有腹水或胸腔积液,称为梅格斯综合征 —— 纤维瘤
多发生于40岁以下妇女,高分化者属于良性,中低分化者属于恶性
肿瘤具有男性化作用;少数无内分泌功能,雌激素升高呈女性化 } 支持细胞-间质细胞瘤

卵巢性索间质肿瘤

常见的卵巢肿瘤及病理特点

体内任何部位的原发性癌均可能转移到卵巢;大部分卵巢转移性肿瘤治疗效果不佳,恶性程度高,预后极差
乳腺、胃、肠、生殖道、泌尿道是常见的原发肿瘤器官;库肯勃瘤是一种特殊的卵巢转移性腺癌,其原发部位是胃肠道

卵巢转移性肿瘤

属卵巢非赘生性肿瘤,是卵巢增大的常见原因,有时表现为下腹压迫感、盆腔一侧胀痛、月经不规则等
如果症状不严重,一般追踪观察1~2个月,无需特殊治疗,囊肿会自行消失

卵巢瘤样病变

（续）卵巢瘤样病变 —— 分类

- 滤泡囊肿 —— 卵泡停滞发育以致不成熟或成熟不排卵、卵泡液潴留，囊肿直径常＜5cm
- 黄体囊肿 —— 因黄体持续存在所致，一般少见，直径5cm左右，可使月经后延
- 黄素囊肿 —— 在滋养细胞病中出现，直径10cm左右，黄素囊肿本身无手术指征
- 多囊卵巢
  - 内分泌功能紊乱、丘脑下部—垂体平衡失调，双侧卵巢均增大
  - 病人常有闭经、多毛、不孕等多囊卵巢综合征
- 卵巢子宫内膜异位囊肿 —— 又称卵巢巧克力囊肿，单个或多个囊肿，直径5~6cm以下，囊内液为暗褐色糊状陈旧性血液

卵巢恶性肿瘤转移途径 —— 直接蔓延、腹腔种植、淋巴转移、血行转移（少见）

卵巢恶性肿瘤的临床分期

- Ⅰ期 —— 肿瘤限于卵巢
- Ⅱ期 —— 肿瘤累及一侧或双侧卵巢，伴有盆腔内扩散（在骨盆入口平面以下）
- Ⅲ期 —— 肿瘤累及一侧或两侧卵巢，伴有细胞学或组织学证实的盆腔外腹膜转移或证实存在腹膜后淋巴结转移
- Ⅳ期 —— 超出腹腔外的远处转移

临床表现

- 卵巢良性肿瘤 —— 初期肿瘤较小，多无症状，当肿瘤增大时，病人可感腹胀或扪及肿块及出现压迫症状，如尿频、便秘、心悸等
- 卵巢恶性肿瘤
  - 早期无自觉症状；肿瘤生长迅速，到晚期后短期内可有腹胀、腹部出现肿块及腹水
  - 若肿瘤向周围组织浸润或压迫神经则可引起腹痛、腰痛或下腹疼痛，压迫盆腔静脉可出现下肢水肿
  - 患功能性肿瘤者可出现不规则阴道流血或绝经后阴道流血症状；晚期病人呈消瘦、贫血等恶病质现象

辅助检查

- B型超声检查 —— 检测肿瘤的部位、大小、形态及性质，定位肿块的来源，鉴别卵巢肿瘤、腹水和结核性包裹性积液
- 腹腔镜检查 —— 直视肿物的大小情况，必要时在可疑部位进行多点活检，抽吸腹腔液行细胞学检查
- 细胞学检查 —— 通过腹水、腹腔冲洗液和胸腔积液找癌细胞，有助于确定Ⅰ期病人临床分期及选择治疗方案
- 细针穿刺活检 —— 抽得组织或液体立即做涂片或病理切片检查明确诊断
- 放射学诊断 —— 腹部平片检查，显示牙齿及骨质；淋巴造影用于判断淋巴道转移；CT检查能清晰显示肿块
- 肿瘤标志物
  - 血清CA125 —— 敏感性较高，特异性较差；用于监测病情缓解或恶化
  - 血清AFP —— 对卵黄瘤有特异性诊断价值
  - hCG —— 对原发性卵巢绒毛膜癌有特异性
  - 性激素 —— 颗粒细胞瘤、卵泡膜细胞瘤会产生较高水平雌激素
  - 人附睾蛋白4（HE4）—— 用于卵巢癌早期检测、鉴别诊断、治疗监测及预后评估
  - CA199和癌胚抗原（CEA）—— 对卵巢黏液性癌的诊断价值较高

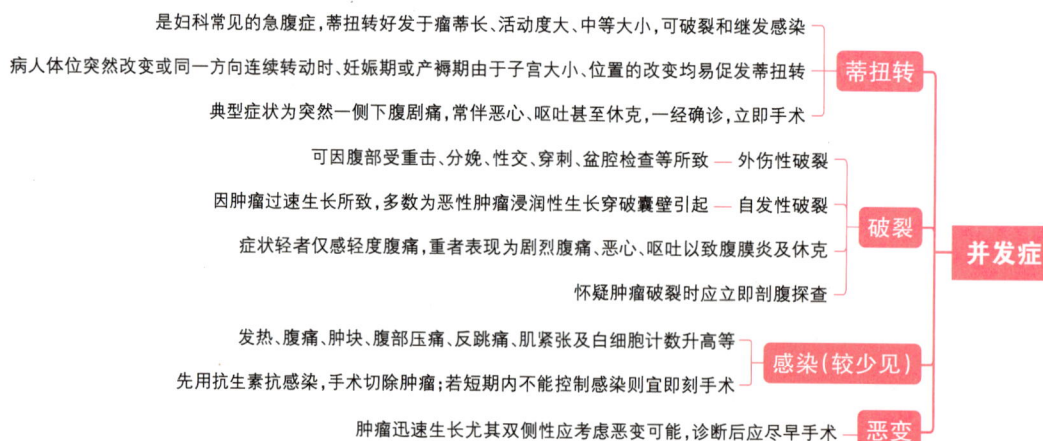

是妇科常见的急腹症,蒂扭转好发于瘤蒂长、活动度大、中等大小,可破裂和继发感染 ── 蒂扭转

病人体位突然改变或同一方向连续转动时、妊娠期或产褥期由于子宫大小、位置的改变均易促发蒂扭转

典型症状为突然一侧下腹剧痛,常伴恶心、呕吐甚至休克,一经确诊,立即手术

可因腹部受重击、分娩、性交、穿刺、盆腔检查等所致 ── 外伤性破裂

因肿瘤过速生长所致,多数为恶性肿瘤浸润性生长穿破囊壁引起 ── 自发性破裂 ── 破裂 ── 并发症

症状轻者仅感轻度腹痛,重者表现为剧烈腹痛、恶心、呕吐以致腹膜炎及休克

怀疑肿瘤破裂时应立即剖腹探查

发热、腹痛、肿块、腹部压痛、反跳痛、肌紧张及白细胞计数升高等 ── 感染(较少见)

先用抗生素抗感染,手术切除肿瘤;若短期内不能控制感染则宜即刻手术

肿瘤迅速生长尤其双侧性应考虑恶变可能,诊断后应尽早手术 ── 恶变

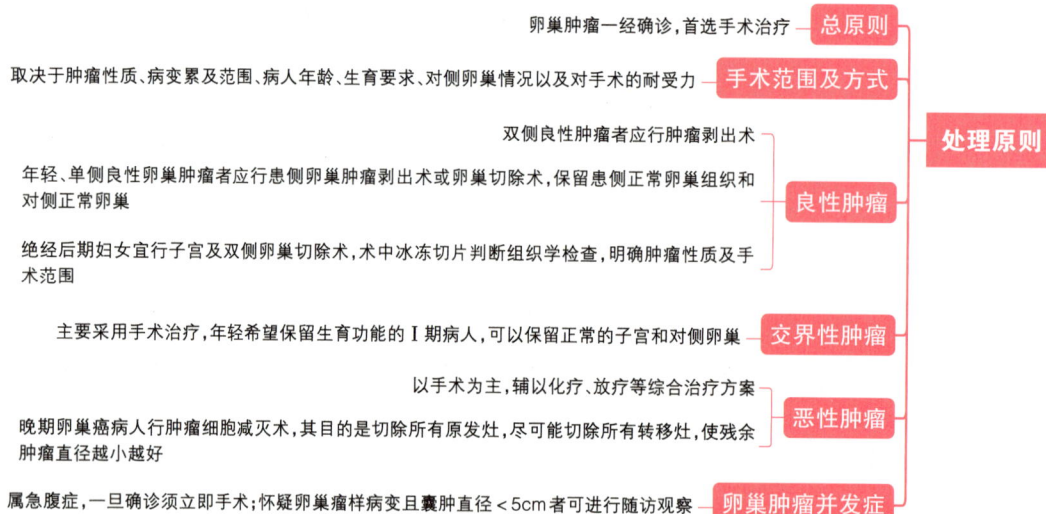

卵巢肿瘤一经确诊,首选手术治疗 ── 总原则

取决于肿瘤性质、病变累及范围、病人年龄、生育要求、对侧卵巢情况以及对手术的耐受力 ── 手术范围及方式 ── 处理原则

双侧良性肿瘤者应行肿瘤剥出术

年轻、单侧良性卵巢肿瘤者应行患侧卵巢肿瘤剥出术或卵巢切除术,保留患侧正常卵巢组织和对侧正常卵巢 ── 良性肿瘤

绝经后期妇女宜行子宫及双侧卵巢切除术,术中冰冻切片判断组织学检查,明确肿瘤性质及手术范围

主要采用手术治疗,年轻希望保留生育功能的Ⅰ期病人,可以保留正常的子宫和对侧卵巢 ── 交界性肿瘤

以手术为主,辅以化疗、放疗等综合治疗方案 ── 恶性肿瘤

晚期卵巢癌病人行肿瘤细胞减灭术,其目的是切除所有原发灶,尽可能切除所有转移灶,使残余肿瘤直径越小越好

属急腹症,一旦确诊须立即手术;怀疑卵巢瘤样病变且囊肿直径<5cm者可进行随访观察 ── 卵巢肿瘤并发症

常见护理诊断/问题

- **营养失调** — 低于机体需要量与癌症、化疗药物的治疗反应有关
- **体像紊乱** — 与切除子宫、卵巢有关
- **焦虑** — 与发现盆腔包块有关

护理措施

- **提供支持,协助病人应对压力**
  - 为病人提供表达情感的机会和环境
  - 评估病人的焦虑程度以及应对压力的技巧;耐心向病人讲解病情,解答病人的提问
  - 鼓励病人尽可能参与护理活动;鼓励家属参与照顾病人
- **协助病人接受各种检查和治疗** — 协助医生完成各种诊断性检查,一次放腹水3000mL左右,不宜过多
- **做好随访工作**
  - 卵巢癌易于复发,需长期接受随访和监测
  - 随访时间 — 术后1年,每月1次;术后第2年,每3个月1次;术后3~5年每4~6个月1次;5年以上者,每年1次
  - 非赘生性肿瘤直径<5cm者,应定期(3~6个月)接受复查并详细记录,良性者术后1个月常规检查
  - 恶性肿瘤需辅以化疗
    - 早期病人采用静脉化疗3~6个疗程,疗程间隔4周
    - 晚期病人采用静脉腹腔联合化疗或静脉化疗6~8个疗程,疗程间隔3周
    - 老年病人采用卡铂或紫杉醇单药化疗
- **加强预防保健意识**
  - 大力宣传卵巢癌的高危因素,提倡高蛋白、富含维生素A的饮食,避免高胆固醇饮食,高危病人预防性口服避孕药
  - 开展普查工作,30岁以上妇女每年应行一次妇科检查,高危人群最好每半年检查一次
  - 卵巢实性囊肿或囊肿直径>5cm者应及时手术切除;盆腔肿块诊断不清或治疗无效者宜尽早行腹腔镜检或剖腹探查
  - 凡乳腺癌、子宫内膜癌、胃肠癌病人,术后随访中应定期妇科检查
- **妊娠合并卵巢肿瘤病人的护理**
  - 合并良性肿瘤者
    - 早孕者可等待孕12周后手术,以免引起流产
    - 妊娠晚期发现肿瘤者可等至足月行剖宫产,同时切除卵巢
  - 合并恶性肿瘤者 — 诊断或考虑为恶性肿瘤者,应及早手术并终止妊娠

本章扫码做题

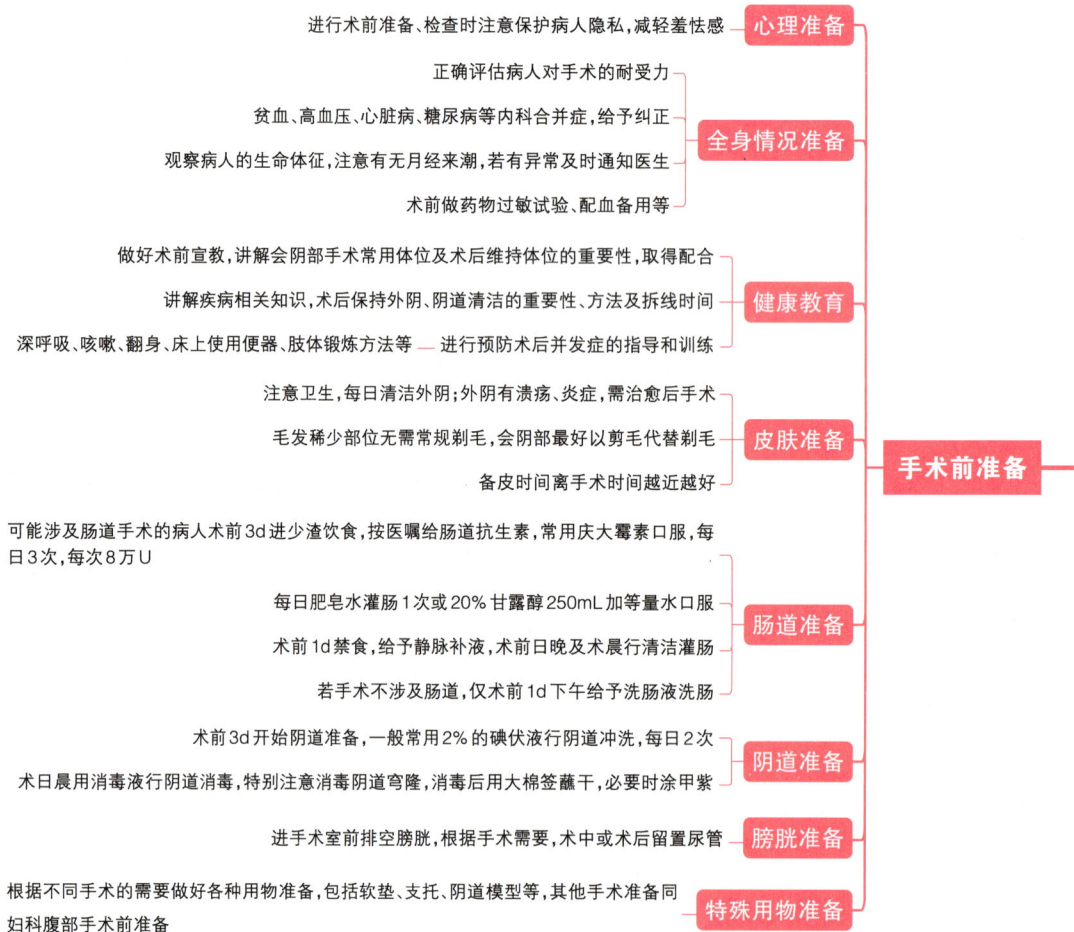

进行术前准备、检查时注意保护病人隐私,减轻羞怯感 ── 心理准备

正确评估病人对手术的耐受力

贫血、高血压、心脏病、糖尿病等内科合并症,给予纠正 ── 全身情况准备

观察病人的生命体征,注意有无月经来潮,若有异常及时通知医生

术前做药物过敏试验、配血备用等

做好术前宣教,讲解会阴部手术常用体位及术后维持体位的重要性,取得配合

讲解疾病相关知识,术后保持外阴、阴道清洁的重要性、方法及拆线时间 ── 健康教育

深呼吸、咳嗽、翻身、床上使用便器、肢体锻炼方法等 ── 进行预防术后并发症的指导和训练

注意卫生,每日清洁外阴;外阴有溃疡、炎症,需治愈后手术

毛发稀少部位无需常规剃毛,会阴部最好以剪毛代替剃毛 ── 皮肤准备

备皮时间离手术时间越近越好

手术前准备

可能涉及肠道手术的病人术前3d进少渣饮食,按医嘱给肠道抗生素,常用庆大霉素口服,每日3次,每次8万U

每日肥皂水灌肠1次或20%甘露醇250mL加等量水口服

术前1d禁食,给予静脉补液,术前日晚及术晨行清洁灌肠 ── 肠道准备

若手术不涉及肠道,仅术前1d下午给予洗肠液洗肠

术前3d开始阴道准备,一般常用2%的碘伏液行阴道冲洗,每日2次

术日晨用消毒液行阴道消毒,特别注意消毒阴道穹隆,消毒后用大棉签蘸干,必要时涂甲紫 ── 阴道准备

进手术室前排空膀胱,根据手术需要,术中或术后留置尿管 ── 膀胱准备

根据不同手术的需要做好各种用物准备,包括软垫、支托、阴道模型等,其他手术准备同妇科腹部手术前准备 ── 特殊用物准备

手术后护理

体位与活动
- 处女膜闭锁及有子宫的先天性无阴道病人,术后采取半卧位,有利于经血流出
- 外阴癌行外阴根治术后的病人应平卧位,双腿外展屈膝,膝下垫软枕
- 阴道前后壁修补或盆底修补术后病人应立即采取平卧位,禁半卧位
- 鼓励病人尽早进行床上活动,防止静脉血栓形成

切口的护理
- 密切观察会阴切口的情况,观察局部皮肤的颜色、温度、湿度,有无皮肤或皮下组织坏死
- 注意有无渗血、红肿热痛等炎性反应;切口有炎症表现可局部行烤灯治疗
- 切口渗液和有感染者及时通知医生进行清创及局部、全身应用抗炎药治疗
- 注意阴道分泌物的量、性质、颜色及有无异味
- 保持外阴清洁、干燥,每日行外阴擦洗2次,排便后用同法清洁外阴
- 外阴部手术需加压包扎或阴道内留置纱条压迫止血,一般在术后12~24h内取出
- 保持引流通畅,严密观察引流物的量及性质

尿管的护理
- 根据手术范围及病情尿管分别留置2~10d
- 术后保持尿管通畅,观察尿色、尿量
- 长期留置尿管者拔管前应训练膀胱功能

肠道护理——控制首次排便时间,涉及肠道手术的病人应在排气后抑制肠蠕动,术后第5d给予缓泻剂

避免增加腹压——避免增加腹压的运动,如长期下蹲、用力大便、咳嗽等

减轻疼痛——进行疼痛评估,根据情况采取不同方法缓解疼痛

出院指导
- 保持外阴清洁
- 休息3月,禁性生活及盆浴
- 避免重体力及增加腹压,逐渐增加活动量
- 出院后1个月和3个月到门诊复查,经医生确定伤口完全痊愈后恢复性生活

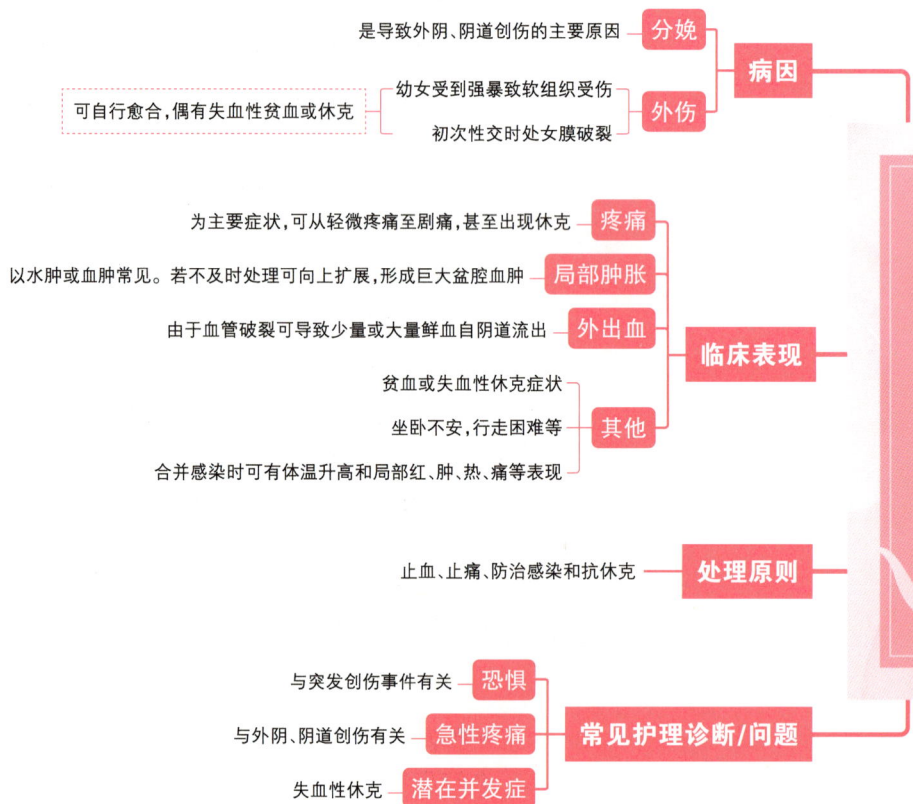

是导致外阴、阴道创伤的主要原因 —— 分娩
幼女受到强暴致软组织受伤 —— 外伤
可自行愈合,偶有失血性贫血或休克 }
初次性交时处女膜破裂

病因

为主要症状,可从轻微疼痛至剧痛,甚至出现休克 —— 疼痛
以水肿或血肿常见。若不及时处理可向上扩展,形成巨大盆腔血肿 —— 局部肿胀
由于血管破裂可导致少量或大量鲜血自阴道流出 —— 外出血
贫血或失血性休克症状
坐卧不安,行走困难等 —— 其他
合并感染时可有体温升高和局部红、肿、热、痛等表现

临床表现

止血、止痛、防治感染和抗休克 —— **处理原则**

与突发创伤事件有关 —— 恐惧
与外阴、阴道创伤有关 —— 急性疼痛
失血性休克 —— 潜在并发症

常见护理诊断/问题

护理措施

- **严密观察生命体征，预防和纠正休克**
  - 外出血量多伴面色苍白者立即平卧、吸氧，建立静脉通路，做好各项检查及配血准备
  - 大的外阴、阴道血肿在抢救休克的同时，配合医生进行止血
  - 有活动性出血者按解剖关系迅速缝合止血

- **心理护理**——安慰病人，使其积极配合治疗，同时做好家属心理护理

- **保守治疗病人**
  - 血肿小采取保守治疗，指导保持外阴部清洁、干燥，每日外阴冲洗3次
  - 按医嘱及时给予止血、止痛药物
  - 观察血肿的变化，24h内冷敷，降低局部血流速度及局部神经的敏感性
  - 可用棉垫、丁字带加压包扎，防止血肿扩大
  - 24h后可用热敷或行外阴部烤灯，以促进水肿或血肿的吸收

- **做好术前准备**
  - 需急诊手术者，应做好配血、皮肤准备
  - 嘱病人暂时禁食，充分消毒外阴及伤口

- **术后护理**
  - 外阴、阴道创伤手术后阴道内常填塞纱条、外阴加压包扎
  - 阴道纱条取出或外阴包扎松解后
    - 密切观察阴道及外阴伤口有无出血
    - 有无进行性疼痛或阴道、肛门坠胀等再次血肿症状
  - 保持外阴部清洁、干燥，遵医嘱给予抗生素预防感染

外阴鳞状细胞癌是最常见的外阴恶性肿瘤,占外阴恶性肿瘤的80%~90%。多发于绝经后妇女,发病率随年龄增长而升高 —— **概述**

HPV感染和吸烟,多发生于年轻妇女

慢性非瘤性皮肤黏膜病变 —— **病因**

外阴的慢性长期刺激如外阴尖锐湿疣、瘙痒、慢性前庭大腺炎、慢性溃疡等

主要为不易治愈的外阴皮肤瘙痒

肿瘤合并感染或较晚癌期可出现疼痛、渗液、出血 —— **症状**

肿瘤侵犯尿道或直肠时,可出现尿频、尿急、血尿、便秘、便血等症状 —— **临床表现**

多数生长在大阴唇,也可在小阴唇、阴蒂和会阴

表现为各种不同形态的肿物,如结节状、菜花状、溃疡状 —— **体征**

转移早、转移快,以局部蔓延和淋巴扩散为主,极少血性转移 —— **转移特点**

沿皮肤黏膜浸润尿道、阴道、肛门,晚期累及直肠和膀胱 —— **直接浸润**

几乎均通过淋巴转移,病灶多向同侧淋巴结转移 —— **淋巴转移** —— **转移途径**

腹股沟浅淋巴结→股深淋巴结→盆腔淋巴结→主动动脉旁淋巴结和左锁骨下淋巴结

罕见,仅发生在晚期,引起肺、骨转移多见 —— **血行播散**

肿瘤局限于外阴 —— **I 期**

任何大小的肿瘤侵犯至会阴邻近结构(下1/3尿道、下1/3阴道、肛门),无淋巴结转移 —— **II 期**

任何大小的肿瘤,有或无侵犯至会阴邻近结构(下1/3尿道、下1/3阴道、肛门),有腹股沟–股淋巴结转移 —— **III 期** —— **临床分期**

肿瘤侵犯其他区域(上2/3尿道、上2/3阴道),或远处转移 —— **IV 期**

外阴癌的主要治疗手段 —— **手术治疗**

外阴正常组织对放射线耐受性差,放疗仅属于辅助治疗 —— **放射治疗** —— **处理原则**

可作为较晚期或复发癌的综合治疗手段 —— **化学药物治疗**

常见护理诊断/问题
- 慢性疼痛 —— 与晚期肿瘤侵犯神经、血管和淋巴系统有关
- 体像紊乱 —— 与外阴切除有关
- 有感染的危险 —— 与病人年龄大、抵抗力低下、手术创面大及邻近肛门等有关

护理措施
- 心理护理 —— 讲解外阴癌的相关知识，做好术前指导，使病人积极配合
- 术前准备
  - 协助病人做好检查，纠正内科合并症
  - 指导练习深呼吸、咳嗽、床上翻身，讲解预防术后便秘的方法
  - 外阴需植皮者，对植皮部位进行剃毛、消毒后用无菌治疗巾包裹
  - 将术后用的棉垫、绷带、各种引流管(瓶)进行消毒备用
- 术后护理
  - 给予病人积极止痛
  - 术后取平卧外展屈膝体位，并在腘窝垫软垫
  - 观察切口有无渗血、渗液，移植皮瓣愈合情况；保持引流通畅，观察引流物的量、色、性状
  - 按医嘱给予抗生素，每日会阴擦洗，保持局部清洁、干燥
  - 术后第2d起，会阴部、腹股沟红外线照射，促进伤口愈合，术后第5d，给予缓泻剂口服，使粪便软化
  - 指导病人合理进食，鼓励上半身和上肢活动，预防压疮
- 放疗病人的皮肤护理
  - 放射治疗后8~10d出现皮肤反应 —— 观察照射皮肤的颜色、结构及完整性
  - 轻度损伤 —— 皮肤红斑，转化为干性脱屑，在保护皮肤的基础上可继续照射
  - 中度损伤
    - 水疱、溃烂、组织皮层丧失，此时停止放疗，待其痊愈
    - 保持皮肤清洁、干燥，避免感染，勿刺破水疱，涂1%甲紫或无菌凡士林纱布换药
  - 重度损伤
    - 局部皮肤溃破，停止照射，避免局部刺激
    - 保持皮肤清洁、干燥，可予生肌散或抗生素软膏换药
- 出院指导
  - 术后3个月复诊
  - 有无淋巴结转移
    - 有淋巴结转移5年生存率约为50%
    - 无淋巴结转移者5年生存率约为90%
  - 治疗后指导定期随访
    - 随访时间
      - 第1年每1~2个月1次；第2年每3个月1次
      - 第3~4年每半年1次；第5年及以后每年1次
    - 随访内容 —— 放疗效果、副反应、有无肿瘤复发的征象

处女膜闭锁又称无孔处女膜,系泌尿生殖窦上皮未能贯穿阴道前庭部所致。青春期少女月经来潮时经血无法排出 ── **概述**

病人在月经来潮前无症状 ─┐
青春期后出现进行性加重的周期性下腹部疼痛而无月经来潮 ─── **临床表现**
严重者可出现便秘、肛门坠胀、尿频或尿潴留等压迫症状 ─┘

抽出积血后证实诊断,"X"形切开后缝合,给予抗生素预防感染 ── **确诊后即手术** ── **处理原则**

与经血潴留有关 ── 慢性疼痛 ──┐ **常见护理诊断/问题**
与不了解疾病及缺乏应对能力有关 ── 恐惧 ──┘

护理措施
├─ 心理支持 — 讲解疾病的发生发展,手术的方法,良好的预后,术后认真倾听病人感受
├─ 术后体位与活动
│   ├─ 头高脚低或半卧位,便于积血排出
│   ├─ 注意保持阴道引流通畅,防止创缘粘连
│   └─ 术后尽早下床活动
├─ 外阴护理
│   ├─ 保留导尿管1~2d
│   ├─ 每日外阴擦洗2次直至积血排尽
│   └─ 教会病人使用消毒卫生垫的方法,按医嘱给予抗生素抗感染
└─ 出院指导
    ├─ 出院前教会病人保持外阴部清洁、干燥的方法
    ├─ 1月后门诊复查
    └─ 指导病人及家属注意下个周期月经来潮时经血是否通畅,若仍有下腹部胀痛及肛门坠胀等及时就诊

青春期前一般无症状,多在青春期因原发性闭经、腹痛、婚后性生活困难等原因就医时被确诊 ── **概述**

双侧副中肾管发育不全的结果,几乎均合并先天性无子宫或只有始基子宫,卵巢一般正常 ── **先天性无阴道**

因泌尿生殖窦未参与形成阴道下段;闭锁位于阴道下段,长2~3cm,其上多为正常阴道 ── **阴道闭锁**

因双侧副中肾管会合后的尾端与泌尿生殖窦相接处未贯通或部分贯通 ── **阴道横隔**

双侧副中肾管会合后,其中隔未消失或未完全消失,常合并双宫颈、双子宫 ── **阴道纵隔**

分类

一般无症状,多数系青春期后无月经来潮或婚后性交困难
极少数病人子宫发育正常,表现为青春期因宫腔积血而出现周期性下腹部疼痛 ── **先天性无阴道**

症状与处女膜闭锁相似,但闭锁处黏膜表面色泽正常,亦不向外膨隆,位置较处女膜闭锁高 ── **阴道闭锁**

一般无症状,横隔位于上段者,常于妇科检查时发现
位置较低者少见,多因性生活不满意而就医 ── **阴道横隔**

绝大多数病人无症状,有些是婚后性交困难或潴留在斜隔盲端的积血继发感染
分娩时产程进展缓慢 ── **阴道纵隔**

临床表现

准备有性生活的无子宫或只有痕迹子宫者,有短浅阴道者 ── 机械扩张法适应证

手术应在性生活开始前进行,以乙状结肠阴道成形术效果较好
不适宜机械扩张或机械扩张无效者行人工阴道成形术 ── 手术治疗
发育正常者,在初潮时即行人工阴道成形术,保留生育能力 ── **先天性无阴道**

应尽早手术,术后定期扩张阴道以防瘢痕挛缩 ── **阴道闭锁**

切开横隔,切除多余部分后缝合切缘以防粘连
横隔薄者可行阴道分娩,横隔厚者应行剖宫产 ── **阴道横隔**

若斜隔妨碍经血排出或纵隔影响性交时,应将其切除,创面缝合以防粘连
若临产后发现纵隔阻碍胎先露部下降,可沿隔的中部切断,分娩后缝合切缘止血 ── **阴道纵隔**

处理原则

常见护理诊断/问题
- **急性疼痛** — 与宫腔积血、手术创伤或更换阴道模型有关
- **长期低自尊** — 与不能生育有关

护理措施

心理护理 — 讲解治疗的方式与效果,鼓励病人及家属参与手术方案的选择和制订过程

教会病人机械扩张方法
- 适用于短浅阴道
- 由小到大使用阴道模型局部加压扩张,逐渐加深阴道长度,直至满足性生活要求为止
- 阴道模型夜间放置,日间取出,便于工作和生活

术前特殊准备
- 根据病人年龄准备两个以上已消毒的适当型号阴道模型及丁字带
- 对游离皮瓣阴道成形术者,应准备一侧大腿中部皮肤,皮肤进行剃毛和消毒,以无菌治疗巾包裹
- 对于涉及肠道的手术应做好肠道准备,术前准备同一般会阴部手术病人

术后护理
- 术后一般护理与会阴部手术相同
- 乙状结肠阴道成形术者应观察人工阴道的血运情况
- 观察分泌物的量、性质,有无感染,控制首次排便时间
- 需使用阴道模型者应教会病人更换阴道模型的方法
- 病人第一次更换阴道模型时疼痛明显,需在更换前半小时用止痛药
- 阴道模型应选择适当型号,并在模型表面涂润滑剂,减轻疼痛
- 阴道模具应当每天消毒并更换
- 阴道闭锁、阴道横隔、阴道纵隔病人术后护理同处女膜闭锁

出院指导
- 确保病人已掌握阴道模型的消毒及放置方法
- 鼓励病人出院后坚持应用阴道模型并每日消毒更换
- 青春期女性应用阴道模型至结婚有性生活为止
- 要求结婚者术后应到医院复查,阴道伤口完全愈合后方可有性生活

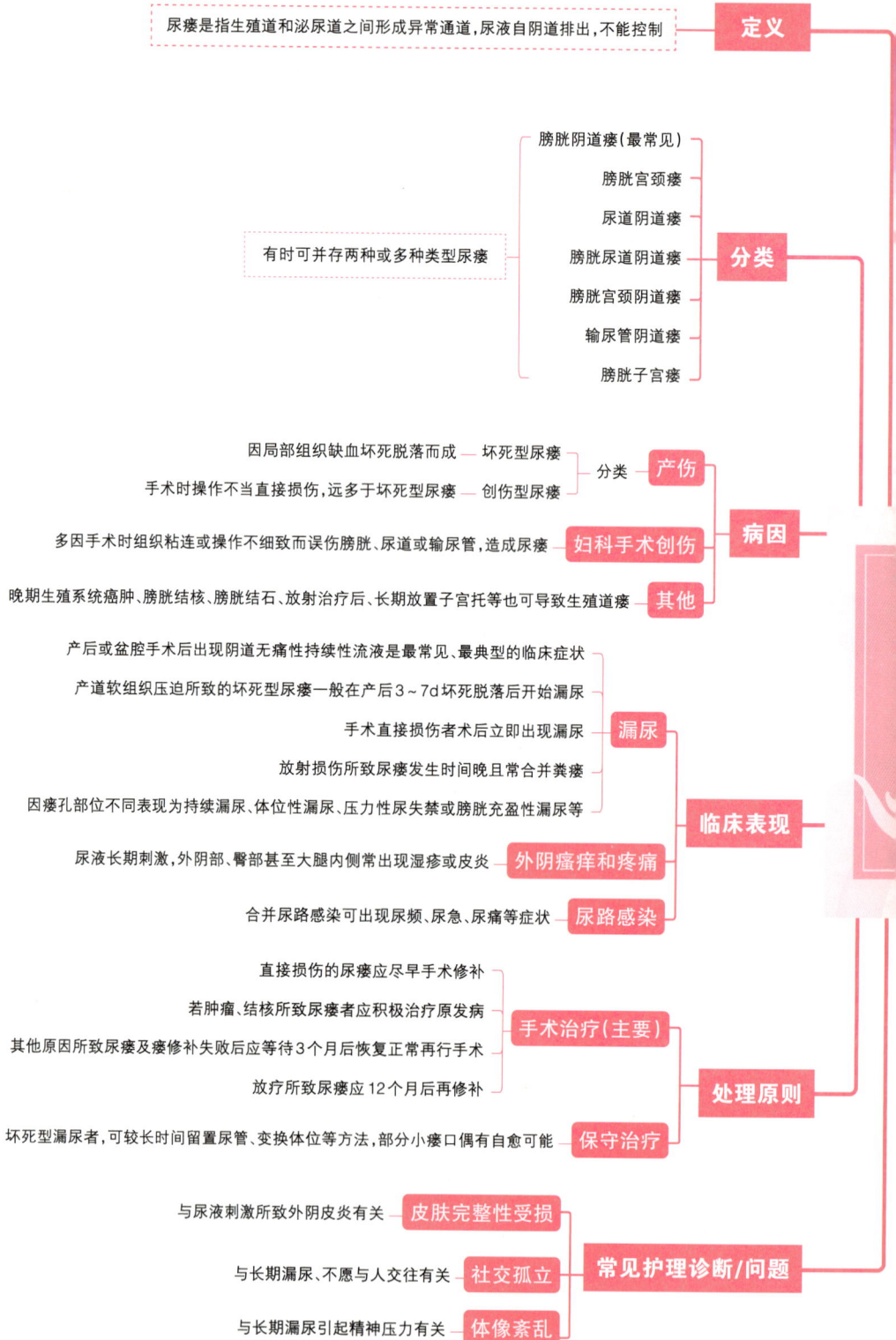

尿瘘是指生殖道和泌尿道之间形成异常通道,尿液自阴道排出,不能控制 —— **定义**

膀胱阴道瘘(最常见)

膀胱宫颈瘘

尿道阴道瘘

有时可并存两种或多种类型尿瘘 —— 膀胱尿道阴道瘘 —— **分类**

膀胱宫颈阴道瘘

输尿管阴道瘘

膀胱子宫瘘

因局部组织缺血坏死脱落而成 —— 坏死型尿瘘

手术时操作不当直接损伤,远多于坏死型尿瘘 —— 创伤型尿瘘 —— 分类 —— **产伤**

多因手术时组织粘连或操作不细致而误伤膀胱、尿道或输尿管,造成尿瘘 —— **妇科手术创伤** —— **病因**

晚期生殖系统癌肿、膀胱结核、膀胱结石、放射治疗后、长期放置子宫托等也可导致生殖道瘘 —— **其他**

产后或盆腔手术后出现阴道无痛性持续性流液是最常见、最典型的临床症状

产道软组织压迫所致的坏死型尿瘘一般在产后3~7d坏死脱落后开始漏尿

手术直接损伤者术后立即出现漏尿 —— **漏尿**

放射损伤所致尿瘘发生时间晚且常合并粪瘘

因瘘孔部位不同表现为持续漏尿、体位性漏尿、压力性尿失禁或膀胱充盈性漏尿等 —— **临床表现**

尿液长期刺激,外阴部、臀部甚至大腿内侧常出现湿疹或皮炎 —— **外阴瘙痒和疼痛**

合并尿路感染可出现尿频、尿急、尿痛等症状 —— **尿路感染**

直接损伤的尿瘘应尽早手术修补

若肿瘤、结核所致尿瘘者应积极治疗原发病

其他原因所致尿瘘及瘘修补失败后应等待3个月后恢复正常再行手术 —— **手术治疗(主要)**

放疗所致尿瘘应12个月后再修补 —— **处理原则**

坏死型漏尿者,可较长时间留置尿管、变换体位等方法,部分小瘘口偶有自愈可能 —— **保守治疗**

与尿液刺激所致外阴皮炎有关 —— **皮肤完整性受损**

与长期漏尿、不愿与人交往有关 —— **社交孤立** —— **常见护理诊断/问题**

与长期漏尿引起精神压力有关 —— **体像紊乱**

辅助检查
- 亚甲蓝试验
  - 目的 —— 鉴别膀胱阴道瘘、膀胱宫颈瘘或输尿管阴道瘘
  - 方法 —— 将3个棉球放在阴道顶端、中1/3处和远端，将稀释好的300mL亚甲蓝溶液经尿道注入膀胱，逐一取出棉球，根据蓝染棉球是在阴道上、中、下段估计瘘孔的位置
  - 判断
    - 膀胱阴道瘘 —— 蓝色液体经阴道壁小孔溢出
    - 膀胱宫颈瘘 —— 自宫颈口溢出
    - 输尿管阴道瘘 —— 棉球无色或黄染，说明流出的尿液来自肾脏
- 靛胭脂试验 —— 将靛胭脂5mL注入静脉，10min内若看见蓝色液体流入阴道，可确诊输尿管阴道瘘
- 其他
  - 膀胱镜 —— 看膀胱的漏孔
  - 输尿管镜 —— 明确输尿管阴道瘘
  - 肾显像、排泄性尿路造影 —— 帮助诊断尿瘘

护理措施
- 心理护理 —— 了解病人的心理感受，耐心解释和安慰病人
- 适当体位 —— 术后所致小漏孔的尿瘘病人应置导尿管，采取漏孔高于尿液面的卧位，使小漏孔自行愈合
- 鼓励病人多饮水 —— 一般每日饮水不少于3000mL，必要时按医嘱静脉输液以保证液体入量
- 做好术前准备
  - 术前3~5d每日用1∶5000的高锰酸钾或0.2‰的碘伏溶液等坐浴
  - 外阴部有湿疹者，可行坐浴后红外线照射，然后涂氧化锌软膏，待痊愈后手术
  - 对老年妇女或闭经者按医嘱术前半月给含雌激素的药物，阴道局部使用含雌激素的软膏
  - 有尿路感染者先控制感染后再手术
  - 必要时给予地塞米松促瘢痕软化
- 术后护理
  - 术后护理是尿瘘修补术成功的关键；保持会阴清洁
  - 术后必须留置尿管或耻骨上膀胱造影7~14d，避免尿管脱落，保持尿管通畅，发生阻塞立即处理
  - 拔管前注意训练膀胱肌张力，拔管后协助病人每1~2h排尿1次，逐步延长排尿时间
  - 膀胱阴道瘘的漏孔在膀胱后底部者，应取俯卧位；漏孔在侧面者应健侧卧位
  - 术后每日补液不少于3000mL，达到膀胱冲洗的目的
  - 避免腹压增加，积极预防咳嗽、便秘，尽量避免下蹲等增加腹压的动作
- 出院指导
  - 按医嘱继续服用抗生素或雌激素药物
  - 3个月内禁止性生活及重体力劳动
  - 尿瘘修补成功者妊娠后应加强孕期保健并提前住院分娩
  - 若手术失败，保持外阴清洁，避免外阴皮肤的刺激，告知下次手术时间

子宫脱垂是指子宫从正常位置沿阴道下降,宫颈外口达坐骨棘水平以下,甚至子宫全脱出阴道口以外,常伴有阴道前后壁膨出 —— **定义**

是子宫脱垂最主要的原因,若产后过早参加重体力劳动、多产将导致盆底组织受损 —— **分娩损伤**

长期慢性咳嗽,便秘,经常举重物以及盆腹腔的巨大肿瘤等,均可使腹压增加,子宫下移 —— **长期腹压增加** —— **病因**

常伴有其他脏器下垂;盆底组织萎缩退化加重子宫脱垂程度 —— **盆底组织发育不良或退行性变**

Ⅰ度病人多无自觉症状

由于下垂子宫对韧带的牵拉,盆腔充血所致 —— 腰骶部酸痛及下坠感

常在腹压增加时,阴道口有一肿物脱出 —— 肿物自阴道脱出 —— **Ⅱ、Ⅲ度** —— **临床表现**

伴膀胱、尿道膨出的病人易出现排尿困难、尿潴留或压力性尿失禁等症状 —— 排便异常

Ⅰ度		Ⅱ度		Ⅲ度	
轻型	重型	轻型	重型	/
宫颈外口距离处女膜缘<4cm,但未达处女膜缘	外口已达处女膜缘,在阴道口可见到宫颈	宫颈已脱出阴道外口,宫体仍在阴道内	宫颈及部分宫体已脱出阴道口外	宫颈及宫体全部脱出阴道口外

临床分度

以简单有效为原则,加强营养,合理安排休息和工作,积极治疗增加腹压的疾病 —— 支持疗法

指导病人行收缩肛门运动,用力使盆底肌肉收缩3s以上后放松,每次10~15min,每日2~3次 —— 盆底肌肉锻炼

子宫托是一种支持子宫和阴道壁并使其维持在阴道内而不脱出的工具

适用于病人全身状况不适宜手术、妊娠期和产后,术前放置可促进膨出面溃疡愈合 —— 放置子宫托

重度子宫脱垂伴盆底肌肉明显萎缩、宫颈、阴道壁有炎症或溃疡者不适宜,经期和妊娠期停用

非手术治疗

可促进盆底肌张力恢复,缓解局部症状 —— 中药和针灸

处理原则

缓解症状、恢复正常解剖位置和脏器功能,有满意的性功能 —— 目的

阴道前后壁修补术加主韧带缩短及宫颈部分切除术 —— 曼氏手术 —— **手术治疗**

经阴道全子宫切除术及阴道前后壁修补术、阴道封闭术及盆底重建手术

无症状的病人不需治疗

常见护理诊断/问题
- 焦虑 —— 与长期的子宫脱出影响正常生活有关
- 慢性疼痛 —— 与子宫下垂牵拉韧带、宫颈,阴道壁溃疡有关

护理措施
- 心理护理 —— 讲解子宫脱垂的疾病知识和预后
- 改善病人一般情况 —— 加强病人营养,卧床休息,积极治疗原发病,教会病人盆底肌肉锻炼方法
- 教会病人子宫托的放取方法
  - 放置
    - 放置前让病人排净大小便,洗净双手,蹲下并双腿分开,使托柄边向内推边向阴道顶端旋转,直至托盘达子宫颈
    - 过程中屏气,使子宫下降,同时用手指将托柄向上推,使托盘牢牢地吸附在宫颈上
    - 放妥后,将托柄弯度朝前,对正耻骨弓后面便可
  - 取下
    - 取子宫托时手指捏住子宫托柄,上、下、左、右轻轻摇动,等负压消失后向后外方牵拉,即可自阴道滑出
  - 注意事项
    - 放置前阴道应有一定水平的雌激素作用,绝经后妇女可选用阴道雌激素霜剂
    - 子宫托应每日早上放入阴道,睡前取出消毒后备用,避免放置过久压迫生殖道而糜烂、溃疡,甚至坏死造成生殖道瘘
    - 保持阴道清洁,月经期和妊娠期停止使用
    - 上托以后,分别于第1、3、6个月时到医院检查1次,以后每3~6个月到医院检查1次
- 做好术前准备
  - 术前5d开始行阴道准备,I度子宫脱垂病人应每日坐浴2次,一般采取1:5000的高锰酸钾或0.2‰的碘伏液
  - II、III度子宫脱垂的病人,特别是溃疡者,行阴道冲洗后局部涂含抗生素软膏,并勤换内裤
  - 冲洗温度41~43℃,冲洗后戴无菌手套将脱垂的子宫还纳于阴道内,让病人平卧于床上0.5h
  - 用清洁的卫生带或丁字带支托下移的子宫,避免子宫与内裤摩擦
  - 积极治疗局部炎症,按医嘱使用抗生素及局部涂含雌激素软膏
- 术后护理
  - 术后应卧床休息7~10d,留置尿管10~14d
  - 避免增加腹压的运动
  - 用缓泻剂预防便秘
  - 应每日行外阴擦洗,注意观察分泌物特点
  - 用抗生素预防感染
- 出院指导
  - 术后一般休息3个月,禁止盆浴及性生活,半年内避免重体力劳动
  - 术后2个月到医院复查伤口愈合情况,3个月后再到门诊复查,医生确认完全恢复后方可有性生活

女性无避孕性生活至少12月而未受孕，称为不孕症。男性则称为不育症。按照不孕是否可以纠正分为绝对不孕和相对不孕 — **概述**

从未妊娠 — **原发性**

有过妊娠而后不孕 — **继发性**

分类

最常见因素，任何影响输卵管功能的病变都可导致不孕 — 输卵管

无排卵是最严重的一种 — 排卵障碍

多囊卵巢综合征、卵巢功能早衰、卵巢子宫内膜异位囊肿等 — 卵巢病变

下丘脑性不排卵、垂体功能障碍、希恩综合征 — 下丘脑-垂体-卵巢轴功能紊乱

营养不良、压力、肥胖、甲状腺功能亢进、药物副作用影响等 — 全身性因素

卵巢

子宫先天性畸形及子宫黏膜下肌瘤

子宫内膜分泌反应不良、子宫内膜炎、子宫内膜异位症

子宫

宫颈狭窄或先天性宫颈发育不良、宫颈感染、慢性宫颈炎，影响精子活动和穿透 — 宫颈

处女膜发育异常、阴道部分或完全闭锁、阴道瘢痕狭窄、严重阴道炎 — 外阴和阴道

女性不孕因素

主要有生精障碍和输精障碍

精索静脉曲张、睾丸炎症、生殖道感染 — 破坏正常的生精过程

隐睾、睾丸发育不良、下丘脑—垂体—睾丸轴功能紊乱 — 影响精子发育过程

致癌、致突变物质、放化疗、慢性酒精中毒等 — 理化因素

生精障碍

精子运送通道异常、精子排出障碍 — 输精障碍

精子本身不具备受精能力，如精子顶体蛋白酶缺乏等 — 精子异常

男性不育因素

病因

缺乏性生活的基本知识、精神因素

自身免疫、同种免疫 — 精子免疫

女性体液免疫异常、子宫内膜局部细胞免疫异常

免疫因素

男女双方因素

约占总不孕人群的10% — **不明原因不孕**

保持乐观的生活态度，养成良好的生活习惯

增加性知识，了解排卵规律，性交频率适中

考虑年龄的重要因素，充分估计治疗方案的合理性和有效性

有明确病因者针对不孕病因治疗

重建输卵管，治疗排卵障碍，必要时采用辅助生殖技术 — 女性不孕治疗技术

处理原则

重点检查外生殖器有无畸形或病变、精液常规检查 — 男方检查

体格检查、营养状况、注意有无雄激素过多体征、妇科检查 — 体格检查

卵巢功能检查、输卵管功能检查、宫腔镜检查、腹腔镜检查、性交后精子穿透力试验、生殖免疫检查 — 不孕特殊检查

女方检查

身体评估　**护理评估**

- (续)护理评估
  - 心理-社会评估
    - 心理影响
      - 震惊 —— 是对不孕症诊断的第一反应
      - 否认 —— 持续时间过久,会影响到妇女的心理健康,需帮助妇女缩短此期反应
      - 愤怒 —— 检查过程中的挫折感、失望感和困窘感会同时爆发
      - 内疚和孤独 —— 缺少社会支持者常出现的一种心理反应
      - 悲伤 —— 诊断确定后的一种明显反应,来源于生活中的丧失
      - 解脱 —— 不代表对不孕的接受,而是在检查和治疗过程中反复忙碌以求结果
    - 生理影响 —— 来源于激素治疗和辅助生殖技术治疗过程
    - 社会和宗教影响

- 常见护理诊断/问题
  - 知识缺乏 —— 缺乏解剖知识和性生殖知识,缺乏性技巧
  - 有长期低自尊的危险 —— 与不孕症诊治过程中繁杂的检查、无效的治疗效果有关

- 护理措施
  - 向妇女解释诊断性检查可能引起的不适
    - 子宫输卵管碘油造影可能引起腹部痉挛感
    - 腹腔镜术后可能感到一侧或双侧肩部疼痛
    - 子宫内膜活检后可能引起下腹部的不适感
  - 指导妇女服药
    - 教会妇女月经周期遵医嘱正确按时服药
    - 说明药物的作用及副作用
    - 提醒妇女及时报告药物的不良反应
    - 指导妇女发生妊娠后立即停药
  - 注重心理护理 —— 保证隐私,帮助夫妇正面面对治疗过程、结果
  - 教会妇女提高妊娠技巧
    - 保持健康状态,与性伴侣进行沟通,不要把性生活单纯看作是为了妊娠而进行
    - 性交前、中、后勿使用阴道润滑剂或进行阴道灌洗,性交后卧床并抬高臀部,持续20～30min
    - 掌握性知识,学会预测排卵,在排卵期增加性交次数
  - 协助选择人工辅助生殖技术
    - 配子输卵管内移植
    - 体外受精与胚胎移植
  - 帮助夫妇进行交流 —— 夫妇双方可使用沟通交流技巧,鼓励双方表达自己的心理感受
  - 提高妇女的自我控制感 —— 教会不孕妇女处理压力的有效方法,指导妇女采用放松的方式
  - 提高妇女自我形象 —— 鼓励妇女维持良性的社会活动
  - 降低妇女的孤独感 —— 帮助不孕症妇女同重要家人进行沟通,提高自我评价
  - 正视不孕症治疗的结局
    - 治疗失败
      - 停止治疗
      - 妊娠丧失
    - 治疗成功 —— 发生妊娠

辅助生殖技术(ART)也称为医学助孕,是指在体外对配子和胚胎采用显微操作技术,帮助不孕夫妇受孕的一组方法 —— **定义**

人工授精,体外受精和胚胎移植,配子输卵管移植,以及这些基础上演进的各种新技术 —— **分类**

是用器械将精子通过非性交方式注入女性生殖道内,使其受孕的一种技术 —— **定义**

阴道内、宫颈管、宫腔内 —— 按放置位置分类 —— **分类**

丈夫精液人工授精(AIH)、供精者精液人工授精(AID) —— 按精液来源不同分类

男性因少精、弱精、液化异常、性功能障碍、生殖器畸形等不育

宫颈因素、免疫性、原因不明不育 —— AIH

生殖道畸形及心理因素导致性交不能等不育 —— **适应证**

不可逆的无精子症、严重的少精症、弱精症和畸精症

输精管复通失败、射精障碍、母儿血型不合不能得到存活新生儿 —— AID

男方和(或)家族有不宜生育的严重遗传性疾病

智商高,身体素质好,已婚已育的青壮年志愿者;无遗传性疾病和遗传性疾病家族史

供受精双方互相不认识,供受精双方血型最好相同,供精者外貌、五官、体格最好与受方夫妇双方相似 —— **AID供精者的选择**

建立供精者档案,人工授精前对采集的供精者精液进行常规检查

取精前禁欲5~7d,要求24h内禁饮含乙醇饮料

供精者泌尿生殖道性病检查 —— **AID的管理**

已使受精者受孕达5人次时,不能再使用此供精者的精液

性传播疾病是AID的主要危险;对供精者尿道取材行沙眼衣原体检查

因HIV感染后3个月血清才呈阳性反应,故美国生殖学会禁止用新鲜精液而必须采纳冷冻精子AI技术 —— **AID的安全性**

严重全身性疾病或传染病、严重生殖器官发育不全或畸形、严重宫颈糜烂、双侧输卵管梗阻、无排卵 —— **AI的禁忌证**

收集及处理精液

促进排卵或预测自然排卵的规律

于排卵前和排卵后24h内各注射一次为好 —— 选择人工授精时间 —— **AI的主要步骤**

吸取经过洗涤处理的精子悬浮液0.3~0.5mL,通过插入宫腔的导管注入宫腔内受精 —— 方法

精子质量较好,性交时精液未能接触宫颈的AIH,妊娠率可达80%以上

精子质量差或因宫颈因素行AIH者妊娠率偏低 —— **AI的妊娠率**

采用新鲜精液人工授精比冷冻精液的妊娠率高,但存在感染某些疾病的危险

—— **人工授精(AI)**

体外受精与胚胎移植（IVF-ET）

- 定义
  - 体外受精 —— 从妇女体内取出卵子,放入试管内培养一个阶段与精子受精后发育成早期胚泡
  - 胚胎移植 —— 将胚泡移植到妇女宫腔内使其着床发育成胎儿的全过程
- 适应证
  - 输卵管堵塞性不孕症(原发性和继发性) —— 最主要的适应证
  - 原因不明的不孕症
  - 子宫内膜异位症经治疗长期不孕者
  - 多囊卵巢综合征经保守治疗长期不孕者
  - 其他如免疫因素不孕者、男性因素不孕者
  - 输卵管结扎术后子女发生意外者或输卵管吻合术失败者
- 术前准备
  - 了解月经史及近期月经情况、妇科常规检查、B超检查、诊断性刮宫、输卵管造影、基础体温测定、女性内分泌激素测定等
- 体外受精与胚胎移植主要步骤
  - 促进与监测卵泡发育
  - 取卵 —— 抽取卵泡液找出卵母细胞
  - 体外受精 —— 优化处理过的精子与卵母细胞在试管内混合受精,受精卵体外培养2~3d
  - 胚胎移植 —— 将体外培养至4~8个细胞的早期胚胎送回母体子宫腔内的过程
  - 移植后处理 —— 卧床24h,限制活动3~4d,肌注黄体酮治疗,移植后第14d血β-hCG明显增高提示妊娠成功

配子输卵管内移植（GIFT）

- 定义 —— 是直接将卵母细胞和洗涤后的精子移植到输卵管壶腹部的一种助孕技术
- 适应证
  - 原因不明不孕症 —— 曾经是GIFT主要适应证
  - 男性不育 —— 大多数为少精或弱精症
  - 免疫不孕 —— 免疫球蛋白中的G抗体可抑制受精,精子数量越多,抗原越多,愈能激发免疫反应
  - 子宫内膜异位症 —— 药物或手术失败后均可用GIFT或IVF治疗;轻、中度子宫内膜异位症较合适;重度子宫内膜异位症成功率低
  - 其他因素的不孕症 —— 宫腔的异常、宫颈不孕和不排卵等也可用GIFT治疗
- GIFT的步骤 —— 诱发超排卵,监测卵泡,处理精子(采卵前2h取精液),采卵(注射人类绝经期促性腺激素后34~36h),移植配子
- GIFT的优点 —— 省去了体外胚胎培养阶段,实验方法简便
- GIFT的缺点
  - 只适用于至少有一条正常输卵管的妇女,以及对失败病例无法确定失败原因是否归因于受精失败
  - 需全身麻醉或用腹腔镜等缺点,对受术者损伤大
  - 难以了解受精过程和胚胎发育情况,成功率为20%~30%,费用昂贵
- IVF和GIFT的选择
  - 对于有一条正常输卵管的妇女可行IVF,也可行GIFT
  - IVF是主要和初步的选择,如果IVF已经证实受精成功但未受孕,可用GIFT

注:参照《妇产科学》第9版内容,宫颈糜烂已更新为子宫颈糜烂样改变,分生理性和病理性。
本内容来源于《妇产科护理学》第6版第20章第421页不孕症妇女的护理。

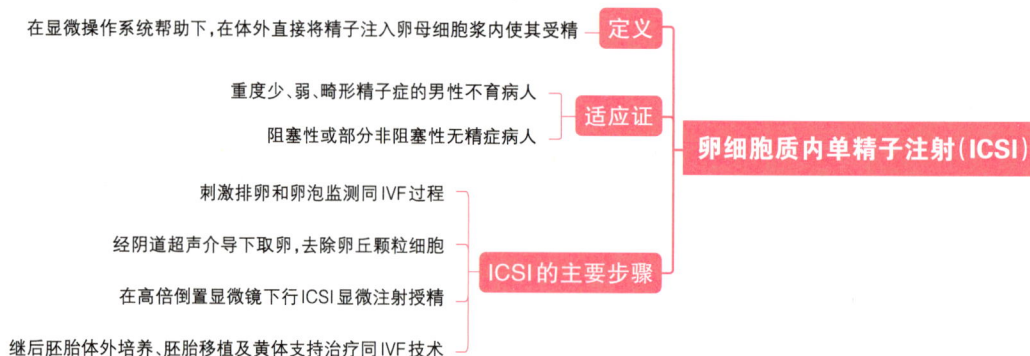

在显微操作系统帮助下,在体外直接将精子注入卵母细胞浆内使其受精 —— 定义

重度少、弱、畸形精子症的男性不育病人 —— 适应证
阻塞性或部分非阻塞性无精症病人

刺激排卵和卵泡监测同IVF过程 —— ICSI的主要步骤
经阴道超声介导下取卵,去除卵丘颗粒细胞
在高倍倒置显微镜下行ICSI显微注射授精
继后胚胎体外培养、胚胎移植及黄体支持治疗同IVF技术

卵细胞质内单精子注射(ICSI)

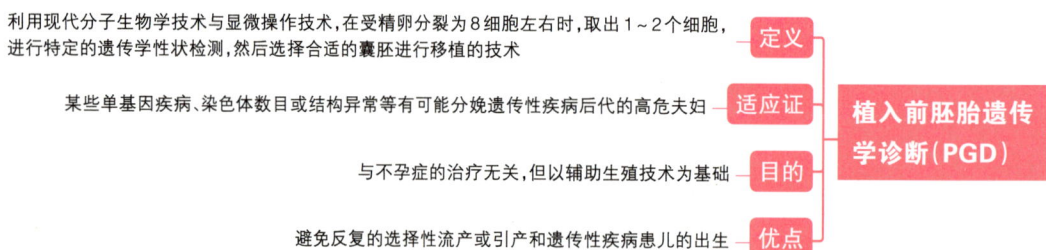

利用现代分子生物学技术与显微操作技术,在受精卵分裂为8细胞左右时,取出1~2个细胞,进行特定的遗传学性状检测,然后选择合适的囊胚进行移植的技术 —— 定义

某些单基因疾病、染色体数目或结构异常等有可能分娩遗传性疾病后代的高危夫妇 —— 适应证

与不孕症的治疗无关,但以辅助生殖技术为基础 —— 目的

避免反复的选择性流产或引产和遗传性疾病患儿的出生 —— 优点

植入前胚胎遗传学诊断(PGD)

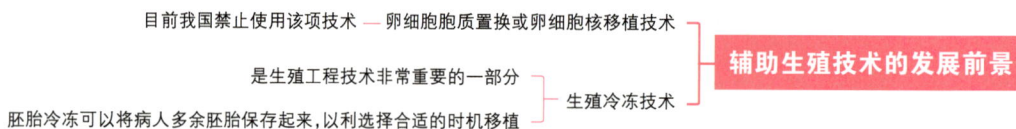

目前我国禁止使用该项技术 —— 卵细胞胞质置换或卵细胞核移植技术

是生殖工程技术非常重要的一部分 —— 生殖冷冻技术
胚胎冷冻可以将病人多余胚胎保存起来,以利选择合适的时机移植

辅助生殖技术的发展前景

常见并发症

- 卵巢过度刺激综合征(OHSS)
  - 轻度
    - 症状及体征通常发生于注射hCG后7～10d
    - 主要表现为下腹不适、腹胀或轻微腹痛
  - 中度 — 有明显下腹胀痛、恶心、呕吐或腹泻,伴有腹围增大
  - 重度
    - 腹胀痛加剧,病人口渴多饮但尿少,恶心、呕吐甚至无法进食
    - 严重者可出现急性肾衰竭、血栓形成及成人呼吸窘迫综合征甚至死亡
- 卵巢反应不足、多胎妊娠
- 其他并发症
  - 穿刺取卵时损伤邻近肠管、输尿管、血管,引起出血和感染等并发症
  - 辅助生殖技术妊娠流产率、早产率、异位妊娠率、宫内外同时妊娠率较自然妊娠高

护理要点

- 详细询问健康史
  - 年龄,既往不孕症治疗时的并发症病史,超排卵治疗情况、症状的发生、发展以及严重程度
  - 必须询问腹部、胸部、消化道症状,尿量,体重,并检查四肢有无凹陷性水肿
- 配合做好辅助检查
  - 血常规、凝血酶原时间、血电解质、肝功、肾功、阴道超声检查
  - 如气促、胸痛或胸部体检异常行胸部摄片;如有呼吸症状,必须查血氧饱和度
- 严密观察 — 中重度OHSS住院病人
  - 每4h测量生命体征,记录出入量
  - 每天测量体重和腹围、血细胞比容、白细胞计数、血电解质、肾功能
- 配合治疗
  - 中重度OHSS住院病人静滴白蛋白、低分子右旋糖酐、前列腺素拮抗剂
  - 卵巢反应不足的使用尿促性素,合用生长激素或生长激素释放激素,再使用诱发超排卵治疗
  - 多胎妊娠行选择性胚胎减灭术
- 积极采取预防措施 — 预防OHSS、卵巢反应不足、自然流产

本章扫码做题

计划生育是通过采用科学的方法实施生育调节,控制人口数量,提高人口素质,使人口增长与经济、资源、环境和社会发展计划相适应 —— **定义**

缺乏对避孕方法的了解 —— **知识缺乏**

与腹部手术切口及子宫腔创面有关 —— **有感染的危险**

常见护理诊断/问题

避孕、绝育及避孕失败补救措施 —— **计划生育措施**

尚未生育的,需选择使用简便、短效的避孕方法
男用避孕套、短效口服避孕药或外用避孕栓、薄膜等,一般不选用宫内节育器 —— 新婚夫妇

应选择长效、安全、可靠的避孕方法
宫内节育器、男用避孕套、口服避孕药、长效避孕针或缓释避孕药 —— 生育后夫妇

选择不影响乳汁质量和婴儿健康的避孕方法
男用避孕套、放置宫内节育器应先排除妊娠,不宜选用甾体激素避孕药 —— 哺乳期妇女

仍有排卵可能,应坚持避孕
首选男用避孕套,年龄超过45岁的妇女一般不用口服避孕药或注射避孕针 —— 绝经过渡期妇女

计划生育措施的选择

护理措施

减轻疼痛、预防感染
- 提供舒适安静的休息环境,减轻受术者的疼痛
- 嘱其卧床休息2~24h,逐渐增加活动量
- 做绝育术及中期妊娠引产者需住院,住院期间定时监测受术者生命体征,阴道流血、腹部切口及腹痛情况
- 按医嘱给予镇静、止痛、抗生素等药物,以缓解疼痛、预防感染,促进康复

护理措施

健康指导
- 宫内节育器放置与取出术、人工流产术
  - 若出现阴道流血量多、持续时间长、腹部疼痛加重等需及时就诊
  - 放置或取出宫内节育器者术后禁止性生活2周
  - 人流手术后应禁止性生活及盆浴1个月
  - 术后1个月到门诊复查,腹痛、阴道流血量多者,随时就诊
- 拟行输卵管结扎术者需住院,术后休息3~4周,禁止性生活1个月
- 经腹腔镜手术者,术后静卧数小时后可下床活动,观察有无腹痛、腹腔内出血或脏器损伤等征象
- 教会妇女各种避孕措施的正确使用方法

避孕是指采用药物、器具及利用妇女的生殖生理自然规律,使妇女暂时不受孕 — **定义**

由金属、硅胶、塑料或尼龙等惰性材料制成;由于金属单环带器妊娠和脱落率较高,已停产 — **惰性IUD**

目前我国临床常用,铜离子具有较强的抗生育功能,避孕效果随铜的表面积增大而增强 — 带铜IUD

含孕激素和含消炎痛的带铜的IUD — 药物缓释IUD

活性IUD

宫内节育器(IUD)分类

将避孕器具放置于子宫腔内,通过局部组织对它的各种反应而达到避孕效果 — **定义**

育龄期妇女无禁忌证、自愿要求放置IUD者

无相对禁忌证,要求紧急避孕或继续以IUD避孕者

适应证

妊娠或可疑妊娠;生殖器官炎症;肿瘤或畸形

月经频发、月经过多或不规则阴道流血

宫颈过松,重度裂伤、狭窄或子宫脱垂;宫腔 < 5.5cm或 > 9.0cm

各种性病未治愈;较严重的全身急、慢性疾病;盆腔结核

人流术后子宫收缩不良,怀疑有妊娠组织残留或感染;产时或剖宫产时胎盘娩出后

铜过敏者禁止放置含铜IUD

禁忌证

IUD放置术

宫腔深度≤7cm者用26号, >7cm者用28号 — 大小选择

月经干净后3～7d内,且无性交

产后42d子宫恢复正常,恶露已净,会阴切口已愈合

剖宫产术后半年;人流吸宫术和钳刮术后;中期妊娠引产术后24h内或清宫术后

含孕激素IUD在月经第3d放置;紧急避孕应在性交后5d内

自然流产于转经后放置、药物流产2次正常月经后放置;哺乳期或月经延期放置时先排除早孕

放置时间

术前介绍IUD避孕原理、放置术的目的和过程 — 术前健康指导

术后休息3d,避免重体力劳动1周;术后2周内禁止性生活及盆浴,保持外阴清洁

术后3个月每次行经或排便时注意有无IUD脱落

放置后3、6、12个月各复查1次,以后每年复查1次直至取出停用

术后可能少量阴道出血及下腹不适,若发热、下腹痛及阴道流血多随时就诊

术后健康指导

护理要点

避孕原理
- 抑制排卵
- 干扰受精和受精卵着床

IUD 副作用及其护理
- 阴道流血
  - 常发生于放置最初3个月内;经量多、经期长、点滴出血,一般不需处理,3~6个月恢复
  - 出血时间长者补充铁剂并给予抗生素,若处理无效,可考虑取出
- 腰腹酸胀感
  - 轻者无需处理,重者考虑更换合适的节育器

IUD 取出术
- 适应证
  - 计划再生育者或已无性生活不再避孕者;放置期限已满需更换者
  - 拟改用其他避孕措施或绝育者;因副作用治疗无效或出现并发症者
  - 绝经过渡期停经半年后或月经紊乱者;带器妊娠者
- 禁忌证
  - 患生殖器官急性、亚急性炎症或严重全身性疾病
- 护理要点
  - 取器时间以月经干净3~7d为宜,出血多者随时可取
  - 带器早期宫内妊娠于人工流产同时取器
  - 带器异位妊娠于术前诊断性刮宫时或术中、术后取器
  - 术后休息1d,2周内禁止性生活和盆浴,保持外阴清洁

IUD 并发症及护理
- 感染
  - 有明确宫腔感染者,选用广谱抗生素治疗并取出 IUD
- IUD 嵌顿或断裂
  - 一经确诊,尽早取出,若取出困难时,应在X线或B超监视下或借助宫腔镜取出
  - 完全嵌入肌层者,需经腹手术取出
- IUD 异位
  - 术前、术中操作不当将节育器放于子宫外,经腹或经阴道取出
- IUD 脱落
  - 容易发生在放置后第一年,尤其是最初3个月;常与经血一起排出,不易察觉
- 带器妊娠
  - 容易发生流产,但也有妊娠至足月分娩者;一旦确诊,行人工流产终止妊娠

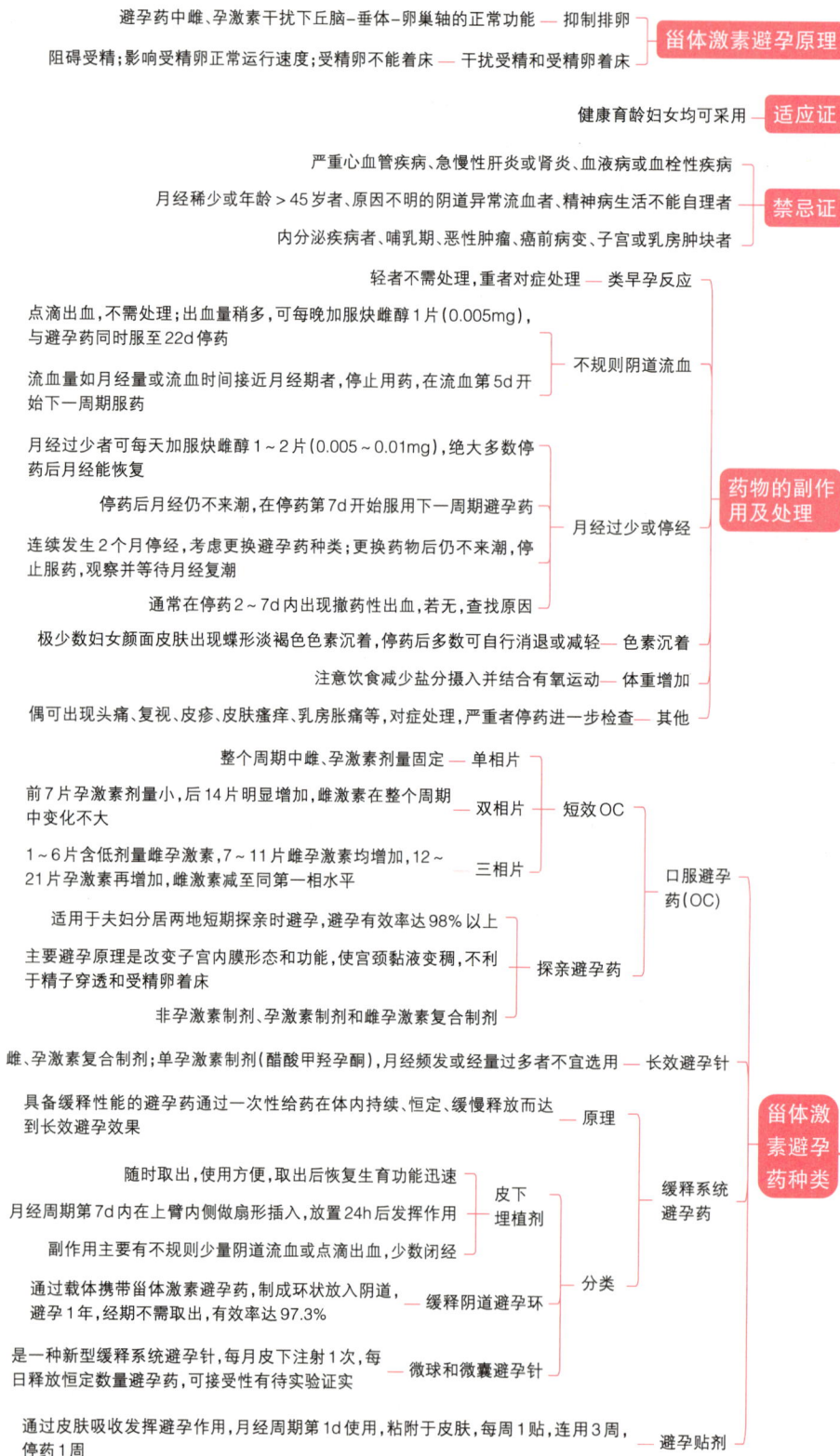

避孕药中雌、孕激素干扰下丘脑-垂体-卵巢轴的正常功能 — 抑制排卵

阻碍受精;影响受精卵正常运行速度;受精卵不能着床 — 干扰受精和受精卵着床

　　　　　　　　　　　　　　　　　　　　甾体激素避孕原理

健康育龄妇女均可采用 — **适应证**

严重心血管疾病、急慢性肝炎或肾炎、血液病或血栓性疾病

月经稀少或年龄>45岁者、原因不明的阴道异常流血者、精神病生活不能自理者 — **禁忌证**

内分泌疾病者、哺乳期、恶性肿瘤、癌前病变、子宫或乳房肿块者

轻者不需处理,重者对症处理 — 类早孕反应

点滴出血,不需处理;出血量稍多,可每晚加服炔雌醇1片(0.005mg),与避孕药同时服至22d停药

流血量如月经量或流血时间接近月经期者,停止用药,在流血第5d开始下一周期服药 ── 不规则阴道流血

月经过少者可每天加服炔雌醇1~2片(0.005~0.01mg),绝大多数停药后月经能恢复

停药后月经仍不来潮,在停药第7d开始服用下一周期避孕药

连续发生2个月停经,考虑更换避孕药种类;更换药物后仍不来潮,停止服药,观察并等待月经复潮 ── 月经过少或停经

通常在停药2~7d内出现撤药性出血,若无,查找原因

极少数妇女颜面皮肤出现蝶形淡褐色色素沉着,停药后多数可自行消退或减轻 — 色素沉着

注意饮食减少盐分摄入并结合有氧运动 — 体重增加

偶可出现头痛、复视、皮疹、皮肤瘙痒、乳房胀痛等,对症处理,严重者停药进一步检查 — 其他

　　　　　　　　　　　　　　　　　药物的副作用及处理

整个周期中雌、孕激素剂量固定 — 单相片

前7片孕激素剂量小,后14片明显增加,雌激素在整个周期中变化不大 ── 双相片 ── 短效OC

1~6片含低剂量雌孕激素,7~11片雌孕激素均增加,12~21片孕激素再增加,雌激素减至同第一相水平 ── 三相片

　　　　　　　　　　　　　　　　　口服避孕药(OC)

适用于夫妇分居两地短期探亲时避孕,避孕有效率达98%以上

主要避孕原理是改变子宫内膜形态和功能,使宫颈黏液变稠,不利于精子穿透和受精卵着床 ── 探亲避孕药

非孕激素制剂、孕激素制剂和雌孕激素复合制剂

雌、孕激素复合制剂;单孕激素制剂(醋酸甲羟孕酮),月经频发或经量过多者不宜选用 — 长效避孕针

　　　　　　　　　　　　　　　　　甾体激素避孕药种类

具备缓释性能的避孕药通过一次性给药在体内持续、恒定、缓慢释放而达到长效避孕效果 ── 原理

随时取出,使用方便,取出后恢复生育功能迅速

月经周期第7d内在上臂内侧做扇形插入,放置24h后发挥作用 ── 皮下埋植剂

副作用主要有不规则少量阴道流血或点滴出血,少数闭经 ── 缓释系统避孕药

通过载体携带甾体激素避孕药,制成环状放入阴道,避孕1年,经期不需取出,有效率达97.3% ── 缓释阴道避孕环 ── 分类

是一种新型缓释系统避孕针,每月皮下注射1次,每日释放恒定数量避孕药,可接受性有待实验证实 ── 微球和微囊避孕针

通过皮肤吸收发挥避孕作用,月经周期第1d使用,粘附于皮肤,每周1贴,连用3周,停药1周 ── 避孕贴剂

激素避孕

其他避孕

紧急避孕
- 定义 —— 又称房事后避孕,是指在无保护性生活或避孕失败后的几小时或几日内,妇女为防止非意愿妊娠而采取的避孕方法
- 避孕机制 —— 阻止或延迟排卵、干扰受精或阻止受精卵着床
- 适应证 —— 避孕失败者、性生活未采取任何避孕措施者、遭到性强暴者
- 禁忌证 —— 已确定妊娠的妇女
- 方法
  - 宫内节育器 —— 在无保护性生活后5d(120h)内放置,适合希望长期避孕且无放置节育器禁忌证的妇女
  - 口服紧急避孕药
    - 激素类 —— 左炔诺孕酮片,无保护性生活后3d(72h)内首剂1片,12h后再服1片
    - 非激素类 —— 米非司酮,无保护性生活后120h内服用,单次口服25mg
- 注意事项 —— 紧急避孕方法只能一次性起保护作用,一个月经周期也只能用一次,不能作为常用避孕方法

外用避孕药具
- 阴茎套(男用避孕套)
  - 使用前选择合适型号,吹气检查有无漏孔,排去小囊内空气
  - 性生活前将其套在阴茎上,阻止精液进入宫腔
  - 射精后捏住套口与阴茎一起取出,事后必须检查阴茎套有无破裂
  - 每次性交均应更换新的阴茎套,防止性传播
- 女用避孕套(阴道套)
  - 既能避孕,又能预防性传播疾病和艾滋病
  - 阴道过紧、生殖道畸形、子宫Ⅱ度脱垂、生殖道急性炎症、对其过敏者不可使用
- 阴道隔膜(乳胶)、宫颈帽和阴道壁孕囊(硅胶) —— 国内无此产品
- 阴道杀精剂
  - 阴道给药,灭活精子,起到避孕作用
  - 常用有避孕栓剂、片剂、胶冻剂、凝胶剂及避孕薄膜,具有快速高效杀精能力
  - 片剂、栓剂和薄膜置入阴道后等待5~10min,溶解后起效
  - 若置入30min尚未发生性生活,必须再次放置

自然避孕法(安全期避孕法)
- 不用任何避孕药物或器具,在月经周期中的易受孕期进行禁欲而达到避孕目的
- 妇女的自然生理规律(安全期)
  - 排卵前后4~5d内易受孕,其余时间均不易受孕
  - 通过测量基础体温推算,排卵后体温上升0.3~0.5℃,呈双相型,升高3昼夜后不易受孕
  - 观察宫颈黏液推算,排卵期宫颈黏液稀薄且量多,黏液拉丝度达10cm以上
- 妇女排卵过程受情绪、健康状况、性生活以及外界环境等影响,此方法不可靠,失败率高,不宜推广

其他避孕法
- 黄体生成激素释放激素类似物避孕 —— 抑制卵泡发育和排卵
- 免疫避孕法
  - 抗生育疫苗 —— 通过介导机体细胞或体液免疫反应,以阻断正常生理过程中的某一环节,起到避孕作用
  - 导向药物避孕 —— 利用单克隆抗体将抗生育药物导向受精卵透明带或滋养层细胞,引起抗原抗体反应,达到避孕目的

概述

女性绝育是女性通过手术或药物达到永不生育的目的,输卵管绝育术为最普遍采用的方法

经腹输卵管绝育术

适应证

夫妇双方不愿再生育、自愿接受女性绝育手术且无禁忌证者

患有严重心脏病、肝脏病等全身性疾病不宜生育者,患遗传性疾病不宜生育者

禁忌证

急性生殖道和盆腔感染、腹壁皮肤感染等

24h内两次间隔4h测量体温≥37.5℃

全身状况不良不能耐受手术者;严重的神经症;各种疾病的急性期

操作方法

排空膀胱,取臀高头低仰卧位,常规消毒手术野,铺无菌巾

依次切开皮肤逐层打开腹腔,提取辨认输卵管

结扎输卵管

抽心近端包埋法(目前我国常用方法)

压挫结扎切断法(多用于剖宫产或妊娠足月分娩后)

检查无出血,清点纱布、器械无误后,关腹结束手术

经腹输卵管绝育术

术后并发症及防治措施

出血或血肿

手术时动作粗暴,过度牵拉,钳夹而损伤输卵管或系膜等发生

一旦发生出血或血肿,要根据具体情况采取相应措施

感染

术前应严格掌握手术适应证和禁忌证,术中严格执行无菌操作规程

脏器损伤

操作不熟练、粗暴或解剖关系辨认不清等,一旦发生,立即修补,注意术后观察

绝育失败

绝育后再孕偶有发生,多发生宫内妊娠,需警惕输卵管妊娠

（续）经腹输卵管绝育术

护理要点

- 手术时间
  - 非孕妇女以月经干净后 3~7d 为宜；人流或分娩后以 48h 内为宜
  - 剖宫产实施同时可做绝育术；哺乳期或闭经妇女绝育须先排除妊娠
  - 难产或疑有产时感染者，需服抗生素 3~5d 后，无异常情况后实施

- 术前准备
  - 做好受术者思想工作，解除其顾虑与恐惧
  - 术前询问病史，通过各方面检查结果，全面评估受术者；按腹部手术要求准备皮肤

- 术后护理
  - 除行硬膜外麻醉外，受术者不需禁食，局部浸润麻醉者静卧数小时后可下床活动
  - 密切观察生命体征，若发生脏器损伤，严格执行医嘱，给予药物
  - 保持腹部切口敷料干燥、清洁，防止感染；鼓励受术者及早排尿
  - 告知受术者术后休息 3~4 周，禁性生活 1 月

经腹腔镜输卵管绝育术

- 概述 —— 经腹腔镜输卵管绝育术方法简单、安全，创伤性小，术后恢复快
- 适应证 —— 同经腹输卵管绝育术
- 禁忌证 —— 患有腹腔粘连、心肺功能不全、膈疝等，余同经腹输卵管绝育术
- 操作方法 —— 常规消毒后，腹腔镜直视下中断输卵管峡部通道，行机械性或电凝术绝育
- 术后护理
  - 严密观察受术者有无发热、腹痛、内出血或脏器损伤等征象
  - 术后静卧 4~6h 后可下床活动

人工流产是因意外妊娠、疾病等原因而采用人工方法终止妊娠,是避孕失败的补救方法,包括手术流产和药物流产 —— **概述**

手术流产

采用手术方法终止妊娠 —— **概述**
- 适用于妊娠10~14周者 —— 用卵圆钳钳夹胎盘与胎儿组织 —— 钳刮术
- 适用于妊娠10周以内者 —— 压力控制在400~500mmHg —— 负压吸引术

适应证 —— 妊娠14周内自愿要求终止妊娠而无禁忌证者;因各种疾病不宜继续妊娠者

禁忌证
- 生殖器官急性炎症;各种急性传染病或慢性传染病急性发作期
- 严重的全身性疾病或全身状况不良而不能耐受手术;术前相隔4h两次体温均在37.5℃以上者

护理要点
- 术前详细询问停经时间、生育史及既往病史,测量生命体征,明确早期宫内妊娠诊断
- 术前做好宣教,解除思想顾虑;术中陪伴受术者,指导其运用深呼吸减轻不适
- 术后卧床休息,观察腹痛及阴道流血情况,遵医嘱给予药物治疗,保持外阴清洁,1个月内禁性生活及盆浴
- 吸宫术后休息3周,钳刮术后休息4周,若有腹痛及阴道流血增多,随时就诊
- 积极实施"流产后关爱"服务,宣传避孕知识,避免重复流产

并发症及防治

人工流产综合反应
- 症状 —— 术中或手术刚结束时出现恶心呕吐、心动过缓、心律不齐、血压下降、休克等迷走神经兴奋症状
- 预防
  - 术前做好心理护理,扩张宫颈动作轻柔
  - 吸宫注意适当负压,进出宫颈关闭负压,吸净宫腔不反复吸刮宫壁
  - 出现心率减慢,注射阿托品0.5~1mg,迅速缓解症状

子宫穿孔
- 手术流产严重并发症,发生率低
- 穿孔小,无脏器损伤或内出血
  - 若器械进入宫腔后未探及宫底或器械深度明显超过检查时宫深,应立即停止手术
  - 手术已完,注射子宫收缩剂保守治疗,给予抗生素,观察生命体征
  - 若胎盘组织物尚未吸净,避开穿孔部位,在B超或腹腔镜监护下完成手术
  - 若尚未进行吸宫操作,可待1周后再清除妊娠物
- 立即剖腹探查,修补损伤脏器 —— 穿孔大,有内出血,怀疑脏器损伤

吸宫不全
- 手术流产后宫腔内有部分妊娠物残留,为常见并发症
- 术后阴道流血超过10d,血量过多,或流血停止后再出现多量流血,可考虑吸宫不全
- 无明显感染征象 —— 尽早行刮宫术,刮出物送病理检查,术后用抗生素
- 感染 —— 在控制感染后行刮宫术,术后继续抗感染治疗

漏吸或空吸
- 漏吸
  - 确诊宫内妊娠,术时未能吸出胚胎或胎盘绒毛称为漏吸
  - 复查子宫位置、大小及形状,重新探查宫腔后再行吸宫术
- 空吸
  - 误诊宫内妊娠而行人工流产负压吸引术称为空吸
  - 若肉眼未见吸刮组织内有绒毛,宫内未见妊娠囊,将吸刮组织全部送病理检查,警惕异位妊娠

术中出血 —— 扩张宫颈管后注射缩宫素,并尽快钳取或吸出妊娠产物

术后感染
- 初起时为子宫内膜炎,严重可导致败血症
- 治疗为半卧位休息,全身支持疗法,应用广谱抗生素,宫内有妊娠残留者,按感染性流产处理

羊水栓塞 —— 少见,偶发于钳刮术,妊娠早、中期时羊水中有形成分极少,即使发生羊水栓塞,其症状和严重性不如晚期妊娠发病凶猛

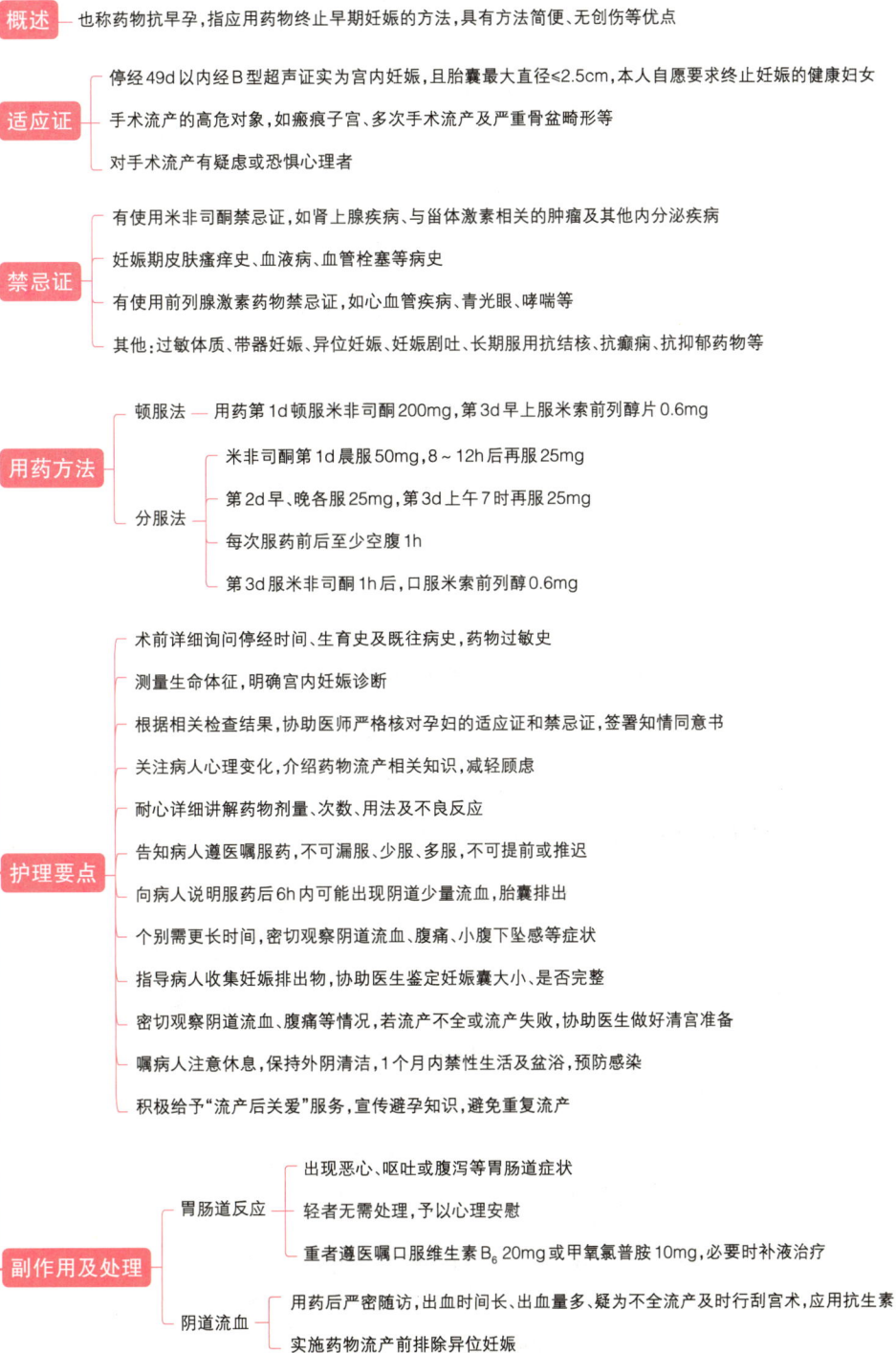

- **概述** —— 也称药物抗早孕,指应用药物终止早期妊娠的方法,具有方法简便、无创伤等优点

- **适应证**
  - 停经49d以内经B型超声证实为宫内妊娠,且胎囊最大直径≤2.5cm,本人自愿要求终止妊娠的健康妇女
  - 手术流产的高危对象,如瘢痕子宫、多次手术流产及严重骨盆畸形等
  - 对手术流产有疑虑或恐惧心理者

- **禁忌证**
  - 有使用米非司酮禁忌证,如肾上腺疾病、与甾体激素相关的肿瘤及其他内分泌疾病
  - 妊娠期皮肤瘙痒史、血液病、血管栓塞等病史
  - 有使用前列腺激素药物禁忌证,如心血管疾病、青光眼、哮喘等
  - 其他:过敏体质、带器妊娠、异位妊娠、妊娠剧吐、长期服用抗结核、抗癫痫、抗抑郁药物等

- **用药方法**
  - 顿服法 —— 用药第1d顿服米非司酮200mg,第3d早上服米索前列醇片0.6mg
  - 分服法
    - 米非司酮第1d晨服50mg,8~12h后再服25mg
    - 第2d早、晚各服25mg,第3d上午7时再服25mg
    - 每次服药前后至少空腹1h
    - 第3d服米非司酮1h后,口服米索前列醇0.6mg

- **护理要点**
  - 术前详细询问停经时间、生育史及既往病史,药物过敏史
  - 测量生命体征,明确宫内妊娠诊断
  - 根据相关检查结果,协助医师严格核对孕妇的适应证和禁忌证,签署知情同意书
  - 关注病人心理变化,介绍药物流产相关知识,减轻顾虑
  - 耐心详细讲解药物剂量、次数、用法及不良反应
  - 告知病人遵医嘱服药,不可漏服、少服、多服,不可提前或推迟
  - 向病人说明服药后6h内可能出现阴道少量流血,胎囊排出
  - 个别需更长时间,密切观察阴道流血、腹痛、小腹下坠感等症状
  - 指导病人收集妊娠排出物,协助医生鉴定妊娠囊大小、是否完整
  - 密切观察阴道流血、腹痛等情况,若流产不全或流产失败,协助医生做好清宫准备
  - 嘱病人注意休息,保持外阴清洁,1个月内禁性生活及盆浴,预防感染
  - 积极给予"流产后关爱"服务,宣传避孕知识,避免重复流产

- **副作用及处理**
  - 胃肠道反应
    - 出现恶心、呕吐或腹泻等胃肠道症状
    - 轻者无需处理,予以心理安慰
    - 重者遵医嘱口服维生素B_6 20mg或甲氧氯普胺10mg,必要时补液治疗
  - 阴道流血
    - 用药后严密随访,出血时间长、出血量多、疑为不全流产及时行刮宫术,应用抗生素
    - 实施药物流产前排除异位妊娠

药物流产

概述　中期妊娠终止方法是指孕妇患有严重疾病不宜继续妊娠或防止先天性畸形儿出生需要终止妊娠,可以采用依沙吖啶引产或水囊引产

适应证
妊娠13周至不足28周患有严重疾病不宜继续妊娠者
妊娠早期接触导致胎儿畸形因素,检查发现胚胎异常者

禁忌证
严重全身性疾病;肝、肾疾病能胜任手术者不作为水囊引产禁忌证
各种急性感染性疾病、慢性疾病急性发作期、生殖器官急性炎症或穿刺局部皮肤感染者
剖宫产术或肌瘤挖出术2年内,子宫壁有瘢痕、宫颈有陈旧性裂伤者慎用
术前24h内体温两次超过37.5℃
前置胎盘或腹部皮肤感染者

操作方法

依沙吖啶(利凡诺)引产

羊膜腔内注入法
一种强力杀菌剂,引产注药5d后仍未临产者,应报告医师,遵医嘱给予处置
取仰卧位,消毒麻醉,穿刺针垂直刺入从腹壁至羊膜腔,见羊水,注入0.2%依沙吖啶25～50mL

宫腔内羊膜腔外注入法
取膀胱结石位,消毒外阴阴道,暴露宫颈及阴道,再次消毒
钳夹宫颈前唇,将无菌导尿管送入子宫壁与胎囊间;通过导尿管注入0.2%依沙吖啶25～50mL
折叠并结扎外露的导尿管,放入阴道穹窿部,填塞纱布;24h后取出纱布及导尿管

注意事项
通常剂量为50～100mg,不超过100mg;羊膜腔外注药时,避免导尿管接触阴道壁,防止感染

水囊引产
将消毒水囊放置在子宫壁和胎膜之间
缓慢向囊内注入无菌的0.9%氯化钠溶液300～500mL,并加入数滴亚甲蓝以利于识别羊水或注入液;折叠导尿管,放入阴道穹隆部
增加宫腔压力和机械性刺激宫颈管,诱发子宫收缩,促使胎儿和胎盘排出

注意事项
注水量不超过500mL
放置后出现规律宫缩时取出水囊;若出现宫缩乏力,或取出水囊无宫缩,或有较多阴道流血,静脉点滴缩宫素
放置不超过2次;再次放置,应在前次取出72h之后无感染征象
放置时间不超过48h,若宫缩过强、出血较多或体温超过38℃,应提前取出水囊
放置后定时测量体温,观察有无感染征象

并发症

- **全身反应** —— 偶见体温升高,一般不超38℃,多在依沙吖啶后24~48h,胎儿排出后体温下降
- **阴道流血** —— 80%受术者出现阴道流血,量<100mL,个别超过400mL
- **产道裂伤** —— 少数受术者可有不同程度的软产道裂伤
- **胎盘胎膜残留** —— 发生率低,主张胎盘排出后立即行刮宫术
- **感染** —— 发生率较低,严重感染可致死亡

护理要点

- **术前护理**
  - 做好孕妇身心评估
  - 协助医师掌握适应证与禁忌证,签署知情同意书
  - 指导受术者术前3d禁性生活
  - 依沙吖啶引产者需行B超检查以定位胎盘和穿刺点
  - 做好皮肤准备,术前每日冲洗阴道1次

- **术中护理** —— 注意观察生命体征,识别有无羊水栓塞症状,做好抢救准备

- **术后护理**
  - 让孕妇尽量卧床休息,防止突然破水
  - 监测生命体征,严密观察并记录宫缩出现时间和强度、胎心与胎动消失情况
  - 产后检查胎膜是否完整及软产道情况,若发现裂伤及时缝合
  - 胎盘胎膜排出后常规行清宫术
  - 观察产后宫缩、阴道流血及排尿情况,若妊娠月份大的产妇出现泌乳,指导其及时回奶
  - 保持外阴清洁,预防感染

- **健康指导**
  - 注意休息,加强营养
  - 鼓励表达情绪,缓解焦虑,给予帮助
  - 术后6周禁性生活及盆浴,指导避孕措施
  - 若出现发热、腹痛及阴道流血量多等异常情况,及时就诊

本章扫码做题

生殖道细胞学检查是通过检查生殖道脱落上皮细胞反应体内性激素水平变化,协助诊断不同部位的恶性病变,是一种简便、经济、实用的辅助诊断方法 —— **概述**

不明原因闭经、功能失调性子宫出血、流产、生殖道感染性疾病、妇科肿瘤的筛查 —— **适应证**

生殖器急性炎症、月经期 —— **禁忌证**

心理及生理状况,进行宣教讲解注意事项,取得配合
检查前24h禁性生活、阴道检查、阴道灌洗上药等 —— **检查前评估**

留取标本的用具必须无菌干燥
窥阴器、宫颈刮匙或细胞刷、载玻片、0.9%氯化钠溶液、标本瓶、无菌棉签及棉球等 —— **用物准备** —— **检查前准备**

协助护理对象取膀胱截石位 —— **体位**

了解卵巢或胎盘功能,检查下生殖感染的病原体 —— 目的

一般用木质小刮板在阴道侧壁1/3处轻轻取 —— 已婚者
均匀涂于玻片上,置于95%乙醇中固定
签署知情同意书后,用浸湿的棉签伸入阴道,紧贴阴道侧壁卷取 —— 无性生活者 —— 采集方法 —— 阴道涂片

是筛查早期子宫颈癌的重要方法 —— 目的
在宫颈外口鳞–柱状上皮交界处,木质刮片以宫颈外口为圆心,轻刮一周
若受检者白带过多,应用无菌干棉球擦去多余黏液,再刮取标本 —— 宫颈刮片

筛查宫颈管内病变 —— 目的
宫颈表面分泌物拭净后,木质小刮板进入宫颈内轻轻取刮一周做涂片 —— 木质刮片
采用"细胞刷"刮取宫颈管上皮,将其置于宫颈管内,达宫颈外口上方10mm左右,在宫颈管内旋转360°后取出,将标本均匀涂片或迅速置于细胞保存液中 —— 细胞刷 —— 采集方法 —— 宫颈管涂片

筛查宫腔内恶性病变,较阴道涂片及诊刮阳性率高 —— 目的
选择不同型号塑料管,吸出物涂片、固定、染色
用宫腔灌洗收集洗涤液,离心后取沉渣涂片 —— 采集方法 —— 宫腔吸片 —— **涂片种类及方法**

检查中配合

(续)检查中配合 — **涂片种类及方法** — 注意事项
- 取脱落细胞时,动作要轻、稳、准,避免损伤组织出血
- 阴道分泌较多时,无菌干棉球轻轻擦拭后再取标本
- 涂片须均匀向一个方向涂抹,禁忌来回涂抹,避免破坏细胞

检查后护理要点
- 评估检查后阴道流血情况,询问有无其他不适
- 做好载玻片标记,标本立即放入95%的乙醇固定液中固定并及时送检
- 说明检查结果临床意义,嘱其及时将病理报告结果反馈给医师

结果评定及临床意义

正常女性生殖道脱落细胞种类及在内分泌检查方面的应用
- 鳞状上皮细胞
  - 阴道与宫颈阴道部被覆的鳞状上皮相仿,均为非角化性的分层鳞状上皮
  - 上皮细胞分为底、中、表层,生长与成熟受体内雌激素水平影响
  - 细胞由底层向表层逐渐成熟,随着月经周期中雌激素的变化而改变
- 柱状上皮细胞 — 分为宫颈黏膜细胞和子宫内膜细胞,在宫颈刮片和宫颈管涂片中均可见到
- 非上皮细胞 — 不属于生殖道上皮细胞,如吞噬细胞、白细胞、红细胞等

生殖道脱落细胞在妇科疾病诊断方面的应用
- 有助于对闭经,功能失调性子宫出血、流产及生殖感染性疾病等的诊断
- 根据细胞有无周期变化,成熟指数结果和嗜伊红细胞指数推断闭经病变部位、功能失调性子宫出血类型及流产疗效评价
- 根据细胞形态推断生殖道感染的病原体种类,如HPV感染可见典型的挖空细胞

生殖道脱落细胞在妇科肿瘤诊断方面的应用
- 巴氏5级分类法
  - 巴氏I级 — 未见不典型或异常细胞,为正常阴道细胞涂片
  - 巴氏II级 — 发现不典型细胞,但无恶性特征细胞,属良性改变或炎症
  - 巴氏III级 — 发现可疑恶性细胞,为可疑癌
  - 巴氏IV级 — 发现不典型癌细胞,待证实,为高度可疑癌
  - 巴氏V级 — 发现多量典型的癌细胞
- TSB分类法
  - 良性细胞学改变 — 包括感染及反应性细胞学改变
  - 鳞状上皮细胞异常 — 包括未明确诊断意义的不典型鳞状上皮细胞、鳞状上皮细胞内病变和鳞状细胞癌
  - 腺上皮细胞异常 — 包括不典型腺上皮细胞、腺原位癌和腺癌
  - 其他恶性肿瘤细胞

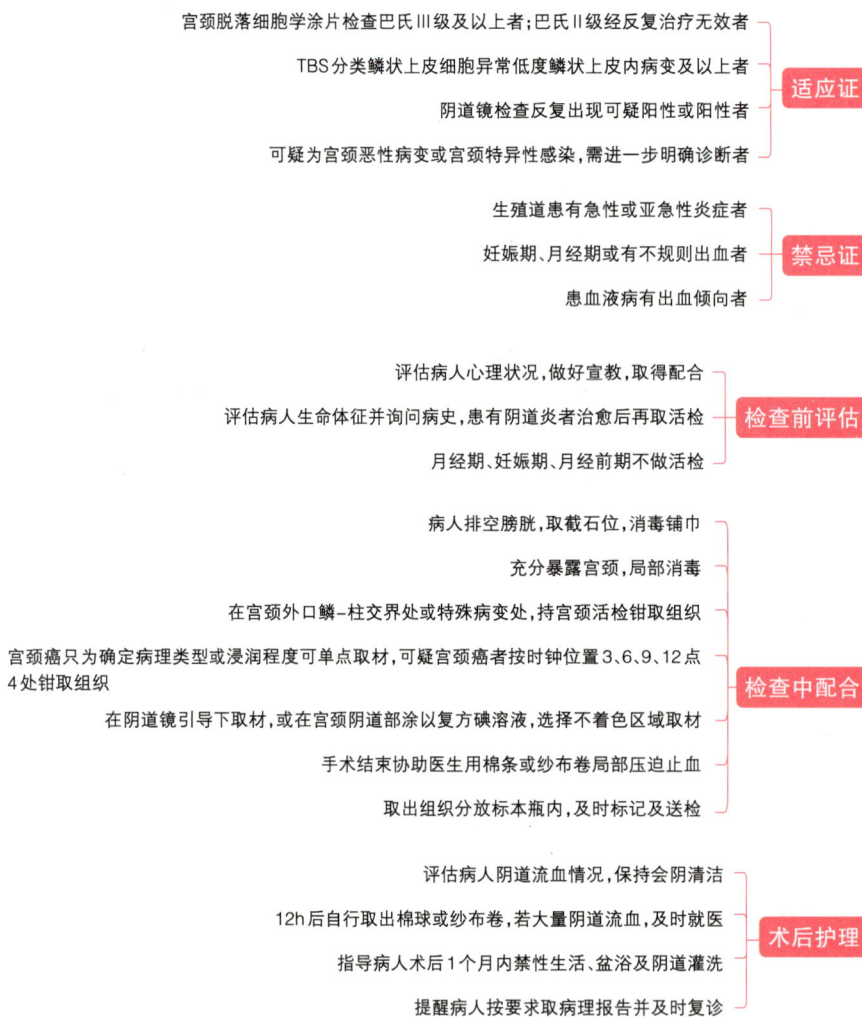

概述

宫颈活组织检查简称宫颈活检,常用检查方法有局部活组织检查和诊断性宫颈锥形切除术

局部活组织检查

适应证
- 宫颈脱落细胞学涂片检查巴氏Ⅲ级及以上者;巴氏Ⅱ级经反复治疗无效者
- TBS分类鳞状上皮细胞异常低度鳞状上皮内病变及以上者
- 阴道镜检查反复出现可疑阳性或阳性者
- 可疑为宫颈恶性病变或宫颈特异性感染,需进一步明确诊断者

禁忌证
- 生殖道患有急性或亚急性炎症者
- 妊娠期、月经期或有不规则出血者
- 患血液病有出血倾向者

检查前评估
- 评估病人心理状况,做好宣教,取得配合
- 评估病人生命体征并询问病史,患有阴道炎者治愈后再取活检
- 月经期、妊娠期、月经前期不做活检

检查中配合
- 病人排空膀胱,取截石位,消毒铺巾
- 充分暴露宫颈,局部消毒
- 在宫颈外口鳞–柱交界处或特殊病变处,持宫颈活检钳取组织
- 宫颈癌只为确定病理类型或浸润程度可单点取材,可疑宫颈癌者按时钟位置3、6、9、12点4处钳取组织
- 在阴道镜引导下取材,或在宫颈阴道部涂以复方碘溶液,选择不着色区域取材
- 手术结束协助医生用棉条或纱布卷局部压迫止血
- 取出组织分放标本瓶内,及时标记及送检

术后护理
- 评估病人阴道流血情况,保持会阴清洁
- 12h后自行取出棉球或纱布卷,若大量阴道流血,及时就医
- 指导病人术后1个月内禁性生活、盆浴及阴道灌洗
- 提醒病人按要求取病理报告并及时复诊

诊断性宫颈锥切术

- **适应证**
  - 宫颈细胞学检查多次阳性,而宫颈活检阴性者
  - 宫颈活检为宫颈高级别上皮内病变(HSIL,包括CINII～III、宫颈原位癌)需确诊者
  - 可疑为早期浸润癌,为明确病变累及程度及确定手术范围者

- **禁忌证**
  - 生殖道患有急性或亚急性炎症者
  - 妊娠期、月经期或伴有不规则子宫出血者
  - 患血液病有出血倾向者

- **检查前评估**
  - 心理状况,与病人沟通,告知手术的目的、方法、注意事项及术中不适,取得配合
  - 手术时间,治疗者应在月经干净后3～7d内进行

- **术前准备**
  - 导尿包、手术包、标本瓶、无菌手套、棉球及棉签若干、消毒液等

- **术中配合**
  - 在蛛网膜下腔或硬膜外麻醉下,协助病人取膀胱截石位,消毒铺巾
  - 用于诊断者,不宜用电刀、激光刀,以免破坏边缘组织,影响诊断
  - 为病人导尿,暴露宫颈,消毒阴道和宫颈
  - 手术过程中协助医生
  - 医生在切除组织12点处做一标记后,装入标本瓶做好标记及时送检
  - 手术完成后用无菌纱布卷压迫创面止血,若有动脉出血,及时缝合止血
  - 将要行子宫切除者,手术最好在锥切术后48h内进行,可行宫颈前后唇相对缝合封闭创面止血
  - 若不能在短期内行子宫切除或无需做进一步手术者,行宫颈成形缝合术或荷包缝合术,术毕探查宫颈管

- **术后护理要点**
  - 评估病人阴道出血情况,有无头晕及血压下降等出血反应,观察阴道流血情况,若阴道流血多则及时就诊
  - 术后保持会阴部清洁,预防感染
  - 告知病人术后休息3d,2个月内禁性生活及盆浴
  - 提醒病人6周后门诊复查,探查宫颈管有无狭窄

经腹壁腹腔穿刺术是在无菌条件下用穿刺针经腹壁进入腹腔抽出腹腔液体或组织,观察其颜色、性状并行化验检查、细菌培养及脱落细胞学检查等,以达到诊断、治疗目的

经阴道后穹隆穿刺术是用穿刺针经阴道后穹隆刺入直肠子宫陷凹处,抽取积血、积液、积脓,进行肉眼观察及生物化学、微生物学和病理检查的方法,是妇产科常用的辅助诊断方法

定义

协助诊断腹腔积液的性质、鉴别贴近腹壁的肿物性质;穿刺放出部分腹腔积液

穿刺注入抗癌药物进行腹腔化疗、二氧化碳进行气腹造影

适应证

疑有腹腔内的器官有严重粘连时,特别是晚期的卵巢癌发生盆腹腔广泛转移致肠梗阻病人

妊娠中、晚期孕妇;有弥散性血管内凝血者;疑是巨大的卵巢囊肿病人;大量腹腔积液伴有严重电解质紊乱者

禁忌证

经腹B型超声引导穿刺时,膀胱需充盈;经阴道B型超声引导穿刺时,需排空膀胱

协助病人摆好体位,若腹腔积液较多或行囊内穿刺,应取仰卧位;若积液量较少,取半卧位或侧卧位

进行无菌操作,消毒铺巾,若病人精神紧张,可用2%利多卡因给予局部麻醉

准备注射器或引流袋,医生按需量抽取液体或注入药物

操作结束,拔出穿刺针,无菌纱布覆盖并固定,若针眼有腹水渗出可稍加压

检查中配合

评估病人心理状况、生命体征、腹围、腹水性质及引流量并详细记录

保持引流管通畅,放腹水速度应缓慢,每小时不超过1000mL,一次放腹水不超过4000mL

若病人出现异常,立即停止放液,放液过程中逐渐束紧腹带或腹部加压沙袋

腹腔积液细胞学检查需200mL液体,其他检查需20mL液体,脓性液体应做细菌培养和药物敏感实验

注入化疗药物指导病人变换体位,使药物充分吸收,因气腹造影而行穿刺者,x线摄片完毕需将气体排出

告知病人术后卧床休息8~12h,遵医嘱给予抗生素预防感染

检查后护理要点

经腹壁腹腔穿刺术

疑有腹腔内出血,盆腔内有积液、积脓行穿刺引流,根据积液性质,明确诊断

直肠子宫陷凹处的盆腔肿块,进行抽吸或活检明确检查

B超引导下行卵巢子宫内膜异位囊肿或输卵管妊娠部位注药治疗,阴道后穹隆穿刺取卵,用于各种辅助生殖技术

适应证

盆腔严重粘连,粘连肿块占据直肠子宫陷凹部位者、疑有子宫后壁和肠管粘连者

高度怀疑恶性肿瘤者、异位妊娠采取非手术治疗者

禁忌证

病人排空膀胱后取膀胱截石位,消毒铺巾,充分暴露阴道后穹隆后,再次消毒

准备长针头穿刺时嘱病人禁止移动身体,避免伤及子宫和直肠

于宫颈管后唇与阴道后壁黏膜交界处稍下方平行宫颈管进针2~3cm,有落空感后开始抽吸

抽出满足标本检验量,即可拔出穿刺针

检查中配合

评估病人意识状态和生命体征、阴道流血情况,嘱其半卧位休息,保持外阴清洁

抽出液体为脓性液体应行细菌培养和药物敏感试验

放置5min观察是否凝固,出现凝固为血管内血液

或将血液滴注于纱布块上观察,出现红晕则为血管内血液 —— 抽出液为血液

若抽出血液放置6min不凝集,可诊断为腹腔内出血

准备急诊手术病人立即做好术前准备,建立静脉通道,监测生命体征及尿量

检查后护理要点

经阴道后穹隆穿刺术

定义 —— 经腹壁羊膜腔穿刺术是指中晚期妊娠阶段,在无菌条件下用穿刺针进入羊膜腔抽取羊水,进行生化和细胞学检查,了解胎儿成熟度及胎盘功能,是胎儿先天性疾病的产前诊断及中期妊娠引产的主要手段

经腹壁羊膜腔穿刺术

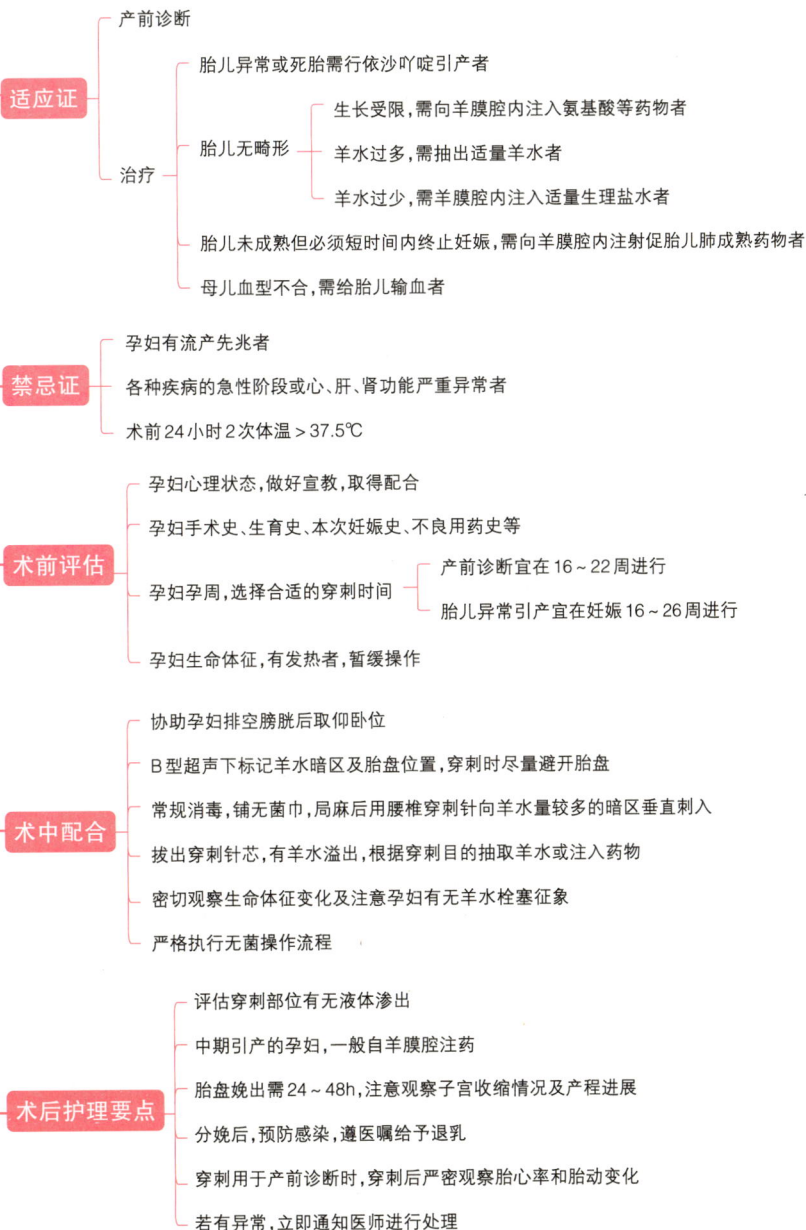

- **适应证**
  - 产前诊断
  - 治疗
    - 胎儿异常或死胎需行依沙吖啶引产者
    - 胎儿无畸形
      - 生长受限,需向羊膜腔内注入氨基酸等药物者
      - 羊水过多,需抽出适量羊水者
      - 羊水过少,需羊膜腔内注入适量生理盐水者
    - 胎儿未成熟但必须短时间内终止妊娠,需向羊膜腔内注射促胎儿肺成熟药物者
    - 母儿血型不合,需给胎儿输血者

- **禁忌证**
  - 孕妇有流产先兆者
  - 各种疾病的急性阶段或心、肝、肾功能严重异常者
  - 术前24小时2次体温>37.5℃

- **术前评估**
  - 孕妇心理状态,做好宣教,取得配合
  - 孕妇手术史、生育史、本次妊娠史、不良用药史等
  - 孕妇孕周,选择合适的穿刺时间
    - 产前诊断宜在16~22周进行
    - 胎儿异常引产宜在妊娠16~26周进行
  - 孕妇生命体征,有发热者,暂缓操作

- **术中配合**
  - 协助孕妇排空膀胱后取仰卧位
  - B型超声下标记羊水暗区及胎盘位置,穿刺时尽量避开胎盘
  - 常规消毒,铺无菌巾,局麻后用腰椎穿刺针向羊水量较多的暗区垂直刺入
  - 拔出穿刺针芯,有羊水溢出,根据穿刺目的抽取羊水或注入药物
  - 密切观察生命体征变化及注意孕妇有无羊水栓塞征象
  - 严格执行无菌操作流程

- **术后护理要点**
  - 评估穿刺部位有无液体渗出
  - 中期引产的孕妇,一般自羊膜腔注药
  - 胎盘娩出需24~48h,注意观察子宫收缩情况及产程进展
  - 分娩后,预防感染,遵医嘱给予退乳
  - 穿刺用于产前诊断时,穿刺后严密观察胎心率和胎动变化
  - 若有异常,立即通知医师进行处理

会阴切开术是产科最常用的手术,可避免分娩时会阴严重裂伤,预防晚期盆底松弛综合征,多用于初产妇 ----- **概述**

会阴后-侧切开

会阴正中切开 ----- **分类**

会阴坚韧

水肿或瘢痕形成

会阴体较长 ----- **估计会阴裂伤不可避免**

持续性枕后位

耻骨弓狭窄

产钳术

胎头吸引术 ----- **需阴道助产**

臀位助产术

适应证

继发性宫缩乏力

胎儿过大导致第二产程延长者

胎儿宫内窘迫 ----- **需缩短第二产程**

妊娠期高血压疾病

妊娠合并心脏病

预防早产儿因会阴阻力引起颅内出血

心理状态、手术史、药物过敏史

讲解局部麻醉的作用,手术目的及方法,取得配合 ----- **术前评估**

宫缩情况、胎先露下降程度、会阴情况及胎心率变化情况

生命体征、阴道流血、流液情况

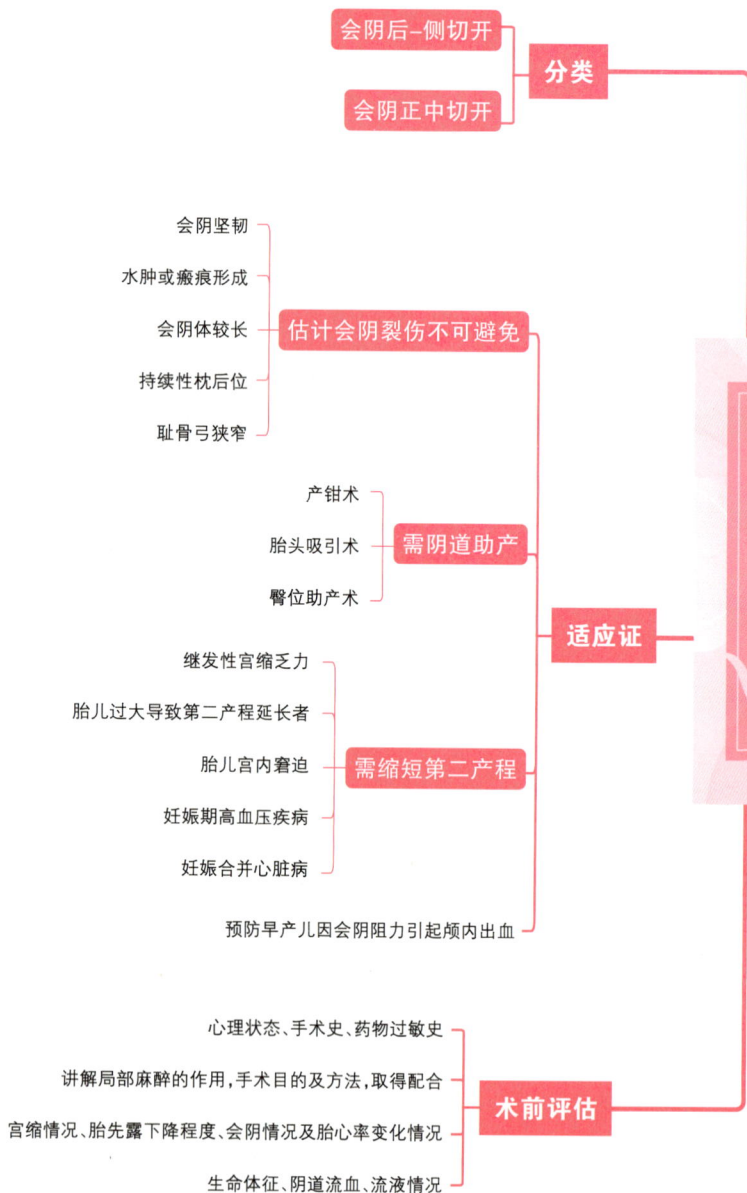

术中配合

- 协助产妇取屈膝仰卧位或膀胱截石位
- **常规消毒铺无菌巾，协助麻醉**
  - 阴部神经阻滞麻醉
  - 局部皮下浸润麻醉
- **切开方式**
  - 会阴后–侧切开，最常用的方法，协助医生选择切口位置及切开时机（宫缩时）
  - 会阴正中切开
- 严格无菌操作，配合医生工作，用纱布压迫止血
- 密切观察宫缩及胎心率的变化
- 建立静脉通道，遵医嘱给予宫缩素或止血药物等
- 分娩结束后，逐层缝合、对合整齐、松紧适宜、不留死腔
- 教会孕妇正确运用腹压，给予表扬，缓解其紧张、疼痛

术后护理要点

- **评估切口情况** — 有无渗血、红肿、硬结、脓性分泌物
- **评估卧位情况** — 会阴左后–侧切开者嘱产妇右侧卧位，每日进行会阴冲洗两次，保持外阴清洁、干燥
- **拆线时间**
  - 会阴后–侧切口伤口于术后第5d拆线
  - 正中切开于术后第3d拆线
- **外阴伤口脓肿伴疼痛明显者**
  - 24h内用95%乙醇冷敷或湿敷
  - 24h后用50%硫酸镁纱布湿热敷，或行超短波或红外线照射1次/d，15min/次

胎头吸引术是利用负压吸引,按分娩机制牵引胎头,配合产力,协助胎儿娩出的助产技术 — **定义**

锥形金属直型、牛角型空筒、金属扁圆形 — **常用胎头吸引器**

胎儿窘迫、妊娠合并心脏病、妊娠高血压疾病子痫前期 — 需缩短第二产程者

子宫收缩乏力导致第二产程延长,或胎头已拨露达半小时仍不能娩出者

有剖宫产史或瘢痕子宫,不宜屏气加压的孕妇 — **适应证**

严重头盆不称、产道阻塞或畸形不能经阴道分娩者

胎位异常(面先露、横位、臀位) — **禁忌证**

胎头位置高或宫口未开全者

心理状况,做好宣教,取得配合

胎头下降程度、宫颈扩张程度、会阴情况 — **术前评估**

宫缩情况、胎方位及胎心率的变化

胎头吸引器、负压吸引器、100mL注射器1个、一次性负压吸引管1根

血管钳2把、治疗巾2张、纱布4块、无菌手套、聚维酮碘消毒棉球、新生儿抢救设备 — 物品准备 — **术前准备**

新生儿抢救药品等 — 药品准备

术中配合

- **检查吸引器** — 确保吸引器处于完好备用状态
- **体位** — 孕妇取膀胱截石位或屈膝仰卧位后导尿、消毒、铺无菌巾
- **阴道检查** — 进一步确定宫口是否开全、胎膜是否破裂及胎位情况
- **评估会阴** — 若会阴体较长或会阴皮肤弹性较差者,应行会阴后–侧切开术
- **放置吸引器**
  - 协助术者放置胎头吸引器,调整吸引器横柄与胎头矢状缝相一致
  - 一般牵引负压在280～350mmHg,确认吸引器与胎头之间无组织夹入
- **牵引过程中随时监测胎心率变化**
- **手术操作** — 胎头双顶径超骨盆出口时,协助术者解除负压,取下胎头吸引器,按分娩机制娩出胎头及胎体

术后护理

- **评估产妇**
  - 宫缩情况、阴道流血情况,遵医嘱给予缩宫素
  - 软产道损伤情况,如有裂伤应及时缝合;保持外阴清洁,行会阴冲洗每日2次
  - 严密监测生命体征变化
- **新生儿**
  - 密切观察
    - 有无头皮血肿及头皮损伤的发生
    - 面色、反应、肌张力,警惕新生儿颅内出血
  - 常规给予新生儿维生素K,肌内注射,防止出血,24h内避免搬动
  - 必要时转入新生儿科监护治疗

产钳术是利用产钳作为牵引力,牵拉胎头娩出胎儿的助产技术。根据手术时胎头所处位置分为高位、中位、低位及出口产钳术。高位、中位产钳术风险大,目前临床上已极少采用 —— **概述**

常用 —— 短弯型
臀位后出头产钳
—— **产钳分类**

具体内容参见本章第五节"胎头吸引术"
胎头吸引术失败而存活的胎儿
臀先露胎头娩出困难者
剖宫产娩出胎头困难者
—— **适应证**

有明显头盆不称者
严重胎儿窘迫,估计短时间内不能结束分娩者
畸形儿、死胎,行穿颅术者
其他同胎头吸引术
—— **禁忌证**

评估孕妇心理状况,做好宣教,取得配合
评估胎头下降程度、孕妇宫颈扩张程度、会阴情况等
评估孕妇宫缩情况、胎心率的变化、胎方位等
—— **术前评估**

术前准备
- 物品准备
  - 无菌产钳1副、正常接产包1个、会阴切开包1个
  - 吸氧面罩1个、无菌手套2副、新生儿抢救设备
- 药品准备 — 麻醉药、抢救药品等

术中配合
- 协助孕妇取膀胱截石位,导尿以排空膀胱,消毒
- 阴道检查 — 明确胎位及实施条件
- 双侧阴部神经阻滞后,行会阴后-侧切开术
- 术中操作
  - 产钳置入后先左钳叶后右钳叶,分别放在胎头左右两侧,枕左前时胎头矢状缝在两个钳叶正中
  - 注意检查钳叶与胎头间无软组织或脐带
  - 合拢试牵,按产轴方向向下、向后缓慢牵引,待胎头枕骨结节超过耻骨弓下方时,逐渐将产钳向前提
  - 当胎头双顶径超过骨盆出口时,松开并取下产钳,按分娩机制娩出胎儿
- 手术过程中随时监测胎心率变化,发现异常及时通知医生
- 术后检查 — 宫颈、阴道壁及会阴切口情况并缝合

术后护理
- 具体内容参见本章第五节"胎头吸引术"
- 特别注意有无血尿发生

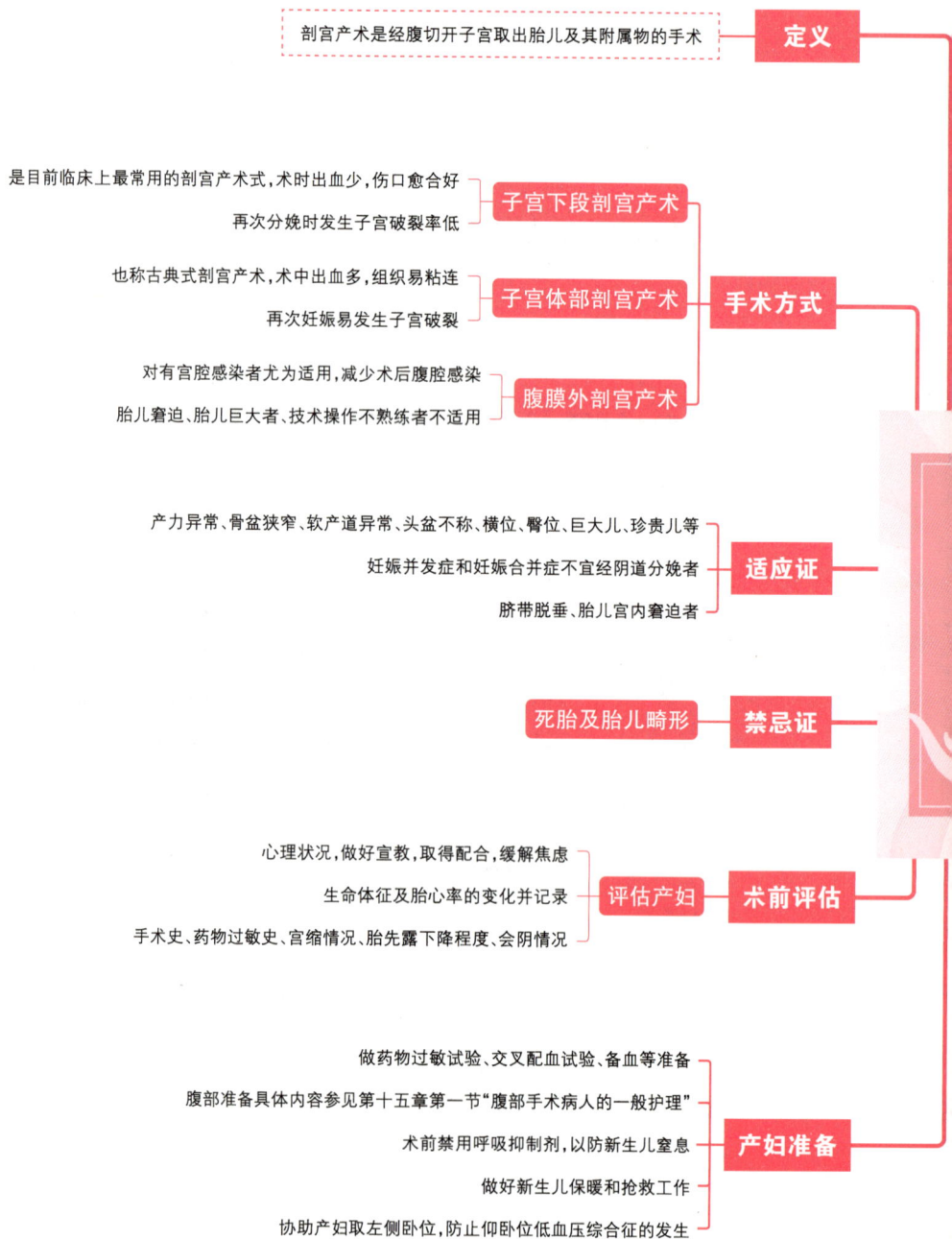

剖宫产术是经腹切开子宫取出胎儿及其附属物的手术 — **定义**

是目前临床上最常用的剖宫产术式,术时出血少,伤口愈合好
再次分娩时发生子宫破裂率低 — **子宫下段剖宫产术**

也称古典式剖宫产术,术中出血多,组织易粘连
再次妊娠易发生子宫破裂 — **子宫体部剖宫产术** — **手术方式**

对有宫腔感染者尤为适用,减少术后腹腔感染
胎儿窘迫、胎儿巨大者、技术操作不熟练者不适用 — **腹膜外剖宫产术**

产力异常、骨盆狭窄、软产道异常、头盆不称、横位、臀位、巨大儿、珍贵儿等
妊娠并发症和妊娠合并症不宜经阴道分娩者 — **适应证**
脐带脱垂、胎儿宫内窘迫者

死胎及胎儿畸形 — **禁忌证**

心理状况,做好宣教,取得配合,缓解焦虑
生命体征及胎心率的变化并记录 — **评估产妇** — **术前评估**
手术史、药物过敏史、宫缩情况、胎先露下降程度、会阴情况

做药物过敏试验、交叉配血试验、备血等准备
腹部准备具体内容参见第十五章第一节"腹部手术病人的一般护理"
术前禁用呼吸抑制剂,以防新生儿窒息 — **产妇准备**
做好新生儿保暖和抢救工作
协助产妇取左侧卧位,防止仰卧位低血压综合征的发生

术中配合
- 密切观察并记录产妇生命体征及胎心音的变化
- 若因胎头入盆太深导致取胎头困难,助手可在台下戴无菌手套自阴道宫腔向上推胎头
- 建立静脉通道,遵医嘱使用宫缩素
- 麻醉后行留置导尿,观察并记录尿液颜色、性状及量
- 当刺破胎膜时,应注意产妇有无咳嗽、呼吸困难等症状,预防羊水栓塞的发生
- 配合进行新生儿抢救与护理

术后护理
- 密切观察并记录产妇生命体征变化
- 评估产妇 — 子宫收缩及阴道流血情况,术后24h产妇取半卧位,以利恶露排出
- 手术切口有无红肿、渗出
- 留置导尿管24h,拔管后指导产妇自行排尿
- 活动及饮食
  - 鼓励产妇勤翻身并尽早下床活动
  - 6h后进流食,根据肠道功能恢复情况指导饮食
- 指导产妇进行母乳喂养
- 健康指导
  - 出院后保持外阴部清洁;落实避孕措施,至少避孕2年
  - 鼓励符合母乳喂养条件的产妇坚持母乳喂养
  - 做产后保健操,促进骨盆肌及腹肌张力恢复
  - 若出现发热、腹痛或阴道流血过多等,及时就医
  - 产后42d去医院做健康检查

人工剥离胎盘术是指胎儿娩出后,用人工的方法使胎盘剥离并取出的手术 ── **定义**

胎儿经阴道娩出后30min,胎盘尚未娩出者

剖宫产,胎儿娩出5~10min,胎盘仍未娩出者

胎盘部分剥离,引起子宫大量出血者

适应证

评估心理状况,说明人工剥离胎盘术的目的及必要性,取得配合

生命体征情况

阴道流血情况 ── **评估产妇** ── **术前评估**

宫缩情况

宫颈条件及宫颈口闭合情况

无菌手套1副,无菌手术衣1件,导尿管1根,会阴消毒包1个,无菌洞巾1个

0.5%聚维酮碘溶液1瓶,5mL注射器,抢救车 ── **物品准备**

术前准备

阿托品0.5mg及哌替啶50mg,缩宫素注射剂,麦角新碱,抢救药品 ── **药品准备**

术中配合要点
- 产妇保持膀胱截石位或屈膝仰卧位,导尿以排空膀胱
- 重新消毒外阴,铺巾,穿戴无菌手术衣和手套
- 剥离胎盘
  - 术者一手五指并拢,沿脐带伸入宫腔
  - 找到胎盘边缘,掌心向上,以手掌尺侧缘钝性剥离胎盘
  - 另一手在腹壁协助按压子宫底,待胎盘全部剥离,手握胎盘取出
  - 若无法剥离,应考虑胎盘植入,切忌强行或暴力剥离
  - 取出后检查完整度,若有缺损应再次徒手伸入宫腔清除残留胎盘及胎膜,必要时刮宫
  - 胎盘取出后立即测量出血量,遵医嘱给予止血剂
- 密切观察产妇生命体征,必要时备血,输血;手术过程中严格执行无菌操作

术后护理要点
- 密切观察产妇生命体征
- 评估产妇
  - 子宫收缩及出血情况,宫缩不佳时按摩子宫,并给予缩宫素或麦角新碱等
  - 宫颈、阴道、会阴是否有裂伤,发现裂伤及时缝合
  - 体温有无升高、下腹有无疼痛及阴道分泌物是否正常,应用抗生素预防感染

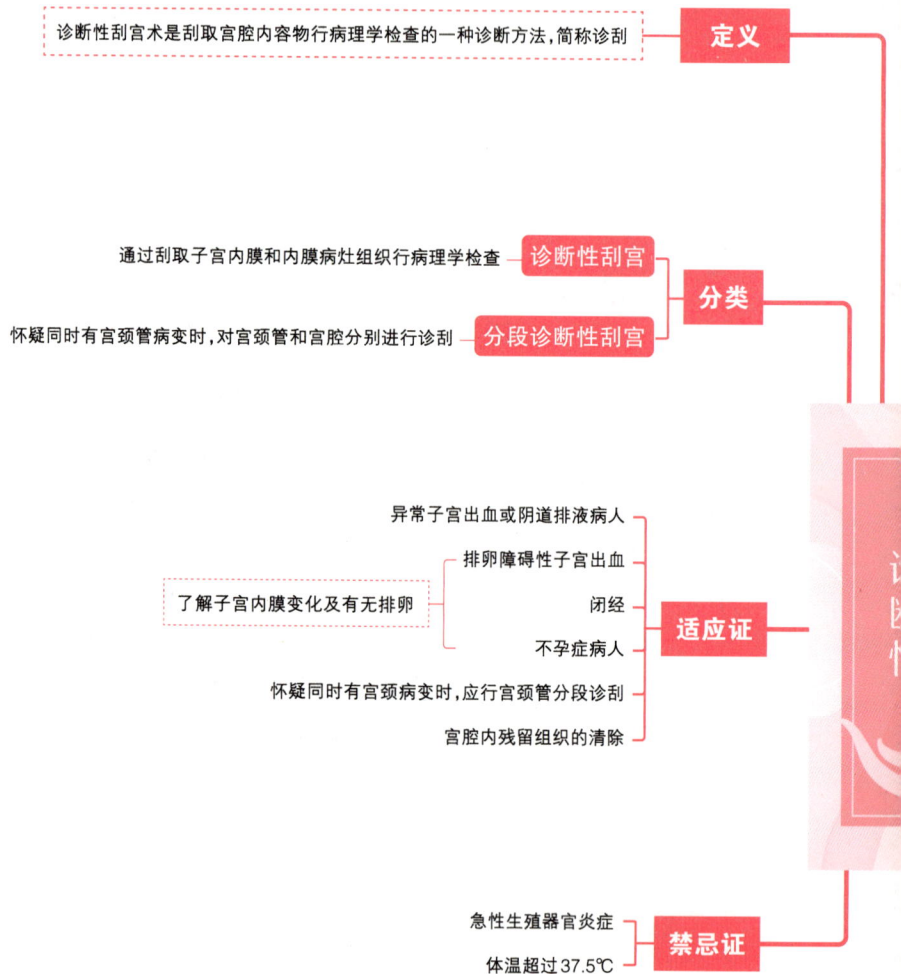

诊断性刮宫术是刮取宫腔内容物行病理学检查的一种诊断方法,简称诊刮 —— **定义**

通过刮取子宫内膜和内膜病灶组织行病理学检查 —— **诊断性刮宫**

怀疑同时有宫颈管病变时,对宫颈管和宫腔分别进行诊刮 —— **分段诊断性刮宫**

分类

异常子宫出血或阴道排液病人

排卵障碍性子宫出血

了解子宫内膜变化及有无排卵 —— 闭经

不孕症病人

怀疑同时有宫颈病变时,应行宫颈管分段诊刮

宫腔内残留组织的清除

适应证

急性生殖器官炎症

体温超过37.5℃

禁忌证

检查前评估
- 病人心理状况,告知诊刮的目的、方法、注意事项等,取得配合
- 病人检查时间,不同诊断目的的检查时间不同

检查中配合
- 病人排空膀胱后取膀胱截石位,双合诊查清子宫位置、大小及子宫屈向
- 消毒铺巾,充分暴露宫颈,探针探及宫腔深度,刮出宫腔内所有组织物
- 分段诊刮时,先刮宫颈内口及以下的宫颈管组织,再刮宫腔内膜组织
- 宫颈管和宫腔组织分开装入标本瓶送检
- 密切观察病人生命体征,让病人做深呼吸运动,分散注意力,减轻疼痛

检查后护理要点
- 评估病人阴道出血情况,有无头晕及血压下降等出血反应,若出血量较大,应及时就诊
- 术后保持会阴部清洁,给予抗生素预防感染
- 告知病人2周内禁止性生活及盆浴,按时间取病理检查结果后复诊

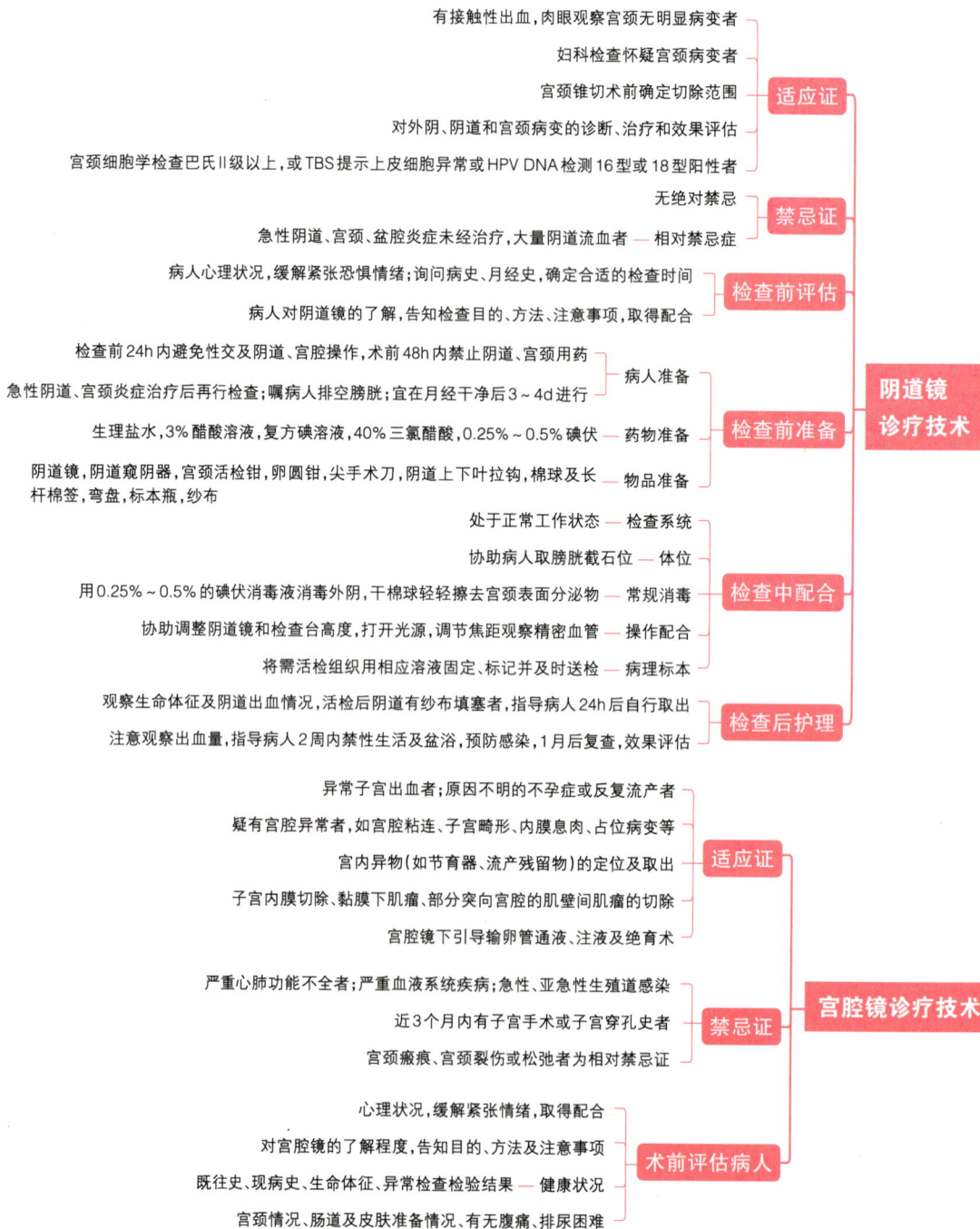

内镜检查是利用连接于摄像系统和冷光源的内镜窥察人体体腔及脏器的一种诊疗技术 — **定义**

阴道镜诊疗技术是利用一种双目立体放大镜式的光学窥镜,将被观察的局部放大10~40倍以便于观察外阴、阴道和宫颈上皮结构及血管形态,发现肉眼看不到的微小病变,指导可疑病变部位的活组织检查,以明确诊断 — **概述**

阴道镜、宫腔镜、腹腔镜 — 常用 — **分类**

有接触性出血,肉眼观察宫颈无明显病变者
妇科检查怀疑宫颈病变者
宫颈锥切术前确定切除范围 — **适应证**
对外阴、阴道和宫颈病变的诊断、治疗和效果评估
宫颈细胞学检查巴氏Ⅱ级以上,或TBS提示上皮细胞异常或HPV DNA检测16型或18型阳性者

无绝对禁忌 — **禁忌证**
急性阴道、宫颈、盆腔炎症未经治疗,大量阴道流血者 — 相对禁忌症

病人心理状况,缓解紧张恐惧情绪;询问病史、月经史,确定合适的检查时间
病人对阴道镜的了解,告知检查目的、方法、注意事项,取得配合 — **检查前评估**

检查前24h内避免性交及阴道、宫腔操作,术前48h内禁止阴道、宫颈用药
急性阴道、宫颈炎症治疗后再行检查;嘱病人排空膀胱;宜在月经干净后3~4d进行 — 病人准备
生理盐水,3%醋酸溶液,复方碘溶液,40%三氯醋酸,0.25%~0.5%碘伏 — 药物准备 — **检查前准备**
阴道镜,阴道窥阴器,宫颈活检钳,卵圆钳,尖手术刀,阴道上下叶拉钩,棉球及长杆棉签,弯盘,标本瓶,纱布 — 物品准备

处于正常工作状态 — 检查系统
协助病人取膀胱截石位 — 体位
用0.25%~0.5%的碘伏消毒液消毒外阴,干棉球轻轻擦去宫颈表面分泌物 — 常规消毒 — **检查中配合**
协助调整阴道镜和检查台高度,打开光源,调节焦距观察精密血管 — 操作配合
将需活检组织用相应溶液固定、标记并及时送检 — 病理标本

观察生命体征及阴道出血情况,活检后阴道有纱布填塞者,指导病人24h后自行取出
注意观察出血量,指导病人2周内禁性生活及盆浴,预防感染,1月后复查,效果评估 — **检查后护理**

阴道镜诊疗技术

异常子宫出血者;原因不明的不孕症或反复流产者
疑有宫腔异常者,如宫腔粘连、子宫畸形、内膜息肉、占位病变等
宫内异物(如节育器、流产残留物)的定位及取出 — **适应证**
子宫内膜切除、黏膜下肌瘤、部分突向宫腔的肌壁间肌瘤的切除
宫腔镜下引导输卵管通液、注液及绝育术

严重心肺功能不全者;严重血液系统疾病;急性、亚急性生殖道感染
近3个月内有子宫手术或子宫穿孔史者 — **禁忌证**
宫颈瘢痕、宫颈裂伤或松弛者为相对禁忌证

宫腔镜诊疗技术

心理状况,缓解紧张情绪,取得配合
对宫腔镜的了解程度,告知目的、方法及注意事项
既往史、现病史、生命体征、异常检查检验结果 — 健康状况 — **术前评估病人**
宫颈情况、肠道及皮肤准备情况、有无腹痛、排尿困难

概述

> 宫腔镜诊疗技术是应用膨宫介质扩张宫腔，通过插入宫腔的光导玻璃纤维窥镜直视观察宫颈管、宫颈内口、子宫内膜及输卵管开口的生理与病理变化，并通过摄像系统将所见图像显示在监视屏幕上放大观看，对病变组织直观准确采取材送病理检查

> 腹腔镜诊疗技术是将接有冷光源照明的腹腔镜经腹壁插入腹腔，连接摄像系统，通过视屏观察盆、腹腔内脏器的形态及有无病变，完成对疾病的诊断或对疾病进行手术治疗

（续）宫腔镜诊疗技术

- **术前准备**
  - 病人准备 —— 术前检查，肠道准备同妇科腹部手术；术前遵医嘱放置宫颈扩张棒
  - 物品准备 —— 宫腔镜、窥阴器、扩宫棒、宫颈钳、卵圆钳、无齿镊、探针、弯盘、纱布棉球
  - 药品准备
    - 5% 葡萄糖液 1000mL（糖尿病病人应选用 5% 甘露醇液）
    - 庆大霉素 8 万 U1 支、地塞米松 5mg1 支

- **术中配合**
  - 系统检测 —— 连接好各内镜附件，检查备用，加灌流液，调节电切及电凝电流功率
  - 体位 —— 协助病人取膀胱截石位
  - 操作配合
    - 常规消毒、铺巾
    - 保持容器内有足够的灌流液，防止空气栓塞，记录出入量，当入量超过出量时，及时报告医生
    - 控制宫腔总灌流量，葡萄糖溶液进入病人血液循环量不超过 1L，否则易发生低钠水中毒
    - 病理标本及时送检

- **术后护理**
  - 评估
    - 心理状态，做好心理护理；生命体征、阴道流血情况等
    - 有无腹痛、过度水化综合征等相关的并发症
  - 健康教育 —— 讲解宫腔镜诊疗后注意事项，2 周内禁性交及盆浴

腹腔镜诊疗技术

- **适应证**
  - 子宫内膜异位症的诊断和治疗、不明原因的急、慢性腹痛与盆腔痛
  - 不孕症病人明确或排除盆腔疾病，判断输卵管通畅程度，观察排卵状况
  - 卵巢及输卵管疾病的诊断和治疗、计划生育手术及并发症的治疗
  - 子宫肌瘤手术、早期子宫内膜癌和宫颈癌的手术治疗

- **禁忌证**
  - 严重心肺功能不全者、凝血功能障碍者、腹腔内大出血者
  - 弥漫性腹膜炎或怀疑盆腔内广泛粘连者、大的腹壁疝或膈疝者

- **术前评估**
  - 心理状况，缓解病人紧张恐惧情绪，取得配合
  - 对腹腔镜的了解程度，告知目的、方法及注意事项；肠道及皮肤准备情况
  - 健康状况 —— 既往史、现病史、生命体征、异常检查检验结果

- **术前准备**
  - 病人准备 —— 术前检查、肠道、阴道准备同妇科腹部手术；备皮范围同妇科腹部手术，特别注意脐孔清洁
  - 其他准备 —— 物品准备、药品准备

- **术中配合**
  - 检测系统 —— 连接好各内镜附件，确认腹腔镜处于完好备用状态
  - 体位 —— 先取平卧位，人工气腹阶段当充气 1L 后，放低床头倾斜 15°～25°，调整至头低臀高位
  - 操作配合
    - 协助医生常规消毒、导尿、放置举宫器（有性生活史者）
    - 接通电源后，协助将各配件连接；调整电切功率、宫腔压力
    - 保持容器内有足够的灌流液，防止空气栓塞；控制宫腔总灌流量，否则易发生低钠水中毒
    - 病理标本及时送检

- **术后护理**
  - 评估病人 —— 心理状况、生命体征、切口有无渗出液、引流液的性状及量；有无气腹并发症
  - 术后指导 —— 留置导尿 24h，留置期间做好护理；指导病人平卧 24～48h，可在床上翻身活动

定义

输卵管通畅检查是了解宫腔和输卵管腔的形态及输卵管的通畅程度的检查方法

分类

输卵管通液术
- 腹腔镜直视下输卵管通液
- 宫腔镜下经输卵管口插管通液
- 腹腔镜联合检查

子宫输卵管造影术

适应证
- 原发性或继发性不孕,疑有输卵管阻塞者
- 输卵管造口术或粘连分离术后检查手术效果
- 输卵管结扎、堵塞等绝育术后检查手术效果
- 输卵管再通术后,检查效果,并可防止吻合口粘连
- 轻度输卵管阻塞的治疗

禁忌证
- 生殖器官急性炎症或慢性炎症急性或亚急性发作者
- 月经期或有不规则阴道流血者;可疑妊娠者
- 体温 > 37.5℃者;碘过敏者不能做子宫输卵管造影术

检查前评估病人
- 心理状况,做好宣教,取得配合
- 生命体征并询问病史,排除禁忌症
- 此次月经史,检查时间宜在月经干净后3～7d
- 术前3d禁止性生活

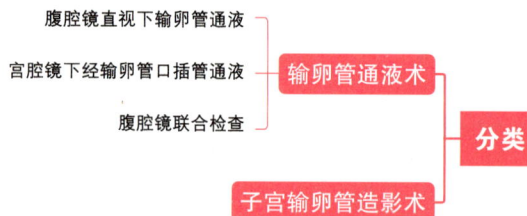
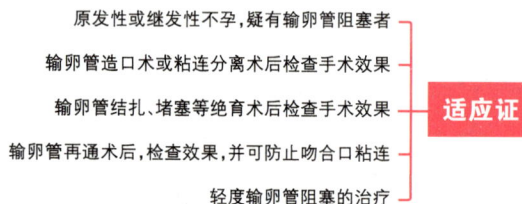
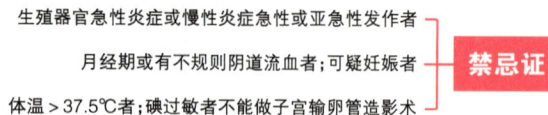
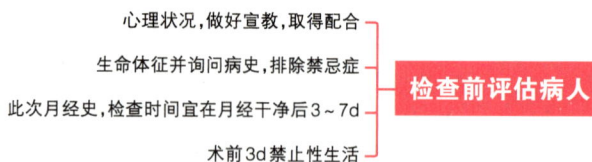

检查前准备
- 用物准备 —— 窥阴器、通液器、宫颈钳、子宫探针、卵圆钳、孔巾、纱布、棉球、注射器、氧气等
- 药品准备
  - 输卵管通液术 —— 0.9%氯化钠20mL、庆大霉素8U、地塞米松5mg、透明质酸酶15000U
  - 子宫输卵管造影术 —— 40%碘化钠造影剂1支或76%泛影葡胺1支等
- 病人准备
  - 嘱病人排空膀胱;便秘者行清洁灌肠
  - 造影术前,询问过敏史并做碘过敏试验,试验阴性者方可造影
  - 必要时在行子宫输卵管造影术,检查前半小时肌内注射阿托品0.5mg,解除痉挛

检查中配合
- 嘱病人排空膀胱后,协助其取膀胱截石位,行双合诊检查了解子宫大小及位置
- 常规消毒及铺巾,充分暴露宫颈,再次消毒阴道和宫颈
- 协助医生置入Y形管,缓慢推注,压力不超过160mmHg
- 观察推注时阻力,有无液体回流及下腹痛情况
- 推注液体温度宜加温至接近体温,避免引起输卵管痉挛
- 输卵管造影术应在缓慢推注造影剂后,立即摄片,10~20min后再次摄片
- 注入造影剂后子宫角圆钝而输卵管不显影,可考虑输卵管痉挛,应停止操作,下次先使用解痉药
- 在注射造影剂过程中
  - 严密观察病人生命体征,警惕造影剂栓塞
  - 出现呛咳,立即停止注入,取出造影管,必要时按肺栓塞处理

检查后护理要点
- 再次核对病人信息,协助病人整理衣服
- 评估心理状态,做好心理护理
- 告知病人2周内禁止性生活和盆浴,遵医嘱应用抗生素

　　将护理学教材与临床经验紧密结合,化繁为简,提炼出能供广大临床护理工作者和护理学专业学生参考使用的思维导图,是我们全体编委会的一次全新尝试和探索,为此我们既诚惶诚恐,又必须做到科学严谨。丛书从编写到出版,大家克服困难,团结协作,倾力付出,反复打磨,历经数月,凝聚了编委会广大临床护理工作者、护理管理者及护理专家的集体智慧和大量心血。

　　《妇产科护理学思维导图》编写分工如下。

　　周信平:第一章、第十二章、第十八章;

　　江瑜:第二章;

　　周燕知:第三章、第四章;

　　邓郝月:第五章、第六章、第七章、第八章;

　　马秀娟:第九章、第十章、第十一章、第十三章;

　　赵青青:第十四章、第十五章、第十六章、第十七章;

　　谢君:第十九章。

　　再次感谢所有对本书的编写提供热情指导和大力帮助的领导、同仁和社会各界朋友。